外 科 护 理 学

主 编　王　湛　张广冲

副主编　何智丽　贾梦瑞　任　力　周亚洲

编　委（以姓氏笔画为序）

王　莹　王　湛　王平丽　任　力

何智丽　张广冲　周亚洲　贾梦瑞

黄　辉　谢天飞　谢世发

北京科学技术出版社

图书在版编目（CIP）数据

外科护理学 / 王湛，张广冲主编 . — 北京：北京科学
技术出版社，2022.9（2024.8 重印）

ISBN 978-7-5714-2433-6

Ⅰ . ①外… Ⅱ . ①王… ②张… Ⅲ . ①外科学–护理
学–高等职业教育–教材 Ⅳ . ①R473.6

中国版本图书馆 CIP 数据核字（2022）第 138028 号

策划编辑：马　驰　曾小珍
责任编辑：曾小珍
责任校对：贾　荣
图文制作：舒斋文化
责任印制：李　茗
出 版 人：曾庆宇
出版发行：北京科学技术出版社
社　　址：北京西直门南大街 16 号
邮政编码：100035
电　　话：0086-10-66135495（总编室）　　0086-10-66113227（发行部）
网　　址：www.bkydw.cn
印　　刷：河北鑫兆源印刷有限公司
开　　本：889 mm×1194 mm　1/16
字　　数：505 千字
印　　张：19
版　　次：2022 年 9 月第 1 版
印　　次：2024 年 8 月第 3 次印刷
ISBN 978-7-5714-2433-6

定　　价：68.00 元

前　言

　　外科护理学是护理专业学生的必修课程之一，合适的教材不仅对学生学习课程至关重要，还能让教师在授课中收到事半功倍的效果。因此，本着在适应高等职业教育特点的前提下，切实培养"具有现代护理知识和技能的高等技术应用型护理专门人才"的目标，河南医学高等专科学校教务处组织编写了《外科护理学》。

　　本教材的编写以现代整体护理观为指导，以护理对象的健康为中心，以护理程序为框架，对接外科护理岗位的需要，并确保书中的知识点紧扣护士执业资格考试内容。在保证"三基、五性"的基础上，本教材特别强调适用性、实用性、完整性的原则，内容简洁、连贯、重点突出，语言通顺、流畅、不赘述，重点突出外科护理学的特点；同时还强调了基础理论、基本知识和基本技能训练内容，以培养学生解决各种外科护理问题的能力。

　　全书共分16章，基本上涵盖了外科常见病和多发病。第一章概括地介绍了外科学和外科护理学的发展史、如何学习外科护理学及外科护士应具备的素质。第二章和第三章讲述了外科常见的水、电解质与酸碱平衡失调及休克患者的护理。第四章至第六章主要介绍了手术前、手术中及手术后患者的护理。第七章至第九章介绍了外科三大疾病，即感染、损伤和肿瘤患者的护理。第十章至第十六章介绍了外科常见病和多发病患者的护理。

　　在本教材的编写过程中，编者借鉴了很多前辈和同行的经验、成果，因水平有限，缺点和错误在所难免。我们诚挚地欢迎广大师生和读者在使用中指出存在的问题和不足，以便今后改正提高。

王　湛　张广冲

2022 年 5 月

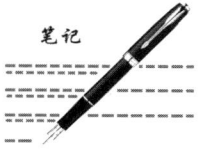

目　录

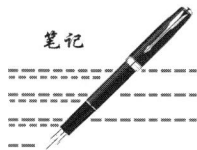

第一章　绪　　论

第一节　外科护理学的内容及发展

一、外科护理学的内容

护理学是一门独立的、综合性的、为人类健康服务的应用性学科，外科护理学则是护理学的一个重要组成部分。外科护理学包含了基础医学理论、护理基础理论和技术操作、外科学理论、护理心理学、护理伦理学、社会学等，是对外科疾病患者进行整体护理的临床护理学科。

外科护理以损伤、感染、肿瘤、畸形及其他性质的外科疾病（如梗阻、结石、功能障碍等）患者为对象。外科护士向外科疾病患者提供整体护理，以达到消除病灶、预防残障、促进康复的目的。外科护士的工作内容是向外科疾病患者提供护理理论知识和护理技术。手术是治疗外科疾病的主要手段，而围手术期的护理则是外科护理的主要内容。

二、外科护理学的发展

外科学的发展促进了外科护理学的发展。早在远古时期，人们已认识并建立了外科学。随着社会生产力和科学技术的进步，医学科学技术快速发展。19世纪初，人体解剖学、病理解剖学及实验外科学等的建立，为外科学的发展奠定了基础。在早期的外科实践中，手术疼痛、出血、伤口感染等均是妨碍外科学发展的主要因素。直到19世纪中叶，随着无菌术、止血、输血、麻醉镇痛技术及抗生素的问世，才使外科学得到飞跃的发展。

同时，弗洛伦斯·南丁格尔在克里米亚战争中成功地应用清洁、消毒、换药、包扎伤口、改善休养环境等护理手段，使战伤病死率从42.0%降至2.2%，充分证实了护理工作在外科治疗中的重要作用，并由此创建了护理学。

现代护理学的发展经历了以疾病护理为中心、以患者护理为中心和以人的健康护理为中心的3个发展阶段。现代护理学的概念和理论及外科医学研究和实践的进展不断地引导外科护理学进入新的领域，促进了外科护理学的发展，提高了外科护士对护理的认识和实践水平，丰富了外科护理学的内涵。现代护理学对从事外科护理专业人员的要求越来越高，不仅要求其掌握本专业特有的知识、技术，还要求其熟悉社会伦理学、社会经济法规、护理心理、人际关系等学科的知识。另外，外科护士还要在整体护理观的指导下，对外科疾病患者进行系统的评估，提供身心整体的护理和个体化的健康教育，真正体现为人类健康服务的宗旨。

外科学及外科护理学传入我国已有百余年，20世纪50年代首例大面积烧伤患者的抢救和60年代世界首例断肢再植手术在我国获得成功，都体现了我国外科护理工作者对外科护理学做出的卓越贡献。随着外科领域有关生命科学新技术的不断引入，以及医学分子生物学和基因研究的不断深入，为我国外科学和外科护理学的发展提供了新的舞台和新的挑战。因此，外科护理工作者应不断更新观念，开拓创新，不断提高自身素质，为外科护理学的发展做出贡献。

第二节　如何学习外科护理学

一、用整体护理观指导学习

整体护理观要求护士以护理程序为手段，针对患者不同的身心需要、社会文化需要提供最佳护理，帮助患者适应和改造机体内、外环境的压力，达到最佳的健康状态。护理内容不仅包括帮助患者恢复健康，还包括对健康人的预防和保健工作，护理范围也从个人发展到家庭和社区。护理服务的期限从胎儿、新生儿、幼儿、儿童、青年、中年、老年直至临终，囊括了人类生命的全过程。护士的角色是照顾者、管理者、支持者、教育者和保护者。护士的工作要求以患者为中心，它是整体护理观的核心。

护士要有爱心、诚心、耐心、同情心，有积极奉献的价值观，有灵活的沟通技巧，能够建立良好的护患关系。护士要能运用外科学知识和护理学理论，随时对患者实施健康教育，鼓励患者从被动地接受护理到主动地参与护理，帮助即将出院的患者做好出院准备，学会健康自护，回归家庭与社会。

二、掌握外科患者护理发展的趋势

生物—心理—社会医学模式要求每一位外科护士都应注重患者的心理，注意社会、文化层面的不同，提供身心两方面的护理；要能以同情心考虑问题，给予患者个性化的协助，满足患者的心理需要，提供更完善、更舒适的护理照顾。

外科护士要加强对濒死患者的关心和护理，提供生理和情绪上的照顾和支持，以维持患者的基本生活品质。

三、学习要理论联系实际

外科的急症多、重症多，外科疾病患者的病情重、变化复杂。外科护士必须掌握好理论知识，能透过细微之处看到本质，用心观察，早发现，早处理。

外科护士每天工作在患者身边，随时能观察到患者的症状及体征。因此，外科护士应针对不同的疾病、不同的患者可能发生的病情进行仔细观察，发现问题后独立思考、当机立断，及时反应并做简单的处理，以预防并发症的发生。外科护士既要重视学习理论知识和培养运用理论知识分析、解决外科护理中实际问题的能力，也要重视外科护理技能操作的训练。外科护士要利用实践的机会，理解以护理程序为框架的整体护理模式知识，收集和分析资料，发现外科疾病患者现有的和潜在的护理诊断问题，采取有效的护理措施。

外科疾病患者大多有不同程度的心理负担，难以适应角色的转变。外科护士要学会沟通与交流技巧，学会观察、了解患者的心理问题，利用理论知识结合病情做好心理护理，引导患者正视现实，提高信心，努力配合治疗与护理，学会自我照顾与康复训练。

外科护士要做到理论联系实际，同时也要学习与护理有关的自然科学和人文科学知识，如伦理学、社会学、经济学等，以便更好地贯彻整体护理的观念。

第三节 外科护士应具备的素质

外科突发急症和重症患者多，外科疾病复杂多变，而麻醉与手术又有潜在并发症的危险，因此需要予以紧急或尽快处理。外科工作的特点对外科护士的综合素质也提出了更高的要求。

一、良好的身体素质

节奏快、突击性强是外科工作的特点之一。护士若不具备健全的体魄、开朗的性格和饱满的精神状态，就不能保证有效、及时地参与抢救工作。

二、良好的心理素质

外科工作特点除了要求外科护士具有博而专的知识和熟练的技能外，还应具有良好的心理素质。外科护士要善于自我调节，善于通过自己积极向上、乐观自信的内心情感鼓舞患者，增进护患之间的情感交流，取得患者积极主动的配合。加强自我修养、自我磨炼、自我体验是培养外科护士良好的心理素质的重要方法和途径。

三、高度的责任心

护理人员的职责是治病救人、维护生命、促进健康。如果护士在工作中疏忽大意、掉以轻心，就会增加患者的痛苦，甚至丧失抢救和治疗患者的时机。每位护士都应该认识到护理工作的重要性，树立爱岗敬业的精神，具备高度的责任心，全心全意地为患者服务。

四、精湛的技术及敏锐的观察力

护理人员必须努力学习外科护理知识，具备丰富的理论知识、娴熟的操作技能及敏锐的观察力和判断力，通过临床实践，使理论知识不断得以升华。护理人员还应学会应用护理程序，为患者提供整体护理。另外，护理人员还应通过对患者的正确评估，发现患者现有的或潜在的生理、病理、心理问题，并协助医生进行有效的处理。

第二章 水、电解质与酸碱平衡失调患者的护理

（1）掌握各型体液平衡失调、低钾血症、高钾血症、代谢性酸中毒的临床表现和护理措施。

（2）运用相关知识判断患者水、电解质与酸碱平衡失调的类型。

（3）学会外科常见的水、电解质与酸碱平衡失调患者的护理。

　　人体内环境的平衡和稳定主要是由体液、电解质及渗透压所决定的。人体内环境是机体正常代谢和各器官功能正常进行的基本保证。由于神经-内分泌的调节作用，人体内环境维持着一定的动态平衡。但该平衡可因创伤、感染、手术及许多外科疾病等因素被破坏，若代谢平衡失调程度超过人体的代偿能力，便可影响疾病的转归，严重的平衡失调可导致患者死亡。因此，认识和处理水、电解质与酸碱平衡失调是治疗和护理外科疾病患者中的一个重要内容。

第一节　体液平衡

一、体液组成及分布

　　人体内体液的主要成分是水和电解质。体液总量随着性别、年龄和胖瘦而异。因肌肉组织含水量较多（75%~80%），而脂肪组织含水量较少（10%~30%），故一般成年男性体液量约占体重的60%，女性体液量约占体重的55%。幼儿的脂肪较少，故体液量所占体重的比率较高，新生儿可达体重的80%。随着年龄的增长和体内脂肪组织的增多，体液量将有所下降。14岁以后，儿童体液量占体重的比率已近似于成人，而老年人约占50%。

　　体液由细胞内液和细胞外液两部分组成。细胞内液大部分位于骨骼肌内。由于成年男性肌量较大，故其细胞内液约占体重的40%，女性的细胞内液约占体重的35%；男、女性的细胞外液均约占体重的20%。细胞外液包括血浆和组织间液两部分，其中血浆量约占体重的5%，组织间液约占体重的15%。绝大部分细胞外液能迅速地与血管内液体或细胞内液进行交换并取得平衡，这在维持机体的水、电解质平衡方面具有重要的作用，称为功能性细胞外液。另有一小部分细胞外液，它们具有各自的功能，但仅有缓慢地交

换和取得平衡的能力，包括结缔组织液和细胞液，如胸腔液、心包液、消化液、脑脊液、关节液、滑膜液和前房水等，故称为无功能性细胞外液。这部分细胞外液仅占体重的 1%～2%，约占组织间液的 10%。但是，有些无功能性细胞外液的变化导致机体水、电解质与酸碱平衡失调却是很显著的，最常见的就是胃肠道消化液的大量丢失，可造成体液量及成分的明显变化。这种变化在外科疾病患者中很常见。

细胞外液中的主要阳离子为 Na^+，主要阴离子为 Cl^-、HCO_3^-。细胞内液中的主要阳离子为 K^+ 和 Mg^{2+}，主要阴离子为 HPO_4^{2-}。细胞内、外液的渗透压相等，正常值为 290～310 mmol/L。渗透压的稳定是维持细胞内、外液平衡的基本保证。

二、体液平衡的调节

体液平衡的调节是通过神经-内分泌系统和肾脏进行的。体液正常渗透压通过下丘脑-垂体-抗利尿激素系统调节和维持，血容量则是通过肾素-血管紧张素-醛固酮系统调节和维持。血容量与渗透压相比，前者对机体更为重要。因而在血容量锐减，同时又有血浆渗透压降低时，前者对抗利尿激素的促进分泌作用远远强于低渗透压抑制抗利尿激素的分泌作用。因此，机体应优先保持和恢复血容量，使重要生命器官的灌流得到保证，以维护生命体征。

当体内水分丧失时，细胞外液渗透压增高，刺激下丘脑-垂体-抗利尿激素系统，使患者产生口渴感而主动增加饮水量。抗利尿激素（antidiuretic hormone，ADH）分泌增加可使肾远曲小管和集合管上皮细胞对水分的再吸收增加，使尿量减少，水分保留于体内，从而达到降低细胞外液渗透压的效果。反之，当体内水分过多时，细胞外液渗透压降低，口渴反应受抑制，可使 ADH 分泌减少，远曲小管和集合管上皮细胞对水分的再吸收减少，排出体内多余的水分，使渗透压得以恢复。ADH 对体内水分变化反应十分敏感，当血浆渗透压较正常值增减约 2% 时，其分泌就有相应的变化，使人体水分的动态平衡得到维持。

此外，肾素和醛固酮也参与了体液平衡的调节。当细胞外液减少，尤其是循环血容量减少时，可刺激肾小球旁细胞促进肾素的分泌。肾素还能催化血浆中血管紧张素原转化为血管紧张素Ⅰ和Ⅱ，后者可刺激肾上腺皮质促进醛固酮的分泌，以及促进远曲小管和集合管对 Na^+ 的再吸收和 K^+ 的排泌，使肾小管对水的再吸收增加，使尿量减少，细胞外液量增加。循环血量增加和血压回升后，又可反馈抑制肾素的释放，使醛固酮分泌减少，从而减少对 Na^+ 的再吸收，并使细胞外液量不再增加，以维持内环境的稳定。

三、酸碱平衡的调节

通常人体体液保持一定的 H^+ 浓度，即动脉血浆 pH 保持在 7.35～7.45，以维持人体的正常生理活动和代谢功能。但人体在代谢过程中，不断产生酸性和碱性物质，使体液中的 H^+ 浓度发生变化。为了使血液内的 H^+ 浓度仅在小范围内波动，人体主要依靠体液的缓冲系统、肺的呼吸和肾脏的排泄进行调节。

血浆中最重要的缓冲对为 HCO_3^-/H_2CO_3。HCO_3^- 的正常值平均为 24.0 mmol/L，H_2CO_3 的正常值平均为 1.2 mmol/L，两者比例为 20∶1。只要比例保持在 20∶1，不论 HCO_3^- 和 H_2CO_3 的绝对值有何变化，血浆 pH 仍能维持在 7.40。

肺主要通过调节 CO_2 的排出量调节酸碱平衡。延髓的中央化学感受器对脑脊液中的

CO_2 和 pH 变化高度敏感。在缺氧状态下，中央化学感受器受抑制，使周围化学感受器兴奋，促使肺内 CO_2 呼出，从而降低动脉血二氧化碳分压（$PaCO_2$），以调节血浆 H_2CO_3 的浓度。

肾脏在酸碱平衡的调节中起着重要作用。它通过排出非挥发性酸和过多的碱性物质维持正常的血浆 HCO_3^- 浓度，保持 pH 稳定。肾调节酸碱平衡的机制为：Na^+-H^+ 交换；HCO_3^- 再吸收；分泌 NH_3 与 H^+ 结合成 NH_4^+ 排出；尿的酸化而排出 H^+。

第二节　水、电解质平衡失调患者的护理

引导案例

患者，男，55 岁，体重 60 kg。因食管癌导致进食不畅 3 个月余入院。患者发病以来主要表现为恶心、呕吐、直立性晕厥，血压明显下降，尿少。实验室检查：尿比重 1.009，红细胞计数 $6.0×10^{12}$/L，血清钠 122 mmol/L。

案例思考：

（1）该患者入院后第 1 天的补液总量是多少？

（2）补液时应遵守哪些原则？

一、水和钠的代谢紊乱

在细胞外液中，水和钠的关系非常密切，故一旦发生代谢紊乱，缺水和失钠常会同时存在。不同原因引起的水和钠的代谢紊乱，在缺水和失钠的程度上也会有所不同，既可见水和钠按比例丧失，又可见缺水少于缺钠，或多于缺钠。不同缺失形式所引起的病理生理变化及临床表现也不同。临床上将水、钠代谢紊乱分为等渗性缺水、高渗性缺水、低渗性缺水和水中毒 4 种类型。

（一）等渗性缺水

等渗性缺水（isotonic dehydration），又称急性缺水或混合性缺水，是外科患者中最易发生的缺水类型。等渗性缺水时，水和钠成比例丧失，血清钠和细胞外液渗透压仍保持在正常范围，细胞外液的渗透压也可保持正常。

1. 病因　常见病因：消化液急性丧失，如大量呕吐和肠瘘等；体液丧失在感染区或软组织内，如腹腔内或腹膜后感染、肠梗阻、急性腹膜炎、大面积烧伤等。这些丧失的体液成分与细胞外液基本相同。

2. 病理生理　等渗性缺水可造成细胞外液量（包括循环血量）的迅速减少。由于液体丧失为等渗性，细胞内、外液的渗透压可无明显变化，细胞内液无须向细胞外液转移以代偿细胞外液的丧失，故细胞内液量并不发生变化。但若此类体液丧失持续时间长，细胞内液也将逐渐外移，随细胞外液共同丧失而出现细胞内缺水。机体对等渗性缺水的代偿机制是细胞外液量减少刺激肾入球小动脉壁的压力感受器及肾远曲小管致密斑的钠感受器，引起肾素-血管紧张素-醛固酮系统兴奋，使醛固酮的分泌增加，促进远曲小管对钠和水的再吸收，从而代偿性地使细胞外液量得以恢复。

3. 临床表现　患者表现为恶心、呕吐、厌食、乏力、少尿等，但口渴不明显，还可

表现为口唇干燥，眼窝凹陷，皮肤干燥、松弛、弹性降低。当短时间内体液丧失达体重的 5%，即丧失细胞外液的 25% 时，患者可出现心率加快、脉搏细速、血压不稳定或降低、肢端湿冷、组织血液灌注不良等血容量不足的症状。当体液继续丧失达体重的 6% ~ 7%，即丧失细胞外液的 30% ~ 35% 时，患者的休克表现更为严重。休克的微循环障碍必然导致酸性代谢产物的大量产生和积聚，常伴有代谢性酸中毒。若患者丧失的体液主要为胃液，因有 H^+ 的大量丧失，可并发代谢性碱中毒。

4. 辅助检查　实验室检查可见红细胞计数、血红蛋白和血细胞比容均明显增高的血液浓缩现象；血清 Na^+、Cl^- 等含量一般无明显降低；尿比重增高。

5. 处理原则　原发病的治疗十分重要，若能消除病因，则缺水常较容易纠正。针对细胞外液量的减少，用等渗生理盐水或平衡盐溶液可以尽快补充血容量。但应注意，大量补充等渗生理盐水时，因其 Cl^- 含量比血清 Cl^- 含量高 50 mmol/L（Cl^- 含量分别为 154 mmol/L 及 103 mmol/L），故大量输注后有导致高氯性酸中毒的危险。而平衡盐溶液的电解质含量和血浆内含量相仿，用来治疗等渗性缺水比较理想，常用的有乳酸钠和复方氯化钠溶液（1.86% 乳酸钠溶液和复方氯化钠溶液之比为 1∶2）与碳酸氢钠和等渗生理盐水溶液（1.25% 碳酸氢钠溶液和等渗生理盐水之比为 1∶2）两种。

当缺水纠正后，排钾量会有所增加，血清 K^+ 浓度也因细胞外液量的增加而被稀释降低，故应注意预防低钾血症的发生。一般应在患者尿量达到 40 ml/h 后再补充氯化钾。

6. 护理评估

（1）健康史。评估患者的年龄、体重、生活习惯等，有助于了解体液平衡失调的原因；了解患者是否存在导致等渗性缺水的各种因素，如呕吐、失血、腹泻、肠瘘、急性腹膜炎、肠梗阻及大面积烧伤等；了解患者有无容易诱发等渗性缺水的治疗，如长期胃肠减压、应用利尿剂或强效泻药等。

（2）身体状况。评估患者有无恶心、呕吐、厌食、乏力等症状；患者是否体温过高或降低，以及脉搏、心率加快及血压下降等；患者体液不足时，是否有皮肤弹性下降、口唇黏膜干燥、舌体变小且出现纵沟等；患者机体出入水量是否平衡；患者实验室检查结果是否异常。

7. 护理诊断

（1）体液不足　与高热、呕吐、腹泻、出血、胃肠减压、肠梗阻、大面积烧伤等导致的体液大量丢失有关。

（2）营养失调：低于机体需要　与禁食、呕吐、腹泻及创面感染等应激导致的摄入减少和分解代谢增加有关。

8. 护理目标

（1）患者体液量恢复平衡，无缺水的症状和体征。

（2）患者营养状况得以改善。

9. 护理措施

（1）维持正常体液量。对已发生缺水的患者，必须遵医嘱及时、正确地补液。补液量一般包括生理需要量、已丧失量和继续丧失量。①生理需要量：一般成人每日生理需要量为水 2000 ~ 2500 ml，氯化钠 4.5 ~ 9.0 g，氯化钾 2.0 ~ 3.0 g，葡萄糖至少 100 g 以上。②已丧失液体量：是指在制订补液计划前已经丢失的体液量。缺水量的计算，可根据缺水或缺钠的程度补给，也可按血细胞比容来计算。补等渗生理盐水量（L）= 血细胞比容上升值/血细胞比容正常值×体重（kg）×0.25。③继续丧失量：又称额外丧失量，是指治疗过程中继续丢失的体液量，如补液过程中继续发生的高热、大汗、呕吐、胃肠减压等体液丢失情况。体温每升高 1.0 ℃，皮肤丧失水分可增加 3~5 ml；成人体温达 40.0 ℃，需要补充 600~1000 ml 的液体；出汗湿透一套衣裤约丧失体液 1000 ml；气管切开患者每日水分丢失增加 700~1000 ml。

补液量及速度取决于体液丧失的量、速度及各器官的功能，尤其是心、肺、肝、肾功能的状态。若各器官代偿功能良好，应按先快后慢的原则进行分配，即第 1 个 8 小时补充总量的 1/2，剩余的 1/2 总量在后 16 小时内均匀输入。补液期间应动态观察并记录患者的生命体征、尿量、尿比重、液体出入量及体重，以作为体液补充调整的依据。同时，监测患者是否有颈静脉怒张、肺部水泡音、呼吸困难、中心静脉压和肺动脉压上升及心率加快等循环负荷过重的现象。

（2）改善营养状况。患者可因身体过度疲倦而导致食欲减退，因原发病而出现呕吐、腹泻、便秘等，从而影响营养物质的摄入，故在纠正水、电解质平衡失调的同时，护理人员应注意患者的摄食情况，向患者说明合理摄食对疾病恢复的重要性，鼓励患者摄入含有丰富蛋白质、能量、维生素和纤维素的食物，并注意经口补充足够的水分，必要时可提供肠内外营养支持。

10. 护理评价

（1）患者水、电解质、出入水量是否恢复平衡，以及生命体征、皮肤弹性、口唇黏膜是否恢复正常。

（2）患者食欲、摄入量及体重是否恢复，营养状况是否得到改善。

（二）高渗性缺水

高渗性缺水（hypertonic dehydration），又称原发性缺水，是指水和钠同时缺失，但失水多于失钠，血清钠高于正常范围，细胞外液的渗透压升高。

1. 病因 主要病因：①摄入水分不足，如食管癌所致的吞咽困难，对危重症患者给予的水分不足，过分控制入水量，鼻饲高浓度的肠内营养液或静脉滴注大量高渗液体。②水分丧失过多，如高热导致的大量出汗、大面积烧伤暴露疗法、大面积开放性损伤经创面蒸发大量水分、糖尿病患者因血糖未控制导致高渗性利尿等。

2. 病理生理 由于失水大于失钠，细胞外液呈高渗透压状态，细胞内液向细胞外液转移，导致细胞内、外液量都有所减少。当缺水严重时，脑细胞可因缺水发生功能障碍而出现严重后果。机体对高渗性缺水的代偿机制如下：高渗状态刺激位于视丘下部的口渴中枢，患者感到口渴而饮水，使体内水分增加，以降低细胞外液渗透压。另外，细胞外液的高渗状态可引起抗利尿激素分泌增多，使肾小管对水的再吸收增加，导致尿量减少，也可使细胞外液的渗透压降低和恢复其容量。若未能及时消除病因，可使缺水加重，导致循环血量显著减少，又会引起醛固酮分泌增加，促进对钠和水的再吸收，以维持血容量。

3. 临床表现 高渗性缺水患者的临床表现可随着缺水程度而异，分为以下 3 度。

（1）轻度缺水。除口渴外，患者无其他症状。缺水量占体重的 2%~4%。

（2）中度缺水。除极度口渴外，患者还伴有乏力、尿少和尿比重增高、皮肤弹性差、眼窝下陷的表现，并常有烦躁现象。缺水量占体重的 4%~6%。

（3）重度缺水。除上述症状外，患者可出现躁狂、幻觉、谵妄甚至昏迷等脑功能障碍的表现。缺水量大于体重的 6%。

4. 辅助检查　实验室检查结果示尿比重、血细胞比容轻度升高；血清钠浓度大于 150 mmol/L。

5. 处理原则　积极治疗原发病，消除病因。鼓励患者多饮水，无法口服的患者可经静脉补充 5% 葡萄糖溶液或 0.45% 低渗盐水。估计所需液体量的方法：①根据患者临床表现估计失水量占体重的百分比，每丧失体重的 1%，需补液 400～500 ml。②根据血清钠浓度计算，补水量（ml）＝［测得血清钠值（mmol/L）—正常血清钠值（mmol/L）］×体重（kg）×4。除此之外，还需包括每天正常的需要量，约 2000 ml。需要注意的是，高渗性缺水患者实际上也有缺钠，只是因为缺水更多，才使血清钠浓度升高。在输液过程中，如果只补给水分，不补给适量的钠，将不能纠正缺钠，可能反过来出现低钠血症。故应观察患者血清钠含量的动态变化，必要时适量补钠。

6. 护理评估

（1）健康史。了解患者是否存在水分丢失过多、摄入不足、高渗溶质摄入过多等导致高渗性缺水的各种危险因素。

（2）身体状况。评估患者是否有口渴、乏力、皮肤弹性差、眼窝下陷的表现；患者有无精神、意识状态的改变；患者血液及尿液检查结果是否异常。

7. 护理诊断

（1）体液不足　与体液丢失过多及摄入不足有关。

（2）皮肤完整性受损　与体液缺乏及不适当的组织血液灌注引起的皮肤黏膜干燥有关。

（3）潜在并发症　有直立性低血压和颅脑损伤。

8. 护理措施

（1）维持适当的体液容积。观察并记录患者的意识状态、生命体征、体重、液体出入量、尿量及尿比重。若患者出现虚弱、体温升高、血压下降、脉搏增快，提示病情加重；当患者 24 小时尿量不足 30 ml 时，可能会有休克、发热、肾衰竭等并发症，应立即报告医生，尽快处理。

（2）维持皮肤黏膜完整性。每日观察并记录患者皮肤黏膜状况。保持皮肤清洁，少用肥皂擦洗，以免皮肤过于干燥。鼓励患者多饮水，保持身体、口鼻、唇舌的清洁及湿润。若患者发生口腔黏膜炎症及溃疡时，应加强口腔护理。协助虚弱及意识不清的患者翻身或床上被动活动，以减少骨隆突处长期受压。若病情允许，鼓励患者下床活动。

（3）防止发生意外损伤。监测患者情绪状态，以确定患者的意识状态和病情变化。对意识混乱及定向感丧失的患者，应采取适当的保护措施。

（三）低渗性缺水

低渗性缺水（hypotonic dehydration），又称慢性缺水或继发性缺水，是指水和钠同时丢失，但失钠多于缺水，故血清钠低于 135 mmol/L，细胞外液呈低渗状态。

1. 病因　常见病因：①胃肠道消化液持续性丧失，如反复呕吐等。②大面积创面的慢性渗液。③应用排钠利尿剂时，未注意补给适量的钠盐。④治疗等渗性缺水时，过多地补充水分而忽略了钠的补充。

2. 临床表现　低渗性缺水患者的临床表现可随着缺钠程度而异，患者一般无口渴表现，以周围循环衰竭为特点，可出现恶心、呕吐、头晕等症状。

根据患者缺钠程度，可分为以下 3 度。

（1）轻度缺钠。血清钠在 130~135 mmol/L，患者自觉软弱无力、头晕等，但口渴不明显。

（2）中度缺钠。血清钠在 120~129 mmol/L，患者除上述临床表现外，还伴有恶心、呕吐、血压不稳定或下降等表现。

（3）重度缺钠。血清钠在 120 mmol/L 以下，患者表现为神志不清、四肢发凉甚至意识模糊，常伴有休克。

3. 辅助检查

（1）尿液检查。尿比重常在 1.010 以下，尿中 Na^+ 和 Cl^- 明显减少。

（2）血液检查。血清钠浓度低于 135 mmol/L，表明有低钠血症。血清钠浓度越低，则代表病情越重。红细胞计数、血红蛋白、血细胞比容均有增高。

4. 处理原则　积极治疗原发病。针对低渗性缺水时，细胞外液缺钠多于缺水的血容量不足的情况，应静脉滴注含钠溶液或高渗盐水，以纠正细胞外液的低渗状态和补充血容量。轻至中度缺钠患者，一般补充 5% 葡萄糖盐溶液；重度缺钠患者，先输入晶体溶液，后输入胶体溶液，再静脉滴注高渗盐水，以进一步恢复细胞外液的渗透压。低渗性缺水的补钠量可按下列公式计算：需补充的钠量（mmol/L）＝［血清钠的正常值（mmol/L）—血清钠的测得值（mmol/L）］×体重（kg）×0.6（女性为 0.5）。

5. 护理评估

（1）健康史。了解患者是否存在导致低渗性缺水的因素，如反复呕吐等。

（2）身体状况。评估患者是否有软弱、疲乏等表现，有无精神、意识状态的改变；患者血液及尿液检查结果是否异常。

6. 护理诊断

（1）体液不足　与体液丢失过多及摄入不足有关。

（2）潜在并发症　有低钠性休克。

7. 护理措施

（1）维持体液平衡。患者每日称体重，记录 24 小时液体出入量、生命体征、尿比重，并记录水肿程度；监测血清钠值，了解缺钠程度；遵医嘱补充氯化钠，必要时应用利尿剂以减轻脑水肿；能口服者尽量口服含电解质的液体；静脉滴注时注意输注速度及输注量，避免增加患者心、肺负担。

（2）避免患者受伤及减轻患者头痛，注意意识混乱、疲乏、定向感丧失患者的安全。

（3）为患者提供信息支持。告知患者低渗性缺水发生的原因、症状和体征，向患者解释治疗方案，鼓励患者配合治疗。

（四）水中毒

略。

二、钾代谢异常

正常血清钾离子浓度为 3.5~5.5 mmol/L。血清钾浓度低于 3.5 mmol/L，表示有低钾血症；血清钾浓度高于 5.5 mmol/L，表示有高钾血症。临床上以前者为常见。

（一）病因

1. 低钾血症　常见于钾摄入不足，如昏迷、厌食、偏食、吞咽困难、营养不良及术后长期不能进食的患者；钾丢失过多，如呕吐、腹泻、胃肠减压、消化道瘘、长期使用排钾利尿剂或肾上腺皮质激素、糖尿病性酸中毒、急性肾衰竭的多尿期及烧伤致体液过度丢失的患者；钾由细胞外进入细胞内，如大量静脉滴注碳酸氢钠、胰岛素与葡萄糖同时使用等。

2. 高钾血症　常见于钾摄入过多，如静脉滴注过多的钾、静脉滴注时速度过快、静脉滴注大量的库存血；钾排泄减少，如少尿、肾上腺皮质功能减退；钾由细胞内转移至细胞外，如酸中毒。

（二）临床表现

1. 低钾血症　主要引起神经-肌肉应激性降低及心肌应激性增强。患者临床表现为乏力、腱反射减退或消失，重者可见软瘫、呼吸肌麻痹、呼吸困难；腹胀（胃肠道平滑肌麻痹）；第一心音低钝，心律失常，有时可致心室颤动。心电图早期表现为 T 波低平或倒置，继而 ST 段降低、Q-T 间期延长。若发现病理性 u 波，有确诊价值。轻者可见表情淡漠、定向力障碍，重者可见昏迷。碱中毒时，为了保存 K^+，又可出现反常酸性尿。

2. 高钾血症　对神经-肌肉和心血管的影响较低血钾严重。患者临床表现为四肢乏力，重者可见软瘫、呼吸肌麻痹而窒息；全身麻木感、肌肉痛、手指苍白及厥冷等；心率减弱、慢且不规则，心脏可于舒张期停搏。

（三）辅助检查

心电图检查可辅助诊断。

（四）处理原则

积极治疗原发病，同时恢复血清钾正常浓度。

1. 低钾血症　尽早恢复患者的正常饮食是最安全、可靠的方法。合理补充钾盐，首选口服。不能口服必须静脉给药时须注意以下原则。

（1）见尿补钾。补钾前应注意肾功能，要求患者尿量必须在每小时 40 ml 以上。

（2）总量不过大。细胞内缺钾情况恢复较慢，一般需 4~6 天才能纠正。因此，补钾量应限制在每天 60~80 mmol，即氯化钾含量为 3.0~6.0 g。

（3）浓度不过高。一般不宜超过 40 mmol/L，即 1000 ml 液体中氯化钾含量不超过 3.0 g。

（4）滴速不过快。一般限制速度在 60 滴/分内（不超过 20 mmol/h）。

（5）对患者做好心电监护。

2. 高钾血症　以降钾、排钾为主。常用方法如下。

（1）限钾或禁钾。停止给予一切含钾的药物或溶液，嘱患者尽量不食用含钾量较高的食物。

（2）促使钾离子向细胞内转移。给予患者静脉滴注 5% 碳酸氢钠溶液或将胰岛素加入 25% 葡萄糖溶液中。

（3）应用阳离子交换树脂。口服，每次 15 g，每日 4 次，可从消化道带走较多的钾离子。

（4）透析排钾。通过血液透析和腹膜透析方式达到迅速排钾的目的。

（5）抗心律失常。用 10% 葡萄糖酸钙或 5% 氯化钙溶液 5 ml 缓慢静脉注射可有效控制心律失常。

（五）护理评估

1. 健康史　评估患者是否存在导致血钾异常的各种因素，以及血钾异常的程度。

2. 身体状况　评估患者是否有血钾异常的临床表现和体征；患者血液及尿液检查结果是否异常；患者是否有心电图的典型改变。

（六）护理诊断

1. 有受伤的危险　与骨骼肌无力有关。

2. 心排血量减少　与心律失常有关。

3. 气体交换受损　与呼吸肌无力有关。

4. 便秘　与平滑肌无力及肠蠕动减慢有关。

5. 排尿异常　与肾脏浓缩功能受损及膀胱平滑肌无力有关。

6. 营养失调：低于机体需要量　与食欲减退或麻痹性肠梗阻有关。

7. 活动无耐力　与骨骼肌无力有关。

8. 自理缺陷　与手足感觉异常、肌无力有关。

9. 疼痛　与肌肉颤动和收缩有关。

10. 知识缺乏　与患者缺乏高钾血症、低钾血症的相关知识有关。

（七）护理措施

1. 注意防止发生血钾平衡失调

（1）遵医嘱用药，向患者说明服药原因及方法。

（2）指导患者合理调节饮食。

2. 建立适当和安全的活动模式

（1）除下床活动外，也可协助患者在床上进行被动运动，以充分活动全身关节和肌肉。

（2）移除环境中的危险物品。

（3）观察患者肌张力的改善情况，调整活动内容和时间。

3. 提供充足的营养

（1）在医疗限制范围内与患者共同拟定进食营养表，并考虑患者的饮食嗜好。

（2）饮食应以高能量、高蛋白为主，并多摄入高纤维食物。

（3）若患者过于疲倦或活动无耐力，应协助其进食。

4. 观察患者心率（律）的变化及呼吸情况

（1）观察患者是否有心律失常及心排血量减少的相关症状，如低血压、眩晕、呼吸困难等。

（2）指导患者做深呼吸，以锻炼呼吸功能。

（3）必要时，遵医嘱给氧或使用人工呼吸机。

（八）健康教育

（1）高度警惕易导致钾代谢异常的因素。

（2）保持环境安静，减少噪声，适当限制探视，减少外来刺激。

第三节　酸碱平衡失调患者的护理

在物质代谢过程中，机体虽不断摄入及产生酸性和碱性物质，但能依赖体内的缓冲系统和肺及肾的调节，使体液的酸碱度始终维持在正常范围之内。但如果酸碱物质的量过多或是调节功能发生障碍，则平衡状态将被破坏，形成不同类型的酸碱平衡失调。原发性的酸碱平衡失调可分为代谢性酸中毒、代谢性碱中毒、呼吸性酸中毒和呼吸性碱中毒4种基本类型。有时还可同时存在2种以上的原发性酸碱平衡失调，即为混合型酸碱平衡失调。

一、代谢性酸碱平衡失调

（一）病因

1. 代谢性酸中毒　由酸性代谢产物生成过多或碱丢失过多引起。病因主要有以下几方面。

（1）酸性物质产生过多，如糖尿病酮症酸中毒、缺氧、乳酸性酸中毒、酸摄入过多等。

（2）肾功能不全，如H^+排泄过少或HCO_3^-重吸收减少。

（3）HCO_3^-排泄增加，如腹泻、长期呕吐、脱水、肠瘘等引起的大量碱性消化液丢失。

2. 代谢性碱中毒　由酸性代谢产物过度丢失或碱摄入过多引起。病因主要有以下几方面。

（1）胃液丧失过多，如幽门梗阻引起的呕吐、长期胃肠减压。

（2）碱性物质输入过多。

（3）低钾血症时，H^+大量进入细胞内。

（4）某些利尿剂的作用如呋塞米，它可抑制Na^+和Cl^-的重吸收，而发生低氯性碱中毒。

（二）临床表现

1. 代谢性酸中毒　患者可表现为表情淡漠、疲乏无力，甚至昏迷；心率加快，血压下降；呼吸深快，呼出气中带有酮味；面色潮红。

2. 代谢性碱中毒　患者可表现为呼吸浅而慢；谵妄、精神紊乱、嗜睡，甚至昏迷。

（三）辅助检查

1. 血液检查

（1）代谢性酸中毒。患者血液pH低于7.35，血浆［HCO_3^-］浓度低于正常值，CO_2CP下降，血钾升高。

（2）代谢性碱中毒。患者血液pH超过7.45，血浆［HCO_3^-］浓度高于正常值，CO_2CP升高，血钾下降。

2. 尿液检查　代谢性酸中毒时尿液pH常呈酸性；代谢性碱中毒时尿液pH常呈碱性，伴有低钾血症时可呈酸性（血钾过低时，肾脏为了保钾，使Na^+-H^+交换增加，排

H^+ 增多）。

（四）处理原则

1. 代谢性酸中毒　以消除引起代谢性酸中毒的原因为主要措施。较轻的酸中毒常可通过充分补液和自身调节纠正，一般不需要用碱性药物治疗。较重的酸中毒常须静滴输注碳酸氢钠溶液来纠正。常用的公式如下。

$$5\%碳酸氢钠补液量（mmol）=［血 HCO_3^-正常值（mmol/L）—血 HCO_3^-测得值（mmol/L）］×体重（kg）×0.4$$

2. 代谢性碱中毒　应着重于原发疾病的积极治疗。对丧失胃液所致的代谢性碱中毒，可静脉滴注等渗盐生理水或葡萄糖盐水，以恢复细胞外液和补充氯离子，纠正低氯性碱中毒。对缺钾性碱中毒应考虑同时补钾。治疗严重碱中毒时，可用稀盐酸溶液或2%氯化铵溶液来纠正。公式如下。

$$补酸量（mmol）=［血 Cl^-正常值（mmol/L）—血 Cl^-测得值（mmol/L）］×体重（kg）×0.2$$

其中，血［Cl^-］的单位是毫摩尔/升（mmol/L），最后需按1 mmol 氯相当于54 mg 氯化铵折算。

（五）护理评估

1. 健康史　评估患者是否存在导致代谢性酸碱中毒的因素。
2. 身体状况　评估患者是否有代谢性酸碱中毒的临床表现和体征，如患者的呼吸改变、精神状态及神经系统症状；患者24小时液体出入量是否异常；患者血液及尿液检查结果是否异常。

（六）护理诊断

1. 低效性呼吸型态　与呼吸代偿或呼吸困难有关。
2. 心排血量减少　与血钾失衡造成的心律失常有关。
3. 体液不足　与呕吐、腹泻有关。
4. 有受伤的危险　与中枢神经受抑制导致精神紊乱、定向感觉丧失有关。
5. 知识缺乏　与患者缺乏药物治疗和疾病预防的相关知识有关。

（七）护理措施

（1）仔细记录患者24小时液体出入量，并遵医嘱输液治疗。
（2）密切观察患者的呼吸频率与深度。
（3）注意患者的神志改变，避免潜在损伤，适当加强安全防护措施，如使用床拦或移除障碍物等。
（4）酸中毒常合并高血钾，碱中毒时几乎都伴有低钾血症，可引起心律失常，对此情况应密切观察并报告医生。
（5）在纠正酸中毒的过程中，应注意患者可能出现的医源性碱中毒，补碱不宜过速、过量。
（6）当酸中毒纠正后，可出现血钙水平下降的情况，如患者有手足抽搐，可给予钙剂纠正。

（八）健康教育

（1）高度警惕导致代谢性酸碱平衡失调的因素。

（2）教育患者注意安全，预防意外伤害的发生，提高自我照顾能力。

（3）教育患者保持心态平稳、情绪稳定。

二、呼吸性酸碱平衡失调

（一）病因

1. 呼吸性酸中毒　由通气、换气功能降低导致二氧化碳在体内蓄积引起。病因主要有以下几方面。

（1）呼吸中枢受抑制，如全身麻醉过深、使用镇静剂过量、颅内压增高等。

（2）呼吸活动受限，如严重胸壁损伤、肌肉萎缩、胸腔积液、气胸等。

（3）呼吸道阻塞，如支气管痉挛、喉痉挛、呼吸机使用不当、异物阻塞等。

（4）肺泡微血管循环障碍，如肺炎、肺水肿、肺泡纤维化、肺扩张不全、成人型呼吸窘迫综合征（ARDS）、肺叶切除、严重的肺挫伤、肺气肿、肺结核等。

2. 呼吸性碱中毒　因通气增强、体内二氧化碳排出过多而致。病因主要有患者焦虑及害怕、呼吸机使用不当、代谢性酸中毒的代偿作用、中枢神经系统疾病、高热、低氧血症等。

（二）临床表现

1. 呼吸性酸中毒　患者表现为头痛、谵妄、嗜睡甚至昏迷，呼吸困难，发绀。

2. 呼吸性碱中毒　大多患者无明显症状，少数可有呼吸急促、手足麻木、抽搐、眩晕、心率加快。

（三）辅助检查

1. 呼吸性酸中毒　患者血 pH 下降，$PaCO_2$ 升高，但血浆〔HCO_3^-〕浓度可正常。

2. 呼吸性碱中毒　患者血 $PaCO_2$ 下降，血浆〔HCO_3^-〕浓度低于正常值，血 pH 增高。

（四）处理原则

1. 呼吸性酸中毒　主要是处理原发疾病，以改善通气功能。治疗上可针对性地采取控制感染、使用支气管扩张剂、促进排痰等措施，必要时行气管插管或气管切开，甚至使用人工呼吸机。有很多患者只要改善换气，酸中毒就可逐步自行纠正。

2. 呼吸性碱中毒　主要是消除造成呼吸异常的原发病因，使患者呼吸减慢且加深。用纸袋罩住患者口鼻呼吸或者让患者吸入含5%二氧化碳的氧气，通过增加吸入二氧化碳的浓度来降低血液的 pH。如呼吸机使用不当，应调整呼吸机参数。

（五）护理评估

1. 健康史　评估患者是否存在导致呼吸性酸中毒及碱中毒的因素。

2. 身体状况　评估患者是否有呼吸性酸中毒及碱中毒的临床表现和体征；患者血气分析检查结果是否正常。

（六）护理诊断

1. 低效性呼吸型态　与大量二氧化碳在体内潴留或过度换气有关。

2. 心排血量减少　与心肌缺血有关。

3. 疼痛　与颅内血管扩张导致头痛有关。

4. 活动无耐力　与呼吸困难、缺氧有关。

5. 有受伤的危险　与中枢神经系统受抑制、意识程度减退有关。

6. 焦虑/恐惧　与呼吸困难、意识程度减退有关。

（七）护理措施

1. 监测患者生命体征　注意观察患者心率（律）的变化，定时监测血压、脉搏、呼吸并记录。

2. 观察治疗反应

（1）对于吸氧患者，应注意观察其呼吸频率与深度、意识状态变化等。

（2）对于长期二氧化碳潴留且患有慢性肺疾病患者，不能给予高浓度氧。

3. 防止发生意外伤害

（1）注意患者周围环境是否安全；对意识混乱的患者，床的高度应适宜，并使用床拦。

（2）协助手足抽搐患者料理日常生活，还应预防其活动时跌倒。

（八）健康教育

（1）教育患者注意安全，预防意外伤害的发生。

（2）教育患者提高自我照顾能力。

（3）教育患者保持心态正常、情绪稳定。

本章要点

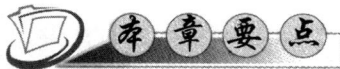

各型体液平衡失调、低钾血症、高钾血症、代谢性酸中毒的临床表现和护理措施。

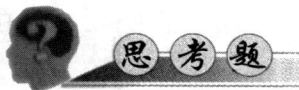

思考题

（1）试述4种体液平衡失调的临床表现。

（2）试述高渗性、等渗性、低渗性缺水患者补液的计算方法。

（3）试述低钾血症、高钾血症患者的心电图表现。

（4）试述低钾血症患者补钾的注意事项。

（5）试述代谢性酸中毒患者的临床表现。

第三章　外科休克患者的护理

（1）掌握外科休克患者早期的临床特点、监测措施和护理措施。

（2）运用相关知识对外科休克患者进行护理评估。

（3）学会外科休克的监测和护理原则。

引导案例

患者，男，48岁。20分钟前因车祸由急诊入院。入院时患者神志清醒，问答切题。查体：被动体位，不合作，呼吸浅快，胸廓挤压痛（+），腹部压痛明显，骨盆挤压-分离试验（+）。测血压70/50 mmHg，迅速予以静脉滴注升压药。X线检查：左胸第2~8肋骨骨折；左髋臼骨折伴髋关节半脱位。患者急入手术室行生命体征监测及抢救，迅速开放患者右下肢深静脉通路，快速输血、补液，使用升压药升压后，于全身麻醉下行开胸探查术。探查术显示左肺萎缩，血气胸，多发性肋骨骨折，左膈肌挫裂伤，左下肺挫裂伤，胸腔大量积血。行脾切除术，肋骨骨折复位内固定，膈肌修补，肺修补并肺复张，胸腔闭式引流。术后患者心率逐渐恢复至窦性心律，一般生命体征逐渐好转，血压110/70 mmHg，心率102次/分，经皮动脉测血氧饱和度（SpO_2）92%，呼吸18次/分。最后行左股骨髁上骨牵引术后返回病房。

案例思考：该患者的护理评估及护理措施有哪些？

第一节　概　　述

休克（shock）是指机体在被各种有害因子侵袭时，发生的一种以全身有效循环血量下降、组织血液灌注不足为特征，最终引起细胞代谢紊乱、功能受损及器官功能障碍的病理生理过程。也就是说，休克是机体对有效循环血量急剧减少和组织血液灌注不足所引起的代谢障碍和细胞受损病理过程的综合反应。休克发病急、进展快，若未能及时发现及治疗，可使细胞损害广泛扩散，从而导致多器官功能障碍综合征（multiple organ dysfunction syndrome，MODS）或多系统器官衰竭（multiple system organ failure，MSOF），发展成为不可逆性休克引起死亡。护理人员应充分认识休克不同阶段的病理生理特点，注意休克发展的直接后果是组织缺氧，配合医生进行积极救治，以恢复患者机体对组织的氧供，并促进对氧的有效利用，重新建立氧的供需平衡和维持细胞功能。

（一）分类

1. 病因分类 休克一般分为 5 类：低血容量性休克、感染性休克、心源性休克、过敏性休克、神经性休克。其中失血性休克、失液性休克、创伤性休克均属于低血容量性休克。

2. 血流动力学分类 高动力型休克，又称高排低阻型休克或暖休克；低动力型休克，又称低排高阻型休克或冷性休克。

3. 按轻重程度分类 分为轻度休克、中度休克、重度休克。

（二）病理生理

有效循环血量锐减、组织血液灌注不足和细胞氧供需失衡是各类休克共同的病理生理基础。微循环变化、代谢变化和系统器官变化是与休克发生、发展密切相关的病理生理过程。

1. 有效循环血量锐减 维持有效循环血量的 3 个基本要素包括：①足够的血容量。②有效的心排血量。③良好的血管张力。这 3 个因素中的任何 1 个因素出现异常，都可以导致有效循环血量减少。

2. 组织血液灌注不足 灌注压和毛细血管床开闭比例是决定组织血液灌注状况的 2 个基本因素。

3. 细胞氧供需失衡 组织血液灌注不足的直接后果是组织缺氧，而细胞氧供需失衡又是休克进一步发展的关键。在休克的病程进展中，首先是氧供给不足而需求增加，其次再出现氧需求增加而利用不足。细胞氧代谢障碍的进一步发展是细胞的结构与功能损害，造成多器官功能不全或衰竭。

4. 微循环变化

（1）休克代偿期的微循环变化，微循环收缩。循环血量锐减→颈动脉窦和主动脉弓反射→交感肾上腺系统→儿茶酚胺→①选择性血管收缩致循环血量在器官水平重新分布。②微小血管收缩致血压变化不大。

（2）休克失代偿初期的微循环变化，微循环扩张。组织缺氧加重→酸性代谢产物增多→微循环内酸性加重→毛细血管前括约肌舒张而后括约肌仍处于收缩状态→循环血量滞留微循环内→循环血量减少致血压下降。

（3）休克失代偿后期的微循环变化，微循环衰竭。微循环内酸性进一步加重→血管内皮缺氧性和代谢性损伤→微血管内血栓形成→弥散性血管内凝血致组织器官的出血与坏死。

（4）代谢变化，主要表现为应激性代谢和缺氧性代谢。内源性阿片样物质的大量释放也是值得重视的一种代谢变化。①应激性激素水平升高所致的代谢变化：抗利尿激素和醛固酮增多→水钠丢失减少；糖皮质激素和儿茶酚胺及胰高血糖素增多、胰岛素分泌减少→糖原和骨骼肌蛋白分解增加、糖异生速率加快、糖利用速率减慢→血糖升高。②组织细胞缺氧所致的代谢变化：无氧代谢致乳酸增多→代谢性酸中毒；无氧代谢致 ATP 减少→细胞膜功能不足→细胞内水钠潴留、细胞外高钾；细胞缺氧、酸中毒、ATP 不足→细胞代谢性损伤。③内源性阿片样物质所致的变化：近年来，研究认为该物质的大量释放是休克发生及发展的重要因素。

5. 内脏器官的继发性损害 休克时，内脏器官细胞处于出血、缺氧状态，组织细胞可发生变性、出血、坏死，导致器官功能障碍甚至衰竭。多系统器官功能障碍或衰竭是休克患者死亡的主要因素。

（1）肺。低灌注与缺氧→①血管内皮损伤致通透性增加和肺间质水肿。②肺泡上皮损伤致表面活性物质减少、肺泡表面张力升高、肺不张。③通气与血流比例失调→急性呼吸窘迫综合征（ARDS）。

（2）肾。灌注不足、抗利尿激素和醛固酮增多致水钠重吸收增加→尿量减少；肾内血流重新分布致血流转向髓质→肾皮质肾小管缺血坏死→急性肾衰竭。

（3）心脏。休克早期通常无心功能异常，但后期严重的缺氧与酸中毒及钾、钠、钙水平异常可致心肌损害，影响心功能。

（4）脑。灌注不足、代谢性酸中毒→脑水肿与颅内压增高、脑疝。

（5）胃肠道。灌注不足致黏膜缺血性损伤→应激性溃疡；黏膜屏障损害→肠内细菌移居→休克进行性加重，诱发多器官功能不全或衰竭。

（6）肝。灌注不足致肝功能减退，肝小叶中心坏死→肝衰竭。

（7）其他。器官灌注不足、缺血与缺氧致细胞代谢性损伤。

（三）临床表现

患者主要表现为神志、皮肤温度与色泽、血压、脉搏和尿量变化。按病程发展分为休克代偿期和休克抑制期（表3-1）。

表3-1 休克的分期、临床表现和体征

分期	程度	临床表现和体征								失血量约占全身血容量的百分比（%）（成人）
		神志	口渴	皮肤、黏膜		脉搏	血压	周围循环	尿量	
				色泽	温度					
休克代偿期	轻度	神志清楚伴有痛苦的表现，精神紧张	口渴	开始苍白	正常或冰冷	100次/分以下，有力	收缩压正常或稍有升高，舒张压增高，脉压减小	正常	正常	20%以下（800 ml以下）
休克抑制期	中度	神志尚清楚，表情淡漠	很口渴	苍白	冰冷	100~120次/分	收缩压为90~70 mmHg，脉压减小	毛细血管充盈迟缓，表浅静脉塌陷	尿少	20%~40%（800~1600 ml）
	重度	意识模糊甚至昏迷	非常口渴，但可能无主诉	显著苍白，肢端发绀	冰冷（肢端更明显）	迅速而细速或摸不清	收缩压<70 mmHg或测不到	毛细血管充盈非常迟缓，表浅静脉塌陷	尿少或无尿	40%以上（1600 ml以上）

1. **休克代偿期** 主要表现为中枢神经系统兴奋性提高和交感与肾上腺髓质系统兴奋。患者表现为神志清醒，精神紧张，兴奋或烦躁不安，口渴，面色苍白，手足湿冷，心率和呼吸增快，尿量正常或减少。舒张压可升高，脉压减小。此时若处理得当，休克可很快得到纠正；处理不当，休克将发展并进入抑制期。

2. **休克抑制期** 患者由兴奋性表现逐渐转为抑制性表现，出现神志淡漠，反应迟钝，甚至意识模糊或昏迷，皮肤和黏膜发绀，四肢冰冷，脉搏细速或摸不清，血压下降，脉压减小，尿量减少甚至无尿。若患者皮肤黏膜出现紫斑或消化道出血，则表示病情发展到弥散性血管内凝血阶段。若患者出现进行性呼吸困难、烦躁、发绀，即使给予吸氧仍不能改善时，应当警惕并发呼吸窘迫综合征。此期患者常易激发多器官衰竭而死亡。

（四）诊断与监测

1. 诊断项目　以下几项是诊断休克、判断休克程度、判断病情演变的基本依据。

（1）神志，反映大脑灌注情况。

（2）皮肤温度与色泽，反映体表灌注情况。

（3）脉搏，反映整体循环情况。

（4）血压，反映整体循环情况。

（5）尿量，反映肾脏灌注情况。

血常规、尿常规及血电解质测定也是对休克诊治有帮助的基本检查项目。

2. 监测

（1）动脉压。血压测定是常规的监测项目。当脉压低于 20 mmHg，且有脉搏加快、皮肤苍白等表现即应警惕休克。通常认为血压低于 90/60 mmHg 时，可判断为休克。

（2）中心静脉压（CVP）。CVP 代表右心房或者胸腔段静脉内的压力，其变化可反映血容量和右心功能。CVP 正常值为 $5 \sim 10$ cmH$_2$O。低于 5 cmH$_2$O 表示血容量不足；高于 15cmH$_2$O 表示血容量过多、心功能不全；高于 20cmH$_2$O 则提示充血性心力衰竭、肺水肿。

（3）肺毛细血管楔压（PCWP）。PCWP 主要反映肺静脉、左心房和右心室的压力。正常值为 $6 \sim 15$ mmHg。小于 6 mmHg 主要反映血容量不足，PCWP 增高提示肺循环阻力增加，应限制输液；大于 30 mmHg 提示有肺水肿。心源性休克时，PCWP 升高提示左心衰竭或肺水肿；失血性休克时，PCWP 降低提示血容量不足。

（4）心排血量（CO）和总外周血管阻力。通过应用 Swan-Ganz 漂浮导管、热稀释法可测 CO，成人正常值为 $4 \sim 6$ L/min。休克时，多见 CO 降低，但有些感染性休克时可见 CO 增高。

（5）动脉血气与酸碱分析。动脉血气与酸碱分析有助于了解患者有无酸碱平衡失调。动脉血氧分压（PaO$_2$）及二氧化碳分压（PaCO$_2$）是重要的监测指标。PaO$_2$ 正常值为 $85 \sim 100$ mmHg，PaCO$_2$ 正常值为 $35 \sim 45$ mmHg。休克时，因肺过度换气，可致 PaCO$_2$ 低于正常；若换气不足，PaCO$_2$ 明显升高，可高于 60 mmHg。吸入纯氧后患者症状仍无改善时，应考虑有急性呼吸窘迫综合征（ARDS）。

（6）动脉血乳酸盐测定。动脉血乳酸盐测定可反映细胞缺氧程度，正常值为 $1.0 \sim 1.5$ mmol/L。患者休克时间越长，则表明血流灌注障碍越严重，动脉血乳酸盐浓度也就越高，提示患者病情严重，预后不良。同时要注意血钾浓度的升高。

（7）弥散性血管内凝血（DIC）的监测。疑有 DIC 时，应测血小板、出凝血时间、纤维蛋白原、凝血酶原时间及其他凝血因子。当血小板计数低于 80×10^9/L、纤维蛋白原少于 1.5 g/L、凝血酶原时间较正常延长 3 秒以上时应考虑有 DIC。

（8）肾功能监测。尿量是反映肾血流灌注情况的重要指标之一，它是休克时最为敏感的监测指标，也是护理人员观察休克变化简便而有效的重要指标。当患者尿量维持在 30 ml/h 以上时，表示休克已纠正。

（9）脉搏。临床上常用脉搏/收缩压（mmHg）计算休克指数。休克指数为 0.5 表示无休克；$1.0 \sim 1.5$ 表示有休克；>2.0 为严重休克。

（五）处理原则

根据有无诱发休克的因素，如严重损伤、大量出血、手术、严重感染及心脏病病史等，可诊断患者是否发生休克。诊断休克并不困难，关键在于早期诊断。在临床观察中，医护人员应注意观察患者精神状态、神志、皮肤、黏膜、生命体征、周围循环及尿量的改变，并依次分析和判断是否发生休克及休克的严重程度。尽管休克是由不同原因引起的，但患者都存在有效循环血量锐减、微循环障碍及不同程度的体液代谢改变的共同表现。因此，治疗休克的关键是尽早消除病因，迅速恢复有效循环血量，纠正微循环障碍，增强心肌功能，恢复人体正常代谢。

1. 一般紧急措施

（1）积极处理导致休克的原发病及创伤。对大出血的患者，应立即采取措施控制大出血，如加压包扎、扎止血带、血管钳钳夹出血部位等。

（2）保持呼吸道通畅。早期以鼻导管及面罩间歇性给氧，以增加动脉血氧含量，减轻组织缺氧状态。呼吸困难者可行气管插管或气管切开。

（3）采取休克体位。即头和躯干抬高 20°~30°，下肢抬高 15°~20°，以增加回心血量及减轻呼吸困难。

（4）注意给患者保暖。尽量减少搬动患者，骨折处临时固定，必要时应用镇痛剂。

2. 补充血容量　这是抗休克疗法最重要的内容，也是狭义的抗休克疗法。休克时，需要补充的血容量和液体量可能很大，须依据患者中心静脉压和血压的变化来指导补液（表3-2）。

表3-2　休克补液原则

CVP	血压	循环状态	处理原则
低	低	血容量严重不足	充分补液
低	正常	血容量相对不足	适当补液
高	低	心功能不全或血容量过多	强心利尿，扩张血管
高	正常	容量血管收缩	扩张血管
正常	低	心功能不全或血容量不足	补液试验*

注：*5~10分钟静脉滴注等渗生理盐水 250 ml，若患者血压升高而 CVP 不变为血容量不足，若 CVP 升高而血压不变为心功能不全。

3. 纠正酸碱平衡失调　常用5%碳酸氢钠溶液，但补碱不宜过量。对患者来说，宁可偏酸也不能偏碱，因碱环境不利于血红蛋白释放氧，可加重组织缺氧。

4. 调节心血管功能　药物种类较多，应依据患者当时的主要病情来选用。总体原则是血管收缩剂不宜单独大剂量长期使用，血管舒张剂应在补充血容量的基础上使用，必要时可考虑血管收缩剂与舒张剂联合使用。多巴胺是一种有多重作用的药物，小剂量可增强心肌收缩力和扩张肾动脉，大剂量可致外周血管收缩。因此，多巴胺常在严重休克时被选用。用法：5%葡萄糖溶液 250~500 ml 加入多巴胺 20~40 mg，静脉滴注。

5. 积极处理原发病　对于需要手术处理的原发病，治疗的基本原则是先抗休克后手术，但有时应在积极抗休克的同时做手术才能赢得抢救时机。对于活动性大的出血必须首先止血。

6. 类固醇激素治疗　可在严重休克时选用，多主张使用短期大剂量疗法（剂量为常用量的 10~20 倍，维持时间不超过 48 小时）。

7. 防治并发症 重点防治 DIC 和器官衰竭。对已经发生的 DIC，早期可给予肝素抗凝，后期宜用抗纤溶药物。对已经发生的器官衰竭，应加强相应器官的功能支持。

8. 其他治疗 如创伤制动、大出血止血、保持呼吸道通畅、保持心脏持续搏动、取休克体位、建立静脉通道等急救治疗措施。此外，也可选用以下药物治疗。

（1）能量合剂可减轻细胞的结构与功能损害。常用药物有三磷酸腺苷（ATP）二钠-氯化镁合剂、葡萄糖-胰岛素-氯化钾合剂。

（2）前列腺素可用于重症休克合并多器官衰竭患者，可降低病死率。常用的前列腺素有 PGE_1 和 PGI_2。

（3）吗啡类受体拮抗剂可改善组织血液灌注和细胞功能失常。常用药物有纳洛酮。

（4）氧自由基清除剂可减轻缺血再灌注性损伤。常用药物有超氧化物歧化酶（SOD）。

（5）钙通道阻滞剂可防止钙离子内流起到保护细胞结构和功能的作用。常用药物有维拉帕米。

第二节　失血性休克患者的护理

（一）概述

低血容量性休克（hypovolemic shock）主要由各种原因引起的短时间内大量出血及体液丢失，使有效循环血量降低所致，包括失血性休克、失液性休克和创伤性休克。由急性大出血所引起的休克称为失血性休克（hemorrhagic shock）；由严重创伤使血液和血浆同时丢失所引起的休克称为损伤性休克。急性失血性休克在外科休克中最常见。失血量的估算可参照表 3-3 所的列方法进行。

表 3-3　急性失血量的估算

指标	失血量/ml
脉搏/次·min^{-1}	
90~100	<500
100~120	500~1000
>120	>1000
收缩压/mmHg	
>80	<500
60~80	500~1000
<60	>1000
血细胞比容	
>0.3	<1000
<0.3	>1000
中心静脉压/cmH_2O	
<5	>1000

（二）临床表现

低血容量性休克患者的临床表现大多较典型，主要有神志、皮肤、脉搏、血压和尿量变化等表现（表3-4）。

表 3-4　低血容量性休克的程度、临床表现和体征

程度	临床表现和体征					失血量/%
	神志	皮肤温度与色泽	血压/mmHg	脉搏/次·min⁻¹	尿量/ml·h⁻¹	
轻度	基本正常	温暖,稍白	收缩压正常,舒张压升高	有力,<100	>25,尿比重升高	<20
中度	烦躁不安或表情淡漠	发凉,苍白	收缩压70~90,脉压<20	100~120	15~25	20~40
重度	谵妄、嗜睡或昏迷	冰冷,苍白,肢端皮肤发绀	收缩压<70	细弱,>120	<15,尿比重下降	>40

（三）处理原则

充分补充血容量和制止继续失血与失液是治疗本型休克的关键。

1. **失血性休克**　控制活动性出血，充分补液，适量补血，适当补碱，必要时使用血管活性药物、激素，防治 DIC 和器官衰竭。

2. **失液性休克**　制止大量失液，充分补液，适当补碱，必要时使用血管活性药物、激素，防治 DIC 和器官衰竭。

3. **创伤性休克**　包括止血、镇痛、制动，其余方法与失血性休克一致。

（四）护理评估

1. **健康史**　了解引起患者休克的原因。主要病因如下。

（1）外伤失血。

（2）胃肠道出血。

（3）产科出血。

（4）医源性问题。

（5）凝血性疾病。

（6）动脉瘤或肿瘤自发破裂。

2. **身体状况**　评估患者休克的临床表现和体征，评估重要器官功能，了解休克的严重程度。具体见表3-1。

（五）护理诊断

1. **体液不足**　与大量或迅速的失血有关。

2. **心排血量减少**　与体液不足或心功能下降有关。

3. **组织灌注量改变**　与肾、脑、心、肺、胃肠道及外周血管灌注减少有关。

4. **气体交换受损**　与呼吸异常或呼吸型态改变有关。

5. **皮肤完整性受损**　与潜在皮肤受损、患者不能活动、受损部位长期受压或因分泌物、引流液等刺激皮肤有关。

6. **有感染的危险**　与大量失血及免疫力低下有关。

7. **活动无耐力**　与心排血量减少、气体交换障碍有关。

8. **舒适性改变**　与疼痛、放置多种导管、强迫体位等有关。

9. **自我照顾能力不足**　与机体虚弱无力有关。

10. **焦虑/恐惧**　与患者脑缺氧及不适应监护室的气氛、意识到自身有生命危险有关。

11. 家庭应对无效　与患者对骤起或急剧改变的病情缺乏应对能力有关。

（六）护理措施

休克患者治疗的重点是补充血容量和积极处理原发病。

1. 扩充血容量，恢复有效循环血量

（1）专人护理。休克患者病情严重，应置于危重病房，并设专人护理。

（2）建立静脉通路。尽快建立 2 条以上的静脉通道。如周围血管萎陷或肥胖患者静脉穿刺困难时，应立即行中心静脉插管，可同时监测 CVP。

（3）合理补液。这是治疗休克的基本措施，适用于各类型的休克。对于肝、脾等器官破裂大出血患者，应一边补充血容量，一边进行手术止血治疗。扩充血容量一般先给予晶体液，后给予胶体液。晶体液首选平衡盐溶液，胶体液对于失血性休克患者，最好输入新鲜全血。根据患者血压及血流动力学监测情况调整输液速度（表 3-2）。

（4）记录液体出入量。输液时，尤其是在抢救过程中，应有专人准确记录输入液体的种类、数量、时间、速度等，并详细记录患者 24 小时液体出入量以作为后续治疗的依据。

（5）严密观察患者病情变化。每 15～30 分钟监测患者体温、脉搏、呼吸、血压 1 次。观察患者的意识状态、面唇色泽、皮肤与肢端温度、瞳孔大小及尿量。若患者从烦躁转为平静，从淡漠迟钝转为对答自如，唇色红，肢体转暖，24 小时尿量大于 30 ml/h，提示休克好转。

2. 改善组织血液灌注

（1）采取抗休克体位。将患者头和躯干抬高 20°～30°，下肢抬高 15°～20°，以增加回心血量，减轻呼吸困难。

（2）抗休克裤的应用与护理。抗休克裤充气后在患者腹部与腿部加压，使血液回流入心脏，改善组织灌流，同时可以控制腹部和下肢出血。当患者休克纠正后，由腹部开始缓慢放气，每 15 秒测量血压 1 次。若血压下降超过 5 mmHg，应停止放气，并重新注气。

（3）血管活性药物的应用。为提升血压，改善微循环，可应用血管活性药物。在应用过程中，应监测患者血压的变化，及时调整输液速度，预防血压骤降引起的不良反应。使用血管活性药物时从低浓度、慢速度开始，每 5～10 分钟测血压 1 次。患者血压平稳后每 15～30 分钟测 1 次，并按药物浓度严格控制滴数，严防药物外渗。若注射部位出现红肿、疼痛，应立即更换滴药部位，患处用 0.25% 普鲁卡因封闭，以免发生皮下组织坏死。患者血压平稳后，可逐渐降低药物浓度，减慢速度后再撤药，以防突然停药引起的不良反应。

3. 增强心肌功能　对于有心功能不全的患者，应遵医嘱给予增强心肌功能的药物，如静脉注射毛花苷 C 使患者快速达到洋地黄化（0.8 mg/d）。一般将毛花苷 C 0.2～0.4 mg 加入 25% 葡萄糖溶液 20 ml 内缓慢静脉注射。有效时，可再给予维持量。在用药过程中，须注意观察患者心率变化及药物的副作用。

4. 维持呼吸道通畅

（1）观察呼吸型态，监测动脉血气，了解缺氧程度。在患者病情许可时，鼓励患者做深、慢呼吸进行有效咳嗽。协助患者做双上肢运动，以促进肺的扩张，改善缺氧情况。

遵医嘱给予吸氧，鼻导管给氧时使用 40%~50% 氧浓度、6~8 L/min 氧流量，以提高患者肺静脉血氧浓度。严重呼吸困难者，可行气管插管或气管切开，并尽早使用呼吸机辅助呼吸。

（2）昏迷患者头偏向一侧或置入通气导管，以免发生舌后坠。患者有气道分泌物时，应及时清除。

5. 预防感染

（1）严格执行无菌技术操作规程。

（2）遵医嘱全身应用有效抗生素。

（3）协助患者咳嗽、咳痰。痰液及分泌物堵塞呼吸道时，及时予以清除。必要时可使用 α-糜蛋白酶做雾化吸入，每日 4 次，以利于痰液稀释和排出，防止肺部感染的发生。

（4）保持床单位清洁、平整、干燥。在患者病情许可时，每 2 小时翻身、拍背 1 次，按摩其受压部位皮肤，以预防压疮的发生。

6. 体温调节措施

（1）监测。密切观察患者体温的变化。

（2）保暖。患者休克时，体温降低，应予以保暖。方法：提高室温，一般室内温度以 20.0 ℃左右为宜，也可增加衣物及被盖来保暖。注意只能保暖，不可使用热水袋、电热毯等进行体表加温，以防止烫伤及皮肤血管扩张，因体表加温可使心、肺、脑、肾等重要器官的血流灌注进一步减少。此外，体表加温还可增加局部组织耗氧量，加重缺氧，不利于休克的纠正。

（3）库存血的复温。发生低血容量性休克时，若为补充血容量而快速输入低温保存的大量库存血，易使患者体温降低。因此，输血前应注意将库存血复温后再输入。

7. 预防发生意外损伤　对于烦躁或神志不清的患者，应加床挡以防止坠床；患者输液肢体宜用夹板固定，必要时四肢以约束带固定于床旁。

8. 心理支持　准确分析患者的性格、气质、心理特点，主动体贴、关心、鼓励患者，使患者树立战胜疾病的信心。

（七）护理评价

（1）患者血容量是否补足，生命体征是否平稳，尿量是否正常，周围循环是否改善，四肢末梢是否温暖，休克是否得到控制。

（2）患者体征是否平稳，酸碱平衡失调是否得到纠正。

（3）患者有无感染发生，有无畏寒、寒战、高热等现象，体温、血象是否正常。

（4）患者有无意外损伤发生。

第三节　感染性休克患者的护理

（一）概述

该型休克的病理变化较复杂，治疗比较困难。依据血流动力学可将感染性休克分为高动力型和低动力型。前者表现为外周血管扩张、阻力降低、心排血量增加、动静脉短路异常开放、组织内血流分布异常、细胞代谢障碍和能量生成不足；后者表现为外周血管收缩、阻力增加、心排血量减少、微循环淤血、细胞代谢障碍和功能受损。高动力型休克也称高排低阻型休克，因患者皮肤相对温暖、干燥，故又称温性休克。低动力型休克也称低排高阻型休克，因患者皮肤湿冷明显，故又称冷性休克。温性休克相对少见，多为革兰阳性菌感染引起的早期休克。冷性休克比较多见，可由革兰阴性菌感染引起。温性休克加重时也可发展成冷性休克。

（二）临床表现

温性休克与冷性休克的临床表现和体征及其鉴别见表3-5。

表3-5　两型感染性休克的临床表现和体征及其鉴别

临床表现和体征	温性休克	冷性休克
神志	清醒	躁动、淡漠或嗜睡
皮肤色泽	粉红或潮红	苍白、发绀或花斑样
皮肤温度	温暖、干燥	湿冷
毛细血管充盈时间/s	<2	延长
脉搏	慢，搏动清楚	细速
脉压/mmHg	>30	<30
尿量/ml·h^{-1}	>30	<25

（三）处理原则

感染性休克的病理生理变化比较复杂，血流动力学也有不同的类型，故治疗比失血性休克困难。一般在休克未纠正以前，以抗休克为主，同时抗感染。休克控制后，着重治疗感染。

1. 补充血容量　恢复足够的循环血量是治疗感染性休克的重要环节。液体种类以平衡盐溶液为主，配合适量的血浆或全血。患者常有心肌和肾损害，故要把握好输液量与输液速度。

2. 处理原发病　主要是应用抗生素和处理原发感染灶。

3. 纠正酸碱平衡失调　通常在补充血容量的同时，静脉滴注5%碳酸氢钠溶液200 ml，然后依据患者动脉血气分析结果再做补充。

4. 调节心血管功能　对于心功能不全的患者，可给予增强心肌功能的药物如毛花苷C，为改善微循环可使用血管扩张剂。血管扩张剂必须在补足血容量的基础上使用，否则可使有效循环血量减少，使患者血压进一步下降。血管收缩剂常在患者收缩压低于50 mmHg，生命器官灌注无法维持时暂时使用，以维持生命器官的血液灌注。

5. 糖皮质激素治疗　皮质类固醇一般用于治疗感染性休克和严重休克。类固醇一般仅限于休克48小时内使用，并与制酸剂联合应用，以预防应激性溃疡的发生。

6. 防治并发症　重点防治感染的扩散，以及DIC和器官功能衰竭。

7. 其他治疗　加强营养支持等。

（四）护理评估

1. 健康史　引起感染性休克的病原体包括革兰阴性菌、革兰阳性菌、病毒、真菌等，其中最常引起感染性休克的病原体是革兰阴性菌。了解引起患者感染性休克的病原体。

2. 身体状况　评估患者休克的临床表现和体征。具体见表3-5。

（五）护理诊断

同失血性休克。

（六）护理措施

感染性休克患者的护理措施基本与失血性休克相同。此外，还需注意的是，感染性休克暖休克时，患者皮肤表现为干燥潮红、手足温暖，并常伴有高热，若患者体温突升至 40.0 ℃以上，则提示病情危重。故患者出现高热时，应给予物理降温，可将冰帽或冰袋置于患者头部、腋下、腹股沟等处降温，也可用 4.0 ℃等渗生理盐水 100 ml 灌肠；必要时可采用药物降温；病室内定时通风，调节室内温度。

本章要点

（1）休克的概念。

（2）休克的治疗原则。

（3）失血性休克患者的诊断和主要护理措施。

思考题

（1）什么是休克？简述休克的分类和治疗原则。

（2）简述失血性休克患者的身体状况改变。

（3）简述失血性休克患者的护理措施。

（4）如何利用中心静脉压的变化来指导患者临床输液？

第四章 麻醉患者的护理

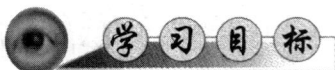

学习目标

（1）掌握麻醉的分类及各种麻醉的适应证和禁忌证；局部麻醉患者不良反应的护理。

（2）运用相关的知识对患者做好麻醉前的准备、麻醉后的病情观察及护理。

（3）学会麻醉前、麻醉后患者的护理措施。

麻醉（anaesthesia）的原意是指用药物或非药物的方法，使患者整个机体或机体的一部分暂时失去知觉，以达到无痛的目的，多用于手术或某些疼痛的治疗。临床麻醉是麻醉学的主要内容，其任务是消除患者手术疼痛，保证患者手术安全，为手术创造良好条件。护理人员不仅承担了麻醉期间的护理工作，同时还是疼痛门诊、麻醉恢复室、重症监护病房的主要成员之一。因此，护理人员应熟悉临床麻醉的基础知识，掌握麻醉患者的护理措施。

根据麻醉作用部位及所用药物的不同，临床上将麻醉方法分为以下几种。

1. 全身麻醉　是指麻醉药物作用于中枢神经系统，使全身感觉不到疼痛。全身麻醉包括吸入全身麻醉和静脉全身麻醉。

2. 局部麻醉　是指麻醉药物作用于周围神经时，使躯体某部位产生麻醉作用。局部麻醉包括表面麻醉、局部浸润麻醉、区域阻滞和神经阻滞。

3. 椎管内阻滞　从广义上讲，椎管内阻滞也属于局部麻醉，但因其操作特点、用药方法有特异之处，故通常单独列出。椎管内阻滞包括蛛网膜下隙阻滞、硬膜外腔阻滞和骶管阻滞。

4. 复合麻醉　是指不同药物和（或）方法配合使用施行麻醉的方法。

5. 基础麻醉　是指麻醉前使患者进入类似睡眠状态，以利于其后的麻醉处理的方法。

第一节　麻醉前的护理

引导案例

产妇，妊娠39⁺⁴周。未动产，产检判断为巨大儿，医生建议行剖宫产术。产妇中午于某酒楼全家聚会预庆祝后直接来医院要求行剖宫产术，16∶30至手术室等待麻醉。经询问上述情况，麻醉医生决定将该产妇送回病房。

案例思考：

（1）麻醉医生为什么对该产妇不予以麻醉？

（2）该产妇应如何进一步处理？

麻醉前的护理是麻醉患者护理工作的开始，也是麻醉患者护理工作的重要环节之一。因此，加强麻醉患者的护理工作，对于保证患者麻醉期间的安全性、提高患者对麻醉和手术的耐受力、减少麻醉后的并发症等都具有重要意义。

（一）护理评估

1. 健康史

（1）病史。了解患者既往有无中枢神经系统、心血管系统及呼吸系统疾病，有无脊柱畸形或骨折，有无椎间盘突出，腰部皮肤有无感染病灶、静脉炎等。

（2）麻醉及手术史。了解患者既往是否接受过麻醉与手术，如果有，应详细询问当时所用的麻醉药物、麻醉方法及围手术期的有关情况。

（3）用药史。详细了解患者近期是否应用过强心剂、利尿剂、降血压药、降血糖药、镇静剂、镇痛剂、抗生素及激素等。若曾经应用，要进一步询问用药时间、所用剂量及药物反应等。了解患者有无药物、食物等过敏史，如果有，应进一步详细询问。

（4）家族史。了解患者有无家族遗传性疾病。

（5）个人史。个人史包括患者的工作经历、饮食习惯、烟酒嗜好及有无药物成瘾等。

2. 身体状况　　重点评估以下内容。

（1）患者心、肺、肝、肾和脑等重要脏器的功能状况。

（2）患者水、电解质与酸碱平衡情况。

（3）患者牙齿有无缺损、修补、松动。

（4）患者局部麻醉穿刺部位有无感染。

（5）患者脊柱有无畸形，活动是否受限。

（6）患者心理状况。

3. 诊断检查

（1）实验室检查。实验室检查包括血、尿、便常规，出、凝血时间，电解质，肝、肾功能等。

（2）心电图检查。

（3）胸部 X 线检查。

（4）针对性检查。检查包括静脉尿路造影、纤维胃镜、CT、MRI 等。

4. 评估患者对麻醉和手术的耐受力　　根据以上评估结果和手术的缓急，对患者耐受麻醉与手术的能力做出恰当的估计。临床上多采用国际通用的美国麻醉医师协会（ASA）分类法（表4-1）。

表 4-1　麻醉患者 ASA 病情分级标准、麻醉耐受力及术后病死率

分级	标　　准	麻醉耐受力	术后病死率/%
Ⅰ	正常健康	良好	0.1
Ⅱ	轻度系统性疾病	潜在危险	0.2
Ⅲ	有严重的系统性疾病，日常活动受限，但尚未丧失工作能力	有一定危险	1.8
Ⅳ	有严重的系统性疾病，已丧失工作能力，且面临生命威胁	危险很大	7.8
Ⅴ	不论手术与否，生命都难以维持24小时的患者	异常危险	9.4

（二）护理诊断

1. 焦虑/恐惧　与麻醉和手术有关。

2. 知识缺乏　与患者缺乏麻醉及麻醉配合的相关知识有关。

3. 营养失调：低于机体需要量　与疾病所致机体营养摄入不足或机体代谢增强、消耗过多有关。

4. 体液不足　与疾病所致体液摄入不足或丢失过多有关。

5. 潜在并发症　有水、电解质与酸碱平衡失调及休克、器官衰竭、肺部感染等。

（三）护理措施

为了增强患者麻醉和手术的耐受力，麻醉前应尽可能改善患者的全身状况，纠正生理功能紊乱，治疗潜在的内科疾病，使患者重要器官功能处于较好的生理状态，为麻醉创造条件。急诊手术应抓紧时间重点准备，使患者身体状况尽可能符合麻醉要求。

1. 减轻患者焦虑和恐惧心理　针对患者存在的疑问和顾虑，运用恰当的语言进行交谈，关怀、安慰、解释和鼓励患者，简单介绍麻醉施行方案及配合方法，以消除患者的思想顾虑，取得信任和配合。

2. 禁食　①择期手术患者：成人麻醉前8~12小时常规禁食，4小时禁止饮水，以保证胃的排空，防止因麻醉或手术中出现呕吐而引起窒息或吸入性肺炎；幼儿麻醉、手术前应禁食（奶）4~8小时，禁水2~3小时。②急诊手术患者：只要手术时间允许，也应尽可能准备充分。③饱食后的急诊手术患者：可以考虑采取局部麻醉方式。④手术必须全身麻醉患者：应清醒插管，主动控制气道，以避免引起麻醉后误吸。

3. 局部麻醉药过敏试验　普鲁卡因、丁卡因、利多卡因能与血浆蛋白结合产生抗原或半抗原，而产生变态反应（过敏反应）。目前规定普鲁卡因使用前须做皮肤过敏试验。

4. 麻醉物品的准备

（1）药品准备。药品准备包括麻醉药和急救药。

（2）器械准备。器械准备包括吸引器、面罩、喉镜、气管导管、供氧设备、麻醉机、检测仪等。

5. 麻醉前用药

（1）麻醉前用药的目的。①镇静，使患者情绪安定而合作，缓解患者焦虑和恐惧心理。②抑制唾液及气道分泌物，保持呼吸道通畅。③减少麻醉药的副作用，消除一些不利的神经反射。④提高痛阈，缓解术前疼痛和增强麻醉镇痛效果。

（2）常用药物。麻醉前的常用药物有以下几类。①安定镇静剂：有镇静、催眠、抗焦虑、抗惊厥及中枢性肌松弛作用，对局部麻醉药的毒性反应也有一定的防治效果。常用的药物有地西泮、氟哌利多、异丙嗪等。②催眠药：常用药物有苯巴比妥、戊巴比妥和司可巴比妥等。③镇痛剂：与全身麻醉药合用起协同作用，以增强麻醉效果，减少麻醉药用量。剧痛患者麻醉前应用镇痛剂可使其安静合作；椎管内麻醉前应用镇痛剂能减轻患者腹部手术中内脏牵拉反应，常用药物有哌替啶。④抗胆碱药：具有松弛平滑肌、抑制腺体分泌、减少呼吸道黏液和口腔唾液分泌的作用，有利于保持呼吸道通畅，是各种麻醉前不可缺少的药物，常用药物有阿托品、东莨菪碱。阿托品抑制迷走神经兴奋使心率加快作用较东莨菪碱明显，因此心动过速、甲状腺功能亢进及高热等患者慎用阿托品，可选用东莨菪碱。⑤其他用药：根据患者病情给予相应的药物，如支气管哮喘患者给予氨茶碱，有过敏史者应用苯海拉明或异丙嗪，糖尿病患者使用胰岛素等。

（3）用药原则与方法。如于术前晚睡前给予患者地西泮 5 mg，口服；术前 30 分钟给予阿托品 0.5 mg，肌内注射，苯巴比妥钠 0.3 g，肌内注射。

第二节　局部麻醉护理

使用局部麻醉药作用于某些周围神经系统，使相应的区域产生麻醉作用，而患者意识清醒，称为区域麻醉。本法适用于较表浅局限的中小型手术。

（一）常用的局部麻醉药

常用的局部麻醉药可分为以下两大类。

1. 酯类　常用的有普鲁卡因和丁卡因。

2. 酰胺类　常用的有利多卡因和丁哌卡因。

各种局部麻醉药的理化性质和麻醉效能各有不同（表 4-2）。

表 4-2　常用的局部麻醉药比较

药名	理化性质			麻醉效能				
	药物的解离常数 pKa	脂溶性	血浆蛋白结合率 /%	显效时间 /min	弥散性能	效能	作用时间 /min	安全剂量 /mg
普鲁卡因	9.0	0.02	5.8	<5	弱	弱	45~60	1000
利多卡因	7.9	2.9	64.3	<2	强	中等	60~120	100（表面麻醉）；400（局部浸润，神经阻滞）
丁卡因	8.5	4.1	75.6	10~15	弱	强	120~180	40（表面麻醉）；80（神经阻滞）
丁哌卡因	8.1	27.5	95.6	中等	中等	强	300~360	150

（二）常用的局部麻醉方法

1. 表面麻醉　将穿透力强的局部麻醉药用于黏膜表面，阻滞黏膜下的神经末梢，使黏膜产生麻醉现象，称为表面麻醉。眼、鼻、咽喉、气管、尿道等处的浅表手术或内镜检查常用此法，主要有眼用滴入法、鼻用涂敷法、咽喉气管用喷雾法、尿道用灌入法。常用药物为 1%~2% 丁卡因（眼 0.5%~1.0%）或 2%~4% 利多卡因，气管和尿道黏膜吸收较快，须减少剂量。局部麻醉药中一般不加入肾上腺素。

2. 局部浸润麻醉　沿手术切口线分层注射局部麻醉药，阻滞各层组织中的神经末梢，称为局部浸润麻醉。先将针头刺入皮内注药使局部隆起呈"橘皮样"皮丘，继而扩大浸润范围，针头应从注过药的地方刺入，以减少疼痛；其后切开皮肤，患者感觉无痛；再向肌膜下、肌肉等处注药，浸润一层切开一层。常用药物有 0.5% 普鲁卡因或 0.25%~0.5% 利多卡因，局部麻醉药须有一定的容积，注入组织内形成一定张力，以便使局部麻醉药和神经末梢广泛接触，增强麻醉效果。每次注药前要回抽注射器，以防局部麻醉药误入血管内，引起毒性反应（图 4-1）。

3. 区域阻滞　包围手术区，在其四周和底部注射局部麻醉药称为区域阻滞。此法常

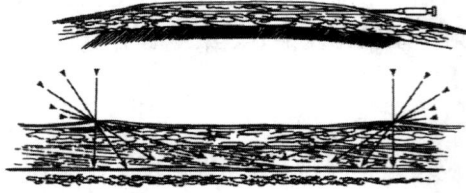

图 4-1　局部浸润麻醉

用于囊肿切除及活体组织检查。本法的优点是避免刺入病变组织，不会使手术区的局部解剖因注药而难以辨认（图4-2）。

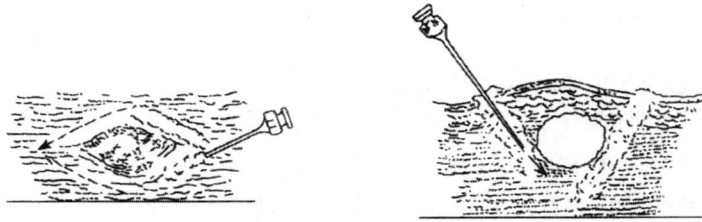

图 4-2　区域阻滞麻醉

4. 神经阻滞　在神经干、神经丛、神经节的周围注射局部麻醉药，阻滞其冲动传导，使受其支配的区域产生麻醉作用，称为神经阻滞。往往只需注射一处，即可获得较大的麻醉区域。操作时必须熟悉局部解剖，了解穿刺针所要经过的组织，以及附近的血管、脏器和体腔等，以免发生严重的并发症。常用的神经阻滞有肋间、眶下、坐骨、指（趾）神经阻滞，颈丛、臂丛神经阻滞，星状神经节和腰交感神经节阻滞等（图 4-3~图 4-6）。

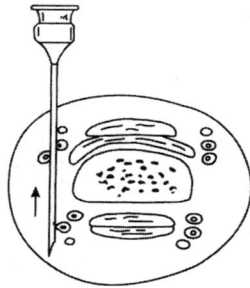

图 4-3　指（趾）神经干阻滞

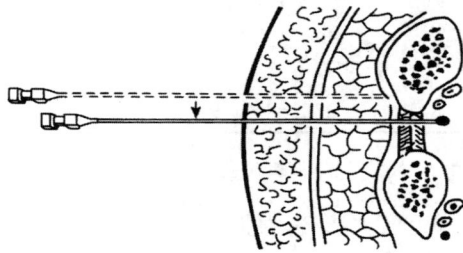

图 4-4　肋间神经阻滞

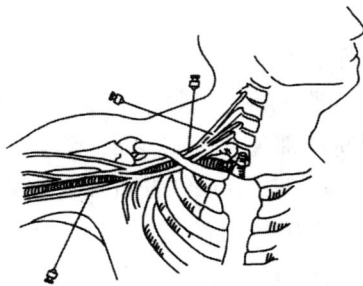

图 4-5　臂丛神经阻滞

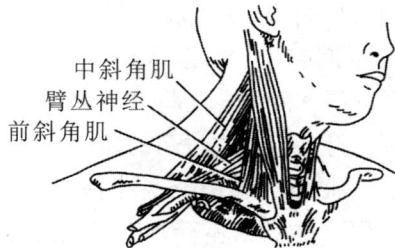

中斜角肌
臂丛神经
前斜角肌

图 4-6　臂丛神经部位解剖

（三）护理措施

1. 麻醉前护理 使用普鲁卡因者麻醉前须了解患者有无药物过敏史，无过敏史者常规做过敏试验，阴性方可使用。

2. 麻醉期间护理 麻醉期间观察患者有无局部麻醉药的毒性反应和过敏反应，并根据情况及时处理。局部麻醉药吸收入血液后，单位时间内血中局部麻醉药浓度超过机体耐受剂量就可发生毒性反应。轻度毒性反应时，患者可有眩晕、多语、烦躁不安或嗜睡等表现，此时如停止吸收药物，患者症状可逐渐缓解；严重者可致死。

3. 麻醉后护理 局部麻醉对机体影响较小，一般无须特殊护理。若患者术中出现毒性或变态反应时，应注意观察，直到完全恢复为止，必要时可进行静脉滴注及继续药物治疗。门诊手术的患者若术中用药较多，应嘱患者在手术室外休息 15~30 分钟，观察其无主观不适及异常反应后方可让其离开。

第三节　椎管内麻醉护理

将局部麻醉药选择性地注入椎管内的某一腔隙，使部分脊神经的传导功能发生可逆性阻滞的麻醉方法，称为椎管内麻醉或椎管内阻滞。根据注射腔隙的不同，可分为蛛网膜下隙阻滞和硬膜外阻滞（含骶管阻滞）。这类麻醉患者神志清醒，镇痛效果完善，肌肉松弛良好，但可引起一系列的生理紊乱，且不能完全消除内脏牵拉反应。

（一）椎管内麻醉方法

1. 蛛网膜下隙麻醉 简称腰麻。它是将局部麻醉药注入蛛网膜下隙，作用于脊神经根，阻滞部分脊神经传导的麻醉方法。麻醉后在极短的时间内患者感觉消失，消失的顺序自下而上，即由足趾到腹部。

（1）适应证和禁忌证。

1）适应证：适用于 2~3 小时以内的下腹部、盆腔、下肢及肛门、会阴部的手术。

2）禁忌证：①中枢神经系统疾病，如颅内高压、椎管内病变。②休克。③穿刺部位或四周组织有感染灶。④败血症。⑤脊柱畸形、外伤或结核。⑥急性心力衰竭或冠心病发作。⑦难以合作者。

（2）常用药物。常用药物包括普鲁卡因、丁卡因、丁哌卡因和利多卡因。

（3）操作方法。

1）体位：一般取侧卧位。患者两手抱膝，大腿贴腹，下颌贴胸，脊柱背曲使棘突间隙尽量张开，背部与床面垂直，与床沿平齐。

2）定位：一般选择第 3~4 腰椎间隙（$L_3 \sim L_4$）或第 4~5 腰椎间隙（$L_4 \sim L_5$）处穿刺进针（图 4-7）。

3）穿刺：有直入和侧入两种方法（图 4-8）。

①直入法：常规消毒铺单，摸清患者棘突间隙后，用局部麻醉药在间隙正中做一皮丘，并于皮下和棘间韧带进行浸润。用腰穿针经皮丘垂直刺入，逐层徐缓进针，针达黄韧带时阻力增大，穿过时阻力消失，伴有落空感，再进针刺破硬膜和蛛网膜时可出现破膜感。拔出针芯时见有脑脊液自针内滴出，表明穿刺成功。注入局部麻醉药 1.5~3.0 ml

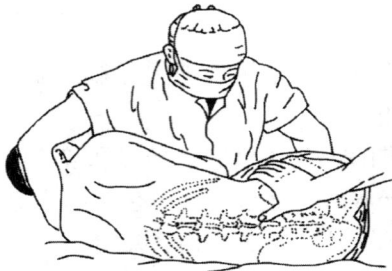

图 4-7　腰椎间隙定位

后，将注射器连同穿刺针一同拔出。

②侧入法：用于直入穿刺困难患者。在患者脊柱正中旁开 1.0~1.5 cm 处，针干与皮肤成 75°，避开棘上韧带，经黄韧带进入蛛网膜下隙。

4）调节麻醉平面：即在注药后短时间内使麻醉平面控制在手术所需的范围内。一般应在注药后 5~10 分钟内进行。影响麻醉平面的因素有以下 3 方面。

①穿刺部位：由于脊柱的生理弯曲，患者取仰卧时，L_3 位置最高，T_5 和 S_4 位置最低，故如在 L_2~L_3 椎体间隙穿刺并注入重比重局部麻醉药，患者转为仰卧位后，药液将在脑脊液中向胸段低处流动，使麻醉平面容易偏高。如在 L_4~L_5 椎体间隙穿刺注药，则患者取仰卧位后，大部分药液将向骶段流动，而使麻醉平面容易偏低。

②患者体位：由于重比重药液在脑脊液中向低处扩散，故患者体位对于麻醉平面的调节起着十分重要的作用。患者注药仰卧后，应随时测定麻醉平面，并根据手术区对麻醉平面的要求，改变患者体位进行调节。若患者麻醉平面过低时，可调整手术台使患者采取头低足高位，将麻醉平面上升，但此位置为时不能过长，以免因麻醉平面升得过高而使患者出现呼吸、循环抑制。当测定患者麻醉平面适宜时，应将手术台立即调至水平位。

③注药速度：注药速度越快，则麻醉范围越广；注药速度越慢，则麻醉范围越局限。一般注药速度为每 5 秒注射 1 ml。

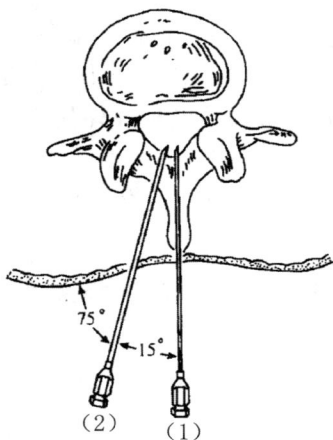

图 4-8　蛛网膜下隙穿刺
（1）直入法；（2）侧入法。

2. 硬膜外麻醉　与腰椎麻醉相比，硬膜外麻醉具有麻醉节段明显的特点，临床应用广泛。

（1）适应证和禁忌证。

1）适应证：适用于头颅以外人体各部位的手术，以横膈以下手术最为常用。

2）禁忌证：①穿刺部位有感染。②脊柱畸形或结核。③凝血机制障碍。④休克。⑤中枢神经系统疾病。

（2）常用药物。常用药物包括利多卡因、丁卡因和丁哌卡因。

（3）操作方法。操作方法有单次法和连续法两种。临床上主要采用连续法。

1）体位：同腰椎麻醉。

2）定位：根据手术要求选择相应的穿刺间隙。

3）穿刺：方法与腰椎穿刺相似。操作方法也有直入法和侧入法两种。与腰椎麻醉不同的是，穿刺针使用16 G或18 G勺状针。当穿刺针穿过黄韧带后即停止进针，不能刺破硬膜，然后确定是否进入硬膜外隙。具体方法如下。

①阻力消失法：当穿刺针刺入黄韧带时有坚韧感，取下针芯，接上内盛生理盐水并留有小气泡的2 ml或5 ml注射器。推动注射器时有阻力，气泡压缩，则继续进针，穿过黄韧带后阻力突然消失，表明已进入硬膜外隙（图4-9）。

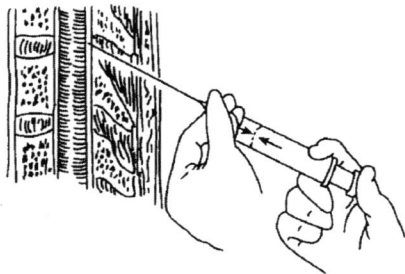

图4-9　用注射器试探阻力

②毛细管负压法：针尖进入黄韧带后，同上法先用生理盐水和小气泡的注射器试探阻力，然后取下注射器，在针蒂上连接盛有液体的玻璃毛细管，继续缓慢进针。当针进入硬膜外隙时，除了有落空感外，管内液体被吸入（图4-10），此即硬膜外隙特有的负压现象。穿刺成功后，经针管置入硬膜外导管（图4-11），根据穿刺针的深度，确定导管的留置长度，使其在硬膜外隙保留3~4 cm，然后退出穿刺针，固定导管于背部皮肤，与盛有局部麻醉药的注射器相接。

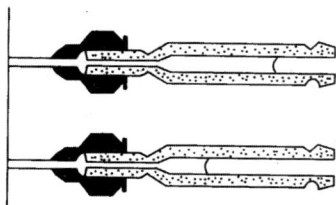

图4-10　毛细管负压法

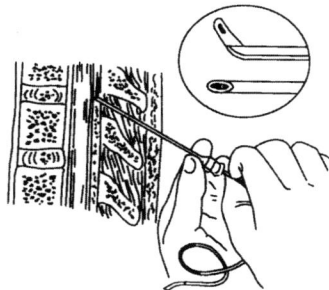

图4-11　置入硬膜外导管

4）注药：回抽注射器无血和脑脊液后注入试验量的局部麻醉药3~5 ml，并观察5~10分钟。排除误入蛛网膜下隙后，根据试验量后麻醉平面出现的范围及血压变化情况，决定追加剂量，一般为3~15 ml，分1次或多次给予。

5）麻醉平面的调节：影响硬膜外阻滞平面的因素很多，主要决定因素如下。①穿刺部位：麻醉上、下平面的高低决定于穿刺间隙的高低。如果选择不当，将导致阻滞范围不能满足手术要求，故它是最重要的影响因素。②局部麻醉药容积：注入麻醉药的量越多，则扩散的范围越广；相同药量，如一次集中注入则麻醉范围较广，分次注入则麻醉范围较小。③导管的位置和方向：导管头端朝向置管时，药物易向头端扩散；导管尾端朝向置管时，药液多向尾端扩散。如导管偏向一侧，可出现单侧麻醉；如导管误入椎间孔，则只能阻滞单个脊神经根。因此，导管的位置和方向与麻醉成功和阻滞范围有密切关系。④注药速度：注药速度越快，阻滞范围越广，反之，则阻滞范围较窄。⑤患者情况：老年人、动脉硬化、妊娠、脱水等患者，注药后麻醉范围较一般人广泛，故应减少用量。

（二）护理措施

1. 麻醉前护理

（1）评估患者有无血压过高或过低，脊柱有无畸形，腰背部皮肤有无感染。

（2）穿刺时协助麻醉师摆好患者体位。

（3）注药后，使患者取平卧位，协助麻醉师测定麻醉平面，根据麻醉要求，调整患者体位。

2. 麻醉后及并发症的护理

（1）一般护理。

1）体位：硬膜外隙麻醉患者术后一般取平卧位或根据医嘱摆放体位，常规平卧 4~6 小时；蛛网膜下隙麻醉患者术后为预防头痛，常规去枕平卧 6~8 小时。

2）病情观察：术后立即测患者体温、脉搏、呼吸、血压。硬膜外隙麻醉患者术后每 2~4 小时测 1 次，蛛网膜下隙麻醉患者术后每 15~30 分钟测 1 次，直到生命体征平稳。

3）饮食：术后给予患者常规禁食，补充液体，进食时间依据患者胃肠道功能恢复情况（肛门排气、排便）或遵医嘱进食。

（2）常见并发症的防治和护理。

1）蛛网膜下隙阻滞

①低血压：由交感神经阻滞所致。防治措施：加快输液速度，增加血容量；若患者血压骤降可用麻黄碱 15~30 mg 静脉注射，以收缩血管，维持血压。

②恶心、呕吐：由低血压、迷走神经功能亢进、手术牵拉内脏等因素所致。防治措施：吸氧、升压、暂停手术以减少迷走神经刺激，必要时给予甲氧氯普胺 10 mg 静脉注射。

③呼吸抑制：常见于胸段脊神经阻滞，表现为肋间肌麻痹，胸式呼吸减弱，潮气量减少，咳嗽无力，甚至发绀。防治措施：谨慎用药、吸氧、维持循环，紧急时行气管插管、人工呼吸。

④头痛：发生率为 3%~30%。主要由腰椎穿刺时穿破硬膜和蛛网膜致脑脊液流失、颅内压下降、颅内血管扩张刺激所致。典型的头痛可发生在穿刺后的 6~12 小时，患者术后第一次抬头或起床活动时，疼痛常位于枕部、顶部或颞部，呈搏动性，抬头或坐起时加重。约 75% 的患者在 4 天内症状消失，多数不超过 1 周，但个别患者的病程可长达半年以上。防治措施：麻醉前访视患者时，切忌暗示蛛网膜下隙阻滞后有头痛的可能；麻醉时采用细针穿刺、避免反复穿刺、提高穿刺技术、缩小针刺裂孔、保证术中及术后

输入足够量的液体。

⑤尿潴留：主要因支配膀胱的第 2、3、4 骶神经被阻滞后恢复较迟，下腹部、肛门或会阴部手术后切口疼痛，下腹部手术时膀胱的直接刺激及患者不习惯床上排尿体位等所致。防治措施：一般经针刺足三里、三阴交、阳陵泉等穴位，或热敷下腹部、膀胱区有助于解决尿潴留。

2）硬膜外阻滞

①全脊髓麻醉：是硬膜外阻滞最危险的并发症，是由硬膜外阻滞时穿刺针或导管误入蛛网膜下隙而未及时发现，导致超量局部麻醉药注入蛛网膜下隙而产生异常广泛的阻滞。若未及时发现和正确处理，患者可发生心脏骤停。一旦怀疑有全脊髓麻醉，应立即行面罩正压通气，必要时行气管插管维持呼吸，加快输液速度，给予升压药，维持循环功能。防治措施：麻醉前常规准备麻醉机与气管插管器械，穿刺操作时细致认真，注药前先回抽注射器，并观察有无脑脊液。注射时先用试验剂量（3~5 ml）并观察 5~10 分钟，患者改变体位后须再次注射试验剂量，重新检验，以有效防止患者术中躁动。

②穿刺针或导管误入血管：发生率为 0.2%~2.8%。足月妊娠者硬膜外隙静脉怒张，更易刺入血管，因此注药前必须回抽注射器。检查硬膜外导管回流情况。一旦局部麻醉药直接注入血管可发生毒性反应，患者出现抽搐或心血管疾病表现。防治措施：吸氧、静脉注射地西泮或硫喷妥钠控制惊厥，同时维持通气和有效循环血量。

③导管折断：是硬膜外阻滞常见的并发症之一，多因置管技术不佳、导管质地不良、导管局部受压、拔管用力不当、置管过深或导管结圈所致。防治措施：规范术者穿刺操作技术，一旦导管尖端越过穿刺针斜面后不能继续进入时，应将穿刺针连同导管一并拔出，另行穿刺，拔管时切忌过分用力。

④硬膜外隙出血、血肿和截瘫：若硬膜外穿刺和置管时损伤血管，可引起出血，血肿压迫脊髓可并发截瘫。CT 和 MRI 检查可明确诊断并定位。治疗上应尽早行硬膜外穿刺抽出血液，必要时切开椎板，清除血肿。防治措施：对凝血功能障碍或在抗凝治疗期间的患者禁用硬膜外阻滞，置管动作宜细致、轻柔。

第四节 全身麻醉护理

麻醉药经呼吸道吸入或静脉、肌内注射，可产生中枢神经系统暂时性抑制，使患者呈现意识和痛觉消失、反射活动减弱、肌肉松弛等状态，这种麻醉方法称为全身麻醉。它可用于身体各部位的手术，可控性强，能使患者在安静状态下接受手术。全身麻醉包括吸入全身麻醉和静脉全身麻醉。

（一）全身麻醉分期

随着麻醉学的发展，临床麻醉中各种药物和麻醉方式的复合应用，使得对麻醉深浅程度的判断变得复杂。经典的乙醚麻醉分期已不适用，但依据麻醉手术期间的患者体征变化判断麻醉深浅仍为其主体。因此，麻醉深度应根据复合应用的药物对患者意识、感觉、运动、神经反射及内环境稳定性的影响程度来综合判断。目前临床通常将麻醉深度分为浅麻醉、手术期麻醉和深麻醉（表4-3）。

表4-3 浅麻醉、手术期麻醉和深麻醉的比较

类型	呼吸	循环	眼征	其他
浅麻醉	不规则	血压升高	瞬目反射（-）	舌咽反射（+）
	呛咳	脉搏加快	眼睑反射（+）	出汗（+）
	呼吸道阻力增加		眼球运动（+）	分泌物增多
	喉痉挛		偏视、流泪	手术操作时体动（+）
手术期麻醉	规律	血压稍低但稳定	眼睑反射（-）	手术操作时体动（-）
	呼吸道阻力降低	手术操作时无改变	眼球固定中央	黏膜分泌液消失
深麻醉	膈肌呼吸	血压下降	对光反射（-）	
	呼吸次数增加		瞳孔散大	

（二）全身麻醉方法

1. 吸入麻醉　麻醉药经呼吸道吸入产生的全身麻醉方法，称为吸入麻醉。其优点有：①便于保持患者呼吸道通畅。②便于进行辅助呼吸或控制呼吸的频率和深度，是开胸手术必需的麻醉方法。③不受手术体位和手术操作的限制。④易控制麻醉药物的用量和麻醉深度。

常用的吸入麻醉药如下。

（1）恩氟烷（安氟醚）。常用浓度为0.5%~2.0%。麻醉性能强，麻醉诱导快速，对呼吸道刺激性小，有明显的肌松作用，可加强非除极化肌松药的作用。麻醉过深时，患者可出现呼吸抑制和血压下降。

（2）异氟烷（异氟醚）。常用浓度为0.5%~2.0%。作用基本同恩氟烷，可用于颅脑手术。

（3）氧化亚氮，又称笑气。常规与氧气合用，但氧浓度>30%时才安全，毒性小，不刺激呼吸道，对肝、肾实质器官无影响。一般情况欠佳，肝、肾功能不良及危重症患者，氧化亚氮吸入并复合应用其他麻醉，是常用的麻醉方法。肠梗阻患者不宜使用。

（4）氟烷。常用浓度为0.5%~2.0%。对呼吸道无刺激，对肝脏有损害作用。

吸入麻醉根据麻醉气体与空气接触方式、重复吸入程度及有无CO_2吸收装置等分类，可分为开放吸入法、半开放法、半紧闭法和紧闭法。

2. 静脉麻醉　经静脉注射麻醉药物产生麻醉作用的方法，称为静脉麻醉。

（1）优点。

1）诱导快。

2）对呼吸道无刺激。

3）无环境污染。

4）操作方便，使用时无须特殊设备。

（2）缺点。

1）多数静脉麻醉药物的镇痛效果不强，肌松效果较差。

2）用药过量可造成呼吸、循环抑制。

3）有些药物可引发喉部或支气管痉挛。

（3）常用的静脉麻醉药。

1）硫喷妥钠：为超短效巴比妥类药物，其脂溶性高，静脉注射后可到达血管丰富的脑组织，使患者的神志迅速消失，进入麻醉状态。但药物很快再分布到骨骼肌及脂肪组

织中，使脑内浓度迅速降低，故患者苏醒迅速。常用浓度为 2.5%，小剂量有镇静、催眠的作用。

2）氯胺酮：为苯环己哌啶的衍生物，易溶于水。其镇痛作用显著，静脉注射 30~60 秒患者意识即可消失，作用时间为 15~20 分钟。

3）羟丁酸钠：是 γ-氨基丁酸的中间代谢产物，主要阻滞乙酰胆碱对受体的作用，是现有静脉麻醉药中作用时间最长的。

4）依托咪酯：是一种新型的非巴比妥类快速、短效静脉麻醉药。其催眠性强，无镇痛作用。静脉注射 30 秒患者意识即可消失。

5）丙泊酚（异丙酚）：是一种新型的快速、短效静脉麻醉药。与硫喷妥钠比较，作用大致相同。其起效快、持续时间短，患者苏醒快而完全，无兴奋现象，主要起催眠作用。

（三）护理措施

全身麻醉后，药物对机体的影响仍将持续一段时间。在这个过程中，患者随时可出现循环、呼吸、代谢等方面的异常，因此必须重视麻醉苏醒前的护理。手术室内应建立麻醉恢复室，使患者在术后最初几小时内受密切监护，以便及时处理并发症及意外。

1. 保证恢复室的设备要求　恢复室应邻近手术室，为便于集中监护，恢复室一般为 1 间敞开的大房间，并设有分隔的小单元，以便处理污染伤口和烦躁患者。恢复室环境应安静、整齐、清洁，室温维持在 20.0~22.0 ℃。设备包括氧气及负压吸引管道、氧气面罩及氧气管、口咽通气道、气管插管用物、气管切开包、呼吸机、除颤器、起搏器及心电监护仪、药品齐全的急救车和外科换药设备等。护理人员应将所有设备准备齐全，并检查所有没备功能是否良好。

2. 接收患者，安置合适体位　除特殊医嘱外，一般患者取去枕平卧位，头偏向一侧，以减少呼吸道阻塞的危险。妥善安置患者的各种管道，保持呼吸道通畅，保证呼吸机及其他监护仪器正常运转。

3. 掌握患者一般情况　包括麻醉方法、手术方式、术中情况、术中出血量及尿量、输液和输血量及用药情况等。测量并记录患者生命体征，查看切口敷料及引流管情况。

4. 密切观察　每 15 分钟监测并记录患者生命体征 1 次，平稳后每 30 分钟测量 1 次，同时观察患者意识、肢体运动及感觉、皮肤与口唇色泽等。

5. 保持静脉通道及各种引流管的通畅　监测并记录患者用药情况及引流量、尿量。

6. 注意保暖　由于手术中患者内脏暴露过久，多数大手术后患者体温都较低，尤其是儿童及老年人。因此应给予患者保温措施，使用保温毯及热水袋时，应谨慎防止烫伤。

7. 评估患者麻醉恢复情况　达到以下标准方可转回病房。

（1）患者神志清醒，有定向力，能正确回答问题。

（2）患者呼吸平稳，能深呼吸和咳嗽。

（3）患者血压及脉搏平稳达 30 分钟以上，心电图无严重心律失常和 ST-T 波改变。

8. 呼吸系统并发症及护理

（1）呕吐与误吸。呕吐物误吸入呼吸道可发生窒息，患者在呕吐前常有恶心、唾液分泌增多、频繁吞咽等先兆症状。一旦发现应立即将患者上身放低，头偏向一侧，以利于呕吐物排出，避免呕吐物进入呼吸道。迅速清除患者口、鼻腔内的呕吐物，如有呕吐物进入呼吸道，应行气管内插管彻底吸出。

（2）呼吸道梗阻。①上呼吸道梗阻：最常见的原因是舌后坠和咽喉部分泌物积聚。吸气困难为主要症状，舌后坠时可听到鼾声。有效措施是托起患者下颌或置入口咽通气道，梗阻即可解除。其他因素诱发的喉痉挛，患者表现为呼吸困难、发绀时，应立即消除诱因，加压给氧。若症状不缓解，可用粗针头经环甲膜穿刺开放气道。②下呼吸道梗阻：常因气管、支气管内分泌物积聚或唾液、呕吐物误入下呼吸道引起，也可因支气管痉挛引起，多发生于有哮喘史或慢性支气管炎患者。有效措施是吸出分泌物，给予解痉药物，必要时行气管插管、呼吸机辅助呼吸。

（3）通气量不足。常因麻醉过深、麻醉性镇痛剂及肌肉松弛药用量过大、硫喷妥钠注射过快引起；有时可因体位不当（如俯卧位）、腹部受压或膈肌运动受阻、潮气量显著减少引起。由于通气量下降、缺氧和二氧化碳蓄积，患者可表现为发绀、心率加快及血压下降，应给予氧气吸入或辅助呼吸，并针对原因对症治疗。

（4）肺炎和肺不张。麻醉药和气管插管的刺激可使呼吸道分泌物增多，麻醉前患者有呼吸道感染、吸烟史等都是引起肺炎的因素。在麻醉过程中，痰液堵塞支气管是引起肺不张的主要原因，故随时清除呼吸道分泌物、始终保持呼吸道通畅至关重要。术前应用抗生素、治疗原有呼吸道疾病、戒烟都有助于减少肺炎的发生。

9. 循环系统并发症及护理

（1）血压下降。常见原因有麻醉过深、血容量不足、术中大量出血、手术牵拉或直接刺激迷走神经引起反射性血压下降。有效措施为及时调整麻醉深度、补充血容量、有效止血。必要时须暂停手术刺激。

（2）心脏骤停与心室纤颤。这是麻醉和手术中最严重的意外事故。心脏骤停的原因复杂，多发生于原有器质性心脏病、低血容量、高钾血症或低钾血症、高碳酸血症等患者。麻醉深度不当、呼吸道梗阻、手术牵拉内脏等都可成为诱发因素。一旦发生，应立即进行心、肺、脑复苏。

10. 神经系统并发症及护理

（1）抽搐和惊厥。常见于幼儿。由于幼儿的体温调节中枢尚未发育健全，幼儿麻醉中的体温监测极为重要，出现高热时应立即采取物理降温，特别是头部降温，以防引起脑水肿。一旦幼儿发生抽搐，应立即给氧，保持呼吸道通畅，静脉注射小剂量硫喷妥钠。

（2）苏醒延迟或不醒。全身麻醉后苏醒时间的长短与麻醉的种类、麻醉深浅程度、有无呼吸及循环系统并发症等因素有密切关系。术后应密切观察患者的神志、瞳孔和各种神经反射情况，一旦出现苏醒延迟或不醒，应立即报告医生进行处理。

11. 术后恶心和呕吐　为最常见的并发症，发生率为26%～70%。多见于上消化道手术、年轻女性、吸入麻醉及术后以吗啡为主要镇痛剂的患者。全身麻醉术后发生的恶心和呕吐时，可给予甲氧氯普胺或丙泊酚治疗。防治措施有术前经肌内或静脉注射甲氧氯普胺、氟哌利多、咪达唑仑等。

本 章 要 点

（1）麻醉的分类及各种麻醉的适应证和禁忌证。

（2）局部麻醉患者的病情观察与护理。

（3）椎管内麻醉及全身麻醉患者并发症的观察及护理。

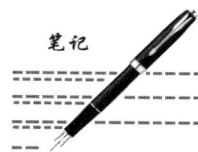

思考题

（1）简述全身麻醉和椎管内麻醉患者在麻醉中和麻醉后的主要并发症和处理原则。

（2）简述局部麻醉药中毒患者的原因、临床表现和急救措施。

（3）试述麻醉前和麻醉后患者的主要护理诊断和措施。

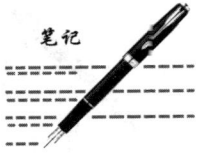

第五章　手术前后患者的护理

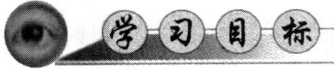

学习目标

（1）掌握手术前后患者的护理评估。

（2）运用相关知识对患者做好术前准备、术后病情观察及护理。

（3）学会手术前后患者的护理措施。

手术是外科治疗的重要手段，它既能治愈疾病，也能产生并发症和后遗症。外科患者不仅要忍受躯体疾病的痛楚，还要经历麻醉和手术创伤的刺激，这些刺激可通过神经、内分泌的变化使机体处于应激状态，并出现不同程度的人体代谢紊乱和脏器功能改变或障碍。此外，任何手术对患者都会产生心理和生理负担。因此，手术前后患者的护理旨在提供身心整体护理，使患者增加手术耐受性，以最佳状态顺利度过手术期，预防或减少术后并发症的发生，促进患者早日康复。

第一节　手术前患者的护理

（一）护理评估

1. 一般资料　包括性别、年龄、家族史、既往史、遗传史、生育史等。

2. 健康史

（1）现病史。现病史包括发病的诱因、主诉、病情摘要、症状和体征等。

（2）伴随疾病。伴随的其他系统如心血管系统、内分泌系统疾病等。

3. 身体状况

（1）营养状态。患者的营养状况与其对手术的耐受性直接相关。根据患者身高、体重、肱三头肌皮肤褶壁厚度、上臂肌肉周径及食欲、精神面貌、劳动能力等，全面评判患者的营养状况。

（2）手术耐受性。

1）耐受良好：患者全身情况较好，外科疾病对全身影响较小，重要脏器无器质性病变或其功能处于代偿阶段，稍做准备便可接受任何手术。

2）耐受不良：患者全身情况欠佳，外科疾病已对全身影响明显，或重要脏器有器质性病变，功能濒临或已失代偿，需经积极、全面的特殊准备后方可进行手术。

（3）心理状况。妥善的术前心理评估和护理已成为手术前后患者护理的重要环节。外科疾病，尤其是急症，往往起病急骤，患者缺乏心理准备，而手术创伤常伴有剧烈疼痛和其他严重不适或功能障碍，故患者的心理矛盾突出。最常见的心理反应为担忧手术效果，担心被误诊或误治，惧怕麻醉、疼痛及术后并发症等。因此，术前应全面评估患者的心理状况，及时纠正患者不良的心理反应，保证各项医疗护理措施的顺利实施。

（4）辅助检查。除了外科疾病外，影响患者的病程和预后还包括各种潜在因素，如心、肺、肝、肾、内分泌、血液及免疫系统的功能和代谢状况。

4. 手术类型

（1）按手术期限分类，大致可分为以下 3 类。

1）择期手术：手术日期的早晚不影响治疗效果，有充分的时间完善患者各项术前准备，以减少术后并发症，如胃、十二指肠溃疡行胃大部分切除术等。

2）限期手术：手术时间虽然可以选择，但不宜延迟过久，如恶性肿瘤根治术等。

3）急诊手术：对于危及患者生命的疾病，应根据病情轻重缓急，在最短时限内完善患者必要的术前准备，争分夺秒地进行紧急手术，以挽救患者生命，如脾破裂、肝破裂等。

（2）按手术范围分类，可分为大手术、中手术、小手术及微创手术。

（二）护理诊断

1. 焦虑/恐惧　与患者缺乏手术和麻醉的相关知识、担忧预后及术后并发症等有关。

2. 知识缺乏　与患者缺乏术前准备方面的相关知识有关。

3. 疼痛　与外科疾病有关。

4. 营养失调：低于机体需要量　与患者饮食习惯不良、长期禁食、胃肠功能障碍或紊乱、分解代谢增加等有关。

5. 睡眠不佳　与患者不适应住院环境、担忧疾病预后有关。

（三）护理目标

（1）患者的焦虑和恐惧减轻或缓解。

（2）患者具备术前准备方面的相关知识。

（3）患者的疼痛减轻或缓解。

（4）患者获得足够的营养，体重稳定。

（5）患者能够得到充足的休息。

（四）护理措施

1. 心理准备　护士向患者介绍术前准备、术中配合和术后恢复；与患者交流、沟通，建立良好的护患关系；充分评估患者对疾病的认知程度、对手术和社会支持系统的期望值，可根据患者情况给予心理疏导。

2. 生理准备　目的是使患者在最佳状态下接受手术，安全度过手术的全过程。

（1）一般准备。

1）呼吸道准备：嘱患者进行深呼吸有效排痰法的锻炼，如胸部手术患者训练腹式呼吸；腹部手术患者训练胸式呼吸。深呼吸有效排痰法：患者先轻咳数次，使痰液松动，再深吸气后用力咳嗽；术前戒烟；痰液黏稠者可用抗生素加 α-糜蛋白酶雾化吸入，并配合拍背或体位引流排痰。

2）胃肠道准备：择期手术患者于术前 8～12 小时禁食，4 小时禁水，以防因麻醉或手术过程中呕吐导致窒息或吸入性肺炎。择期手术患者于术前 1 日晚用肥皂水灌肠。结、直肠手术患者于术前 3 日口服肠道不吸收抗生素，于术前 1 日及手术日晨行清洁灌肠。

3）排尿练习：术后患者由于创伤和麻醉的影响，加之不习惯在床上大小便，易发生尿潴留，尤其是老年男性患者。因此，术前应帮助患者进行在床上大小便的练习。

4）手术区皮肤准备：是预防切口感染的重要环节。重点是充分清洁手术区皮肤和剃除毛发。皮肤准备时间应越接近手术开始时间越好，若皮肤准备时间超过24小时，应重新准备。术前1日患者还应洗头、理发、剪指（趾）甲、沐浴及更换清洁衣裤。

①一般皮肤准备范围（图5-1、图5-2）

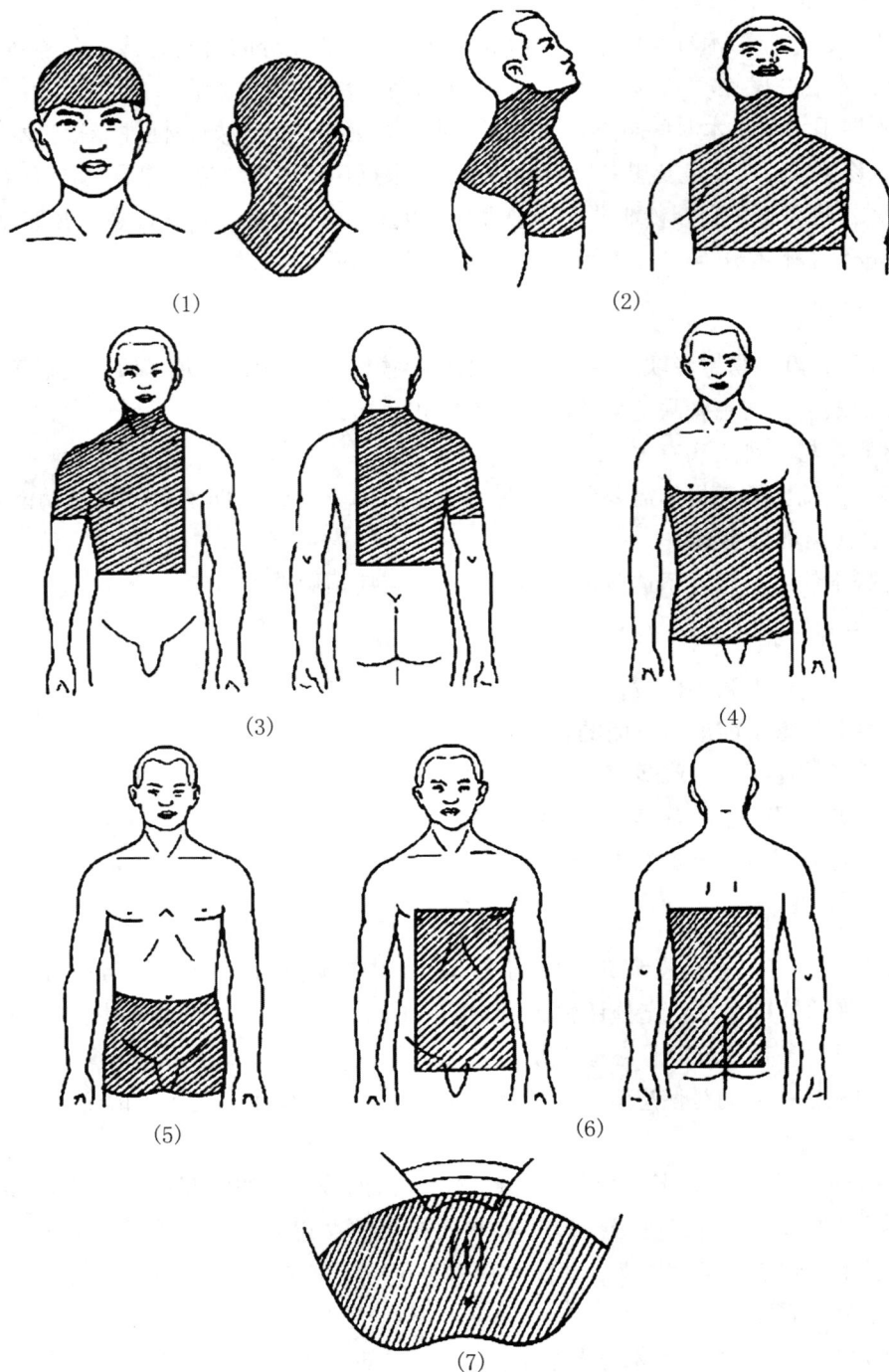

图 5-1　头颈、躯干部手术备皮范围

（1）颅脑手术备皮范围；（2）颈部手术备皮范围；（3）胸部手术备皮范围；（4）腹部手术备皮范围；（5）下腹部手术备皮范围；（6）肾区手术备皮范围；（7）会阴部及肛门手术备皮范围。

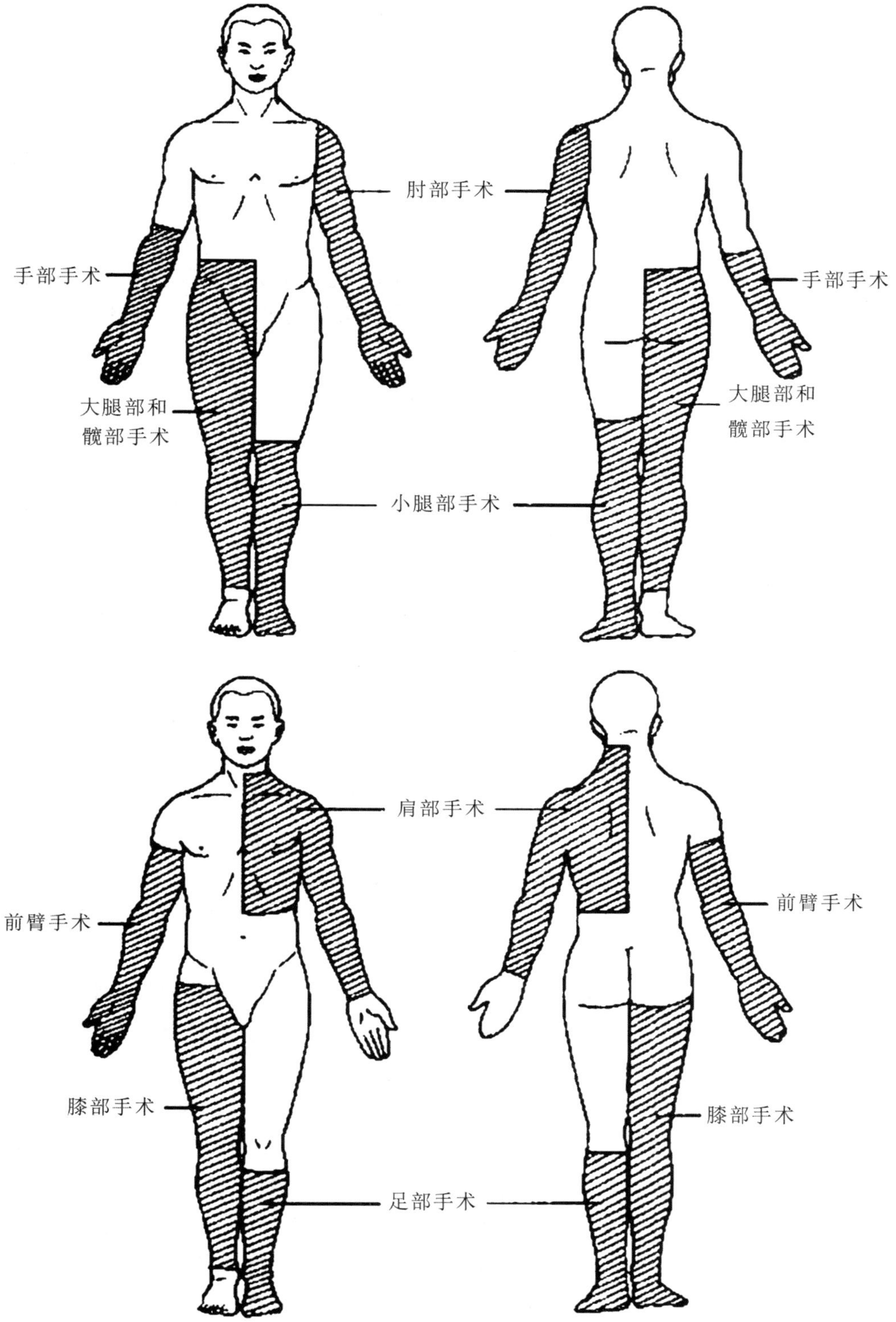

图 5-2　四肢手术备皮范围

乳房手术：上至锁骨上部，下至脐水平，两侧至腋后线，包括同侧上臂 1/3 和腋窝部。

胸部手术：前后胸壁皮肤准备范围均应超过中线 5 cm 以上。

腹部手术：上起乳头连线，两侧至腋中线，下至耻骨联合及会阴部，并剃除阴毛。

下腹部及腹股沟区手术应包括大腿上 1/3 的皮肤。

会阴及肛周手术：剃除阴毛。

四肢手术：以切口为中心，上下 20 cm 以上，包括邻近的 2 个关节或患侧整个肢体。

②特殊手术部位的皮肤准备

颅脑手术：术前 3 日剪短头发，并每日洗头 1 次。手术前 2 小时剃净头发，剃后用肥皂水洗头，并戴干净帽子。

颜面手术：尽量保留眉毛，不予剃除。

骨、关节、肌腱手术：术前 3 日用肥皂水洗净患侧，用 75% 乙醇消毒后，再用无菌巾包扎。术前 1 日剃净毛发，用 75% 乙醇消毒后，再用无菌巾包扎，手术日早晨重新消毒。

阴囊、阴茎手术：患者入院后每日用温水浸泡手术区，再用肥皂水洗净，术前 1 日备皮。

③皮肤准备的方法

用物：托盘内放置剃毛刀架及刀片、弯盘、治疗碗内盛皂球数只、持物钳、橡胶单及治疗巾、毛巾、棉签、乙醚、手电筒，脸盆内盛热水。骨科手术还应准备软毛刷、75% 乙醇、无菌巾、绷带。

操作步骤：告知患者备皮的重要性，治疗室注意保暖及照明；铺橡胶单及治疗巾，暴露备皮部位；用持物钳夹取皂球涂擦备皮区域，操作者一只手绷紧皮肤，另一只手持剃毛刀，按顺序剃净毛发；剃毕用手电筒照射，仔细检查是否剃净毛发；用毛巾浸热水洗去局部毛发和皂液；腹部手术患者需用棉签蘸取乙醚清除脐部污垢和油脂；四肢手术患者入院后应每日用温水浸泡手足 20 分钟，并用肥皂水刷洗，剪去指（趾）甲和已浸软的胼胝。

注意事项：剃毛刀片应锐利；剃毛前将皂球蘸取少量热水后再涂擦于患者皮肤；剃毛时，应绷紧患者皮肤，不能逆行剃除毛发，以免损伤毛囊；剃毛后须检查患者皮肤有无割痕或裂缝及发红等异常状况，一旦发现应详细记录并通知医生；操作过程中应注意动作轻柔、熟练。

5）休息：消除引起患者不良睡眠的诱因；保持病室安静，避免强光刺激，定时通风，保持空气新鲜，室内温、湿度适宜；在患者病情允许下，尽量减少患者白天睡眠的时间和次数，适当增加白天的活动量；可使用镇静安眠药，但呼吸衰竭者应慎用。

6）其他准备：拟行大手术前，做好患者血型鉴定和交叉配血试验；手术前夜为保证患者充分睡眠，可给予镇静剂；护士全面检查患者术前准备情况，包括测量体温、脉搏、呼吸、血压，若患者有体温、血压升高或女性患者月经来潮时，则应延期手术；需做植皮、整形、关节手术患者，手术区皮肤用 75% 乙醇消毒后，再用无菌巾包扎；于术前 30~60 分钟注射术前用药；胃肠道及上腹部手术患者，术前置胃管；患者入手术室前取下义齿、发夹、眼镜、手表、首饰等；嘱患者排尽尿液，留置导尿管，使膀胱处于空虚状态，以免术中误伤；准备好患者的病历、X 线片、CT 片、MRI 片、药品、引流瓶等，并随患者一同带入手术室。

（2）特殊准备。对于手术耐受性不良的患者，除了做好一般准备外，还应根据具体情况做好特殊准备。

1）营养不良：营养不良者抵抗力低下，易并发严重感染，且对休克、失血的耐受性较差；低蛋白血症可引起组织水肿，影响术后切口愈合，故术前应尽量预防或改善营养不良。患者若人血清白蛋白低于 30 g/L，则须静脉滴注血浆、人血清白蛋白及营养支持。

2）高血压：血压在 160/100 mmHg 者，应给予适当的降压药，使患者血压稳定在一定水平，但并不要求将血压降至完全正常后才手术。

3）心脏病：对心律失常患者应遵医嘱给予抗心律失常药物；贫血患者术前应少量多次输血纠正；急性心肌梗死患者 6 个月内不进行其他的择期手术；心力衰竭患者最好在控制心力衰竭 3~4 周后再进行手术。

4）呼吸功能障碍：术前常规进行血气分析和肺功能检查，以评估患者对手术的耐受性；训练深呼吸和有效咳嗽，增加肺通气量；为避免呼吸抑制和咳痰困难，麻醉前给药量要适宜；严重肺功能不全或极差者，须先积极控制感染，再进行手术治疗。

5）肝疾病：肝功能损害较严重或濒临失代偿患者，须经长时间的严格准备，必要时静脉滴注葡萄糖以增加肝糖原储备；输注人血清白蛋白，以改善患者全身营养状况；少量多次输注新鲜血液，或直接输注凝血酶原复合物，以改善患者凝血功能。

6）肾疾病：常规做肾功能检查，对肾疾病患者合理控制患者其饮食中蛋白质和盐的摄入量及观察液体出入量，最大限度地改善患者肾功能。

7）肾上腺皮质功能不全：除了慢性肾上腺皮质功能不全患者外，正在接受激素治疗或 6~12 个月内曾接受激素治疗超过 1~2 周的患者，其肾上腺皮质功能也可能不同程度地受抑制，应于术前 2 日开始使用氢化可的松，且药物剂量应准确。

8）糖尿病：糖尿病患者对手术耐受性差，手术前应控制患者血糖于 5.6~11.2 mmol/L、尿糖（+~++）。原先接受口服降糖药治疗者，术前改用胰岛素皮下注射，剂量应准确。

3. 皮肤护理　预防压疮的发生。

（五）健康教育

1. 提高患者手术耐受性　这是保证手术顺利进行和患者术后早日康复的关键。

（1）休息。合理安排患者的作息时间，劳逸结合，适当休息，以保证睡眠充足。充足的睡眠既可促进食欲、改善机体营养状况，又能增强免疫功能。

（2）营养摄入。术后机体组织的愈合需要有足够的营养物质，无论手术前后患者都应进食富含蛋白质、能量、维生素和膳食纤维的食物，必要时经静脉滴注人血清白蛋白、血液制品或提供营养支持，以改善患者全身营养状况或纠正营养不良。

（3）预防感染。术前注意保暖，预防上呼吸道感染，且不宜让患者随便离院外出。

2. 并发症的预防　术前禁烟 2 周，训练患者学会有效咳嗽和床上自行排尿排便。

第二节　手术后患者的护理

患者自手术完毕返回病室直至出院阶段的护理，称为术后护理。

（一）辅助检查

辅助检查包括血常规、尿常规、生化、血气分析，必要时可行胸部 X 线、B 超、CT、MRI 检查等，以了解患者脏器功能的恢复状况。

（二）护理评估

1. 健康史　了解患者此次手术的麻醉情况及手术的范围、大小，以及术中出血量、尿量、补液量、安置的引流管及名称和作用。

2. 身体状况

（1）生命体征。生命体征包括体温、脉搏、呼吸、血压。同时注意观察患者麻醉的恢复情况。

（2）切口状况。观察有无渗血、渗液、感染及愈合不良等并发症。

（3）引流管与引流物。观察术后引流管是否通畅，引流物的量、颜色、性状等。

（4）心理状况。手术后是患者心理反应比较集中、强烈的阶段。随着原发病的解除和安全度过麻醉及手术期，患者心理上会有一定程度的解脱感；但继之又会有新的心理变化，如担忧疾病的病理性质、病变程度等；手术导致正常生理结构和功能改变的患者，则担忧手术对今后的生活、工作及社交带来的不利影响。此外，切口疼痛、不舒适的折磨或对并发症的担忧，可使患者再次出现焦虑，甚至将正常的术后反应视为手术不成功或并发症，加重对疾病预后不客观的猜疑，以致少数患者长期遗留心理障碍而不能恢复正常生活。

3. 心理-社会评估　评估患者是否焦虑，情绪是否不稳定，是否配合治疗。

（三）护理诊断

1. 知识缺乏　与患者缺乏术后相关知识有关。

2. 疼痛　与手术创伤、安置引流管有关。

3. 尿潴留　与麻醉药残留作用未完全消失、切口疼痛、患者不习惯在床上排尿排便有关。

（四）护理目标

（1）患者能了解术后饮食、活动、切口护理、导管护理的要点和相关知识，且能正确进行功能锻炼和自我保健。

（2）患者的疼痛减轻或消失。

（3）患者能够有意识地排尿。

（五）护理措施

1. 一般护理　根据患者术中、术后的具体情况及出现不适的原因做好患者及其家属的解释工作，并给予对症护理；做好针对性的心理疏导，注意观察患者的神志、面容。

2. 生命体征的观察　定时监测患者体温、脉搏、呼吸、血压；及时发现呼吸道梗阻，以及伤口、胸腔、腹腔及胃肠道出血和休克等早期表现，并对症处理。

（1）血压。中、小手术后患者每小时测血压1次，直至病情平稳；大手术后或有内出血倾向的患者必要时可每15~30分钟测血压1次，病情稳定后改为每1~2小时测1次，并做好记录。

（2）体温。一般术后24小时内每4小时测体温1次，随后每8小时测1次，直至患者体温正常后改为每日2次。

（3）脉搏。失血、失液导致的循环容量不足时，患者脉搏可加快、细弱，血压下降、脉压变小；但脉搏加快、呼吸急促也可为心力衰竭的表现。

（4）呼吸。术后患者出现呼吸困难或急促时，应先检查胸腹带的松紧度，并适当调整。同时应警惕肺部感染和急性呼吸窘迫综合征的发生。

3. 体位　根据疾病性质、患者全身状况和麻醉方式，选择利于患者康复、活动及舒适的体位。全身麻醉尚未清醒患者取平卧位，头转向一侧，以避免口腔分泌物或呕吐物误吸入气道；蛛网膜下隙麻醉患者应平卧 6~8 小时，以防因脑脊液外渗导致的头痛；颅脑手术后无休克或昏迷患者，可取 15°~30°头高足低斜坡卧位；颈、胸部手术后患者多采用高半卧位，以利于呼吸和有效引流；腹部手术后患者多采用低半卧位或斜坡卧位，既能降低腹壁张力，减轻切口疼痛，又利于呼吸；腹腔内有感染的患者，若病情许可，应尽早改为半坐位或头高足低位，以利于有效引流；脊柱或臀部手术后患者可采用俯卧或仰卧位。

4. 切口护理　观察患者切口有无出血、渗血、渗液，有无敷料脱落及局部红、肿、热、痛等征象。

切口的愈合可分为以下 3 级。

（1）甲级愈合。切口愈合优良，无不良反应。

（2）乙级愈合。切口处有炎症反应，如红肿、硬结、血肿、积液等，但未化脓。

（3）丙级愈合。切口化脓须切开引流处理。

缝线拆除时间依据患者年龄、切口部位、局部血液供应情况而定。头、面、颈部手术后 3~5 天拆线；胸部、上腹部、背部、臀部手术为 7~9 天；下腹部、会阴部手术为 5~7 天；四肢手术为 10~12 天（近关节处可适当延长），减张缝合为 14 天，必要时可间隔拆线。

5. 引流管护理　定期观察引流是否有效，引流管是否通畅，有无阻塞、扭曲、折叠和脱落，并记录引流物的量、颜色、性状。乳胶引流片一般于术后 1~2 天拔除；单腔或双腔橡皮引流管多用于渗液较多、脓液稠厚患者，大多须 2~3 天才能拔除。胃肠减压管一般在患者胃肠道功能恢复、肛门排气后，即可拔除。

6. 常见不适症状的护理

（1）疼痛。麻醉作用消失后，患者可出现疼痛。以术后 24 小时内疼痛最为剧烈，2~3 天后逐渐缓解。若患者疼痛呈持续性或减轻后又加剧，须警惕切口感染的可能。

指导患者在翻身、深呼吸或咳嗽时，用手按压伤口部位，以减少因切口张力增加或震动引起的疼痛；利用非药物措施，让患者分散注意力达到减轻疼痛的目的；术后 1~2 天内，常须哌替啶肌内或皮下注射（婴儿禁用），必要时可每 4~6 小时重复使用或术后使用镇痛泵。

（2）发热。术后患者的体温可略升高，一般不超过 38.0 ℃，临床上称之为外科手术热。若患者术后 3~6 天仍持续发热，则提示存在感染。高热者可采用物理降温，如冰袋降温、乙醇擦浴等，必要时可应用解热镇痛剂。此外，应保证患者有足够的液体摄入，及时更换潮湿的床单或衣裤。

（3）恶心和呕吐。常见于麻醉镇痛后的反应，一般在麻醉作用消失后自然消失。观察患者出现恶心、呕吐的时间及呕吐物的量、颜色、性状并做好记录；稳定患者情绪，协助其取合适体位，头偏向一侧，防止发生吸入性肺炎或窒息；遵医嘱使用镇静、镇吐药物，如阿托品、氯丙嗪等。

（4）腹胀。常见原因有胃肠道功能受抑制，肠腔内积气过多。随着手术应激反应的逐渐消退，患者胃肠蠕动功能恢复、肛门排气后，症状可自行缓解。严重腹胀者可出现膈肌抬高，影响呼吸功能；下腔静脉受压影响血液回流；影响胃肠吻合口和腹壁切口的愈合。及时处理持续胃肠减压、肛管排气及高渗溶液低压性灌肠等；鼓励患者早期下床活动；不宜进食含乳糖的奶制品；非胃肠道手术者使用促进肠蠕动药物，直至肛门排气。

（5）呃逆。常见原因为神经中枢或膈肌直接受刺激所致，大多为暂时性，也可为顽固性。术后早期发生者可经压迫眶上缘、抽吸胃内积气和积液、给予镇静或解痉药物等措施得以缓解。如果上腹部手术患者术后出现顽固性呃逆，应警惕膈下感染。

（6）尿潴留。术后常见，由全身麻醉或蛛网膜下隙麻醉后患者排尿反射受抑制、切口疼痛引起膀胱和后尿道括约肌反射性痉挛及患者不适应床上排尿体位等所致。若患者无禁忌，可协助其坐于床沿或站立排尿；帮助患者建立排尿反射，如听流水声、下腹部热敷、自我按摩；严格无菌技术下导尿，第一次导尿量超过 500 ml 者，应留置导尿管 1~2 天，以利于膀胱逼尿肌收缩功能的恢复。

（六）健康教育

1. 术后健康教育

（1）饮食。

1）非消化道手术：局部麻醉术后即可依患者需求进食；蛛网膜下隙和硬膜外麻醉术后 6 小时患者清醒，无明显不适时，则可开始进食。

2）消化道手术：术后 48~72 小时应禁食，待患者肠蠕动恢复、肛门排气、胃管拔除后，开始进流质饮食，并逐渐过渡到半流质和普食。进食易消化、高蛋白、高能量、富含维生素和膳食纤维的食物。

（2）静脉补液。补充患者禁食期间所需的液体和电解质。若患者禁食时间较长，需提供肠外营养支持，以促进合成代谢。

（3）活动。术后非制动患者应尽早下床活动，以促进康复。早期活动可增加肺通气量，有利于肺扩张和分泌物的排出，预防肺部并发症；促进血液循环，防止下肢静脉血栓形成；促进肠蠕动，防止腹胀和肠粘连；有利于膀胱功能的恢复，预防尿潴留。患者术后第 1~2 天可开始床上运动，如深呼吸、足趾和踝关节伸屈、下肢肌肉交替松弛和收缩、间隔时间翻身等；术后第 3~4 天可试行离床活动，先沿床而坐、床旁站立、室内慢步行走，最后至户外活动。

2. 出院健康教育

（1）合理饮食。出院患者应进食含有充足的能量、蛋白质和丰富维生素的均衡饮食。胃切除术后患者应少量多餐。

（2）休息和活动。注意劳逸结合，适量活动，可进行散步等轻体力活动，以逐渐恢复体力；患者术后 6 周内不宜举重物。

（3）服药。患者应遵医嘱按时、按量服用药物。

（4）切口护理。

1）闭合性切口：拆线后用无菌纱布覆盖 1~2 天。

2）开放性切口：嘱患者定期到医院复查，更换敷料。

（5）就诊和随访。患者出院后若出现体温>38.0 ℃，伤口引流物有异味，切口红肿或有异常腹痛、腹胀，肛门停止排便、排气等症状和体征时，应及时就诊。

一般患者于手术后 1~3 个月到门诊随访 1 次，通过系统体检，了解机体的康复程度及切口愈合情况。肿瘤患者应于术后 2~4 周到门诊随访，并制订后续治疗方案。

第三节　手术后并发症的预防及护理

多数手术后可能出现的并发症有出血、切口感染、切口裂开、尿路感染、肺不张及深静脉血栓形成等。

1. 术后出血　当伤口敷料被血液渗湿时应及时打开、检查，若发现血液持续性涌出或在拆除部分缝线后看到出血点，可明确诊断。若术后早期患者出现低血容量性休克的各种表现或有大量呕血、黑便；或引流管中不断有大量血性液体流出；每小时尿量少于25 ml；特别是在输入足够的液体和血液后，患者休克征象或实验室指标未得到改善，甚至加重或曾一度好转后又恶化，都提示有术后出血。

（1）预防。

1）手术时严格止血，关腹前确认手术区无活动性出血点。

2）术中渗血较多者，必要时术后可应用止血药物。

3）凝血机制异常者，可于围手术期输入新鲜全血、凝血因子或凝血酶原复合物等。

（2）处理。一旦确诊为术后出血，应迅速建立静脉通道，完善患者术前准备，再次行手术止血。

2. 切口感染　常发生于术后3~4天。患者主诉切口疼痛加重或减轻后又加重，切口有红、肿、热、痛或波动感等典型体征。

（1）预防。

1）术前完善患者皮肤和肠道准备。

2）注意手术操作技术的精细，严格止血，避免切口渗血、血肿。

3）改善患者营养状况，增强抗感染能力。

4）保持切口敷料的清洁、干燥、无污染。

5）正确、合理应用抗生素。

6）医护人员在接触患者前后，严格执行洗手制度，更换敷料时严格遵守无菌技术，防止医源性交叉感染。

（2）处理。切口出现早期感染症状时，更换敷料、局部理疗、有效应用抗生素等；已形成脓肿者，应及时切开引流，争取二期愈合；必要时可拆除部分缝线或置引流管引流脓液，并观察引流液的性状和量。

3. 切口裂开　腹部切口裂开常发生于术后1周左右，在突然增加腹压如起床、用力大小便、咳嗽及呕吐时，患者自觉切口剧痛和有松开感。

（1）预防。

1）手术前加强营养支持。

2）手术时用减张缝线，术后延缓拆线时间。

3）在良好麻醉及腹壁松弛条件下缝合切口，避免强行缝合造成患者腹膜等组织撕裂。

4）用腰带或胸带包扎。

5）避免用力咳嗽。

6）及时处理引起腹内压增加的因素。

7）预防切口感染等。

（2）处理。禁食、胃肠减压；立即用无菌生理盐水纱布覆盖切口，并用腹带包扎；患者入手术室重新缝合处理。若患者有内脏脱出，切勿在床旁还纳内脏，以免造成腹腔内感染。

4. 肺不张　多见于老年人、长期吸烟和患有急、慢性呼吸道感染者。表现为术后早期发热、呼吸和心率加快；继发感染时，患者体温升高明显。患侧的胸部叩诊呈浊音或实音，听诊有局限性湿啰音，呼吸音减弱、消失或为管样呼吸音。胸部 X 线检查可见典型肺不张征象。

（1）预防。

1）术前锻炼深呼吸。

2）有吸烟嗜好者术前 2 周停止吸烟。

3）术前积极治疗原有的支气管炎或慢性肺部感染。

4）全身麻醉手术拔管前吸净支气管内分泌物；术后患者取头侧位平卧，防止呕吐物和口腔分泌物的误吸。

5）鼓励患者深呼吸、咳嗽、体位排痰或给予化痰药物。

6）使用胸腹带包扎。

7）注意口腔卫生。

8）注意保暖，防止呼吸道感染。

（2）处理。

1）协助患者翻身、拍背及体位排痰，使不张的肺重新膨胀。

2）鼓励患者自行咳嗽排痰，若痰液黏稠不易咳出，可使用超声雾化吸入，使痰液稀薄，利于咳出。

3）保证摄入足够的水分。

4）全身或局部应用抗生素治疗。

5. 尿路感染　上尿路感染主要为肾盂肾炎。下尿路感染为膀胱炎，表现为尿频、尿急、尿痛、排尿困难，一般无全身症状。尿常规检查可见较多红细胞和脓细胞。

（1）预防。术后尽量让患者自主排尿，预防和及时处理尿潴留是预防尿路感染的主要措施。

（2）处理。

1）鼓励患者多饮水，保持尿量在每日 1500 ml 以上。

2）根据细菌药敏试验结果，合理选用抗生素。

3）残余尿量在 500 ml 以上者，应留置导尿管。

6. 深静脉血栓形成　常发生于术后长期卧床、活动减少的老年人或肥胖者，以下肢深静脉血栓形成多见。患者主诉小腿轻度疼痛和压痛或腹股沟区疼痛和压痛，查体可见患肢凹陷性水肿，腓肠肌挤压试验或足背屈曲试验阳性。

（1）预防。

1）鼓励患者术后早期离床活动；卧床期间进行肢体主动和被动运动，以促进静脉血回流，防止血栓形成。

2）下肢用弹性绷带或穿弹性袜，以促进血液回流。

3）避免久坐，坐时避免跷脚，卧床时膝下垫小枕，以免阻碍血液循环。

4）血液高凝状态者可口服小剂量阿司匹林、复方丹参片或使用小剂量肝素，也可用右旋糖酐 40 静脉滴注，以抑制血小板凝集。

（2）处理。

1）抬高患肢、制动。

2）禁忌使用患肢静脉滴注。

3）严禁局部按摩，以防止血栓脱落。

4）发病3日以内者采用溶栓治疗，继之抗凝治疗；发病3日以上者，先给予肝素静脉滴注，停用肝素后第2天开始口服华法林，持续3~6个月。抗凝、溶栓治疗期间均需加强患者出、凝血时间和凝血酶原时间的监测。

本章要点

（1）手术前后患者的护理评估。

（2）手术前准备、手术后患者的病情观察及处理。

（3）手术前后患者的护理措施。

思考题

（1）手术后患者常见的不适症状有哪些？

（2）为什么手术后的患者要早期下床活动？

（3）简述手术后患者常见的并发症及护理措施。

第六章 手术室护理工作

学习目标

（1）掌握常用的消毒灭菌方法及其适用范围；肥皂水刷手洗手法、穿手术衣法、戴无菌手套法；手术中的无菌操作原则。

（2）运用常用的消毒灭菌方法对物品进行处理。

（3）学会巡回护士和器械护士的工作内容和职责要求。

第一节　概　　述

无菌术是临床医学的一个基本操作规范。在人体和周围环境中存在各种微生物，在手术、穿刺、插管、注射及换药等过程中，必须采取一系列严格措施，防止微生物通过接触空气或飞沫进入伤口和组织，以免引起感染。无菌术就是针对微生物及感染途径所采取的一系列预防措施。

灭菌是指杀灭一切活的微生物（包括芽孢），通常采用高温灭菌方法。

消毒是指用化学方法杀灭微生物（不包括芽孢）。

手术室与麻醉科、手术科室、监护室及其他有关科室密切配合，共同完成每日的手术治疗任务。手术室工作人员在护士长领导下分工负责手术室的清洁、患者的运送、器械敷料的清理准备和消毒灭菌、手术的配合、患者的护理，以及医疗、教学、科研等工作。

一、手术室的设置

手术室一般位于医院建筑的高层，以保持空气洁净，为防止日光直接照射，主要手术间建在北侧，并有方便的出入口和电梯，以便迅速接送患者。手术室要与手术科室的病房、监护室、血库、病理科、放射科及中心实验室相邻。

手术间的数目要根据手术科室的床位而定，一般比例为1：25~1：20。

手术间面积要适中，一般小间20~30 m²，大间40~50 m²，门净宽不小于1.4 m，走廊宽度不小于2.5 m，以便于平车运转及避免来往人员碰撞；手术间采用自动门，避免因门的摆动引起气流，使尘土及细菌飞扬；门窗宜宽大，玻璃窗用双层，关闭严密；地面要坚硬、光滑、无缝、可冲洗、不易腐蚀，墙壁及天花板也要坚实、光滑，最好用有防火、耐湿、不易着色、易于清洗等性能的材料制成；墙角呈弧形，使之不易积尘。

手术室分别设有无菌手术间和有菌手术间。附属工作间包括器械清洗间、男女更衣室、洗手室、消毒室、敷料室、麻醉室、医护办公室等。工作的路线以无菌、清洁、污染不相混杂为原则。如敷料经准备后进入灭菌间，然后再进入无菌敷料间；器械经清洗、煮沸、干燥后进入器械间；手术室应有单独的煮沸及高压灭菌设备，以便进行紧急用品的灭菌。较理想的用房安排是将手术室分为3个区域，即非限制区（接收患者处、更衣室、骨科石膏室、标本间、污物处理间等），半限制区（器械敷料准备室、麻醉准备室、消毒室等），限制区（手术间、洗手间、无菌敷料间等）。非限制区在最外侧，半限制区在中间，限制区在内侧，以避免交叉感染。

中心供氧、中心吸引、中心压缩空气等是现代化大型手术室的必要设备；还应有X线机、显微外科设备、心电监护仪及闭路电视、摄像系统等装置；室内光线要均匀、柔和，为保证不因意外停电影响手术，医院应有备用的供电设备。

手术间的布置力求简洁、实用，器具应采用坚固耐湿的材料制成，易于移动和清洗消毒。应有多功能手术床、大小器械台、升降台、输液架、麻醉桌、麻醉凳、无影灯、药物敷料柜等室内常用物品，并要有固定存放地点。有完善的供暖、供冷设备，手术间室温应维持在 22.0~25.0 ℃，相对湿度为 40%~60%。

二、手术室的管理

（一）管理制度

手术室制订一切规章制度的目的在于保证手术区域的严格无菌与手术安全，基本管理制度如下。

1. 消毒隔离制度　除参加手术的医护人员和有关人员外，其他人员一律不准进入手术室。患有呼吸道感染的医护人员不得进入手术室。进入手术室的人员必须穿戴手术室专用的清洁衣、裤、鞋、帽和口罩，保持肃静，不得谈笑喧哗，严禁吸烟。无菌手术与有菌手术要严格分开，在指定手术间进行，如因诊断不明在无菌手术间内施行了污染手术，术后必须严格消毒处理。每次术后必须彻底进行室内卫生打扫、消毒，每周大扫除1次，并做空气消毒与细菌培养。

2. 器械、物品准备管理制度　急救药品与器材必须备齐，并保证性能良好，器械物品不得随便外借。择期手术通知单应在手术前1日送交手术室，由护士长统一安排，按手术需要做好一切准备。

3. 手术患者查对制度　交接患者时，要认真核对患者的姓名、性别、住院号、病区、床号、疾病诊断、手术名称及部位、随带病历、X线片等。

4. 手术室值班制度　手术室实行24小时值班制，值班人员不得擅自离岗。

（二）手术室的消毒与灭菌

正确掌握无菌技术是预防切口感染、保证患者安全的关键。常用的方法有物理消毒灭菌法和化学消毒灭菌法两种。

1. 物理消毒灭菌法

（1）高压蒸汽灭菌法。这是临床最常用、效果最好的一种灭菌法。它利用高压及饱和蒸汽的高热所释放的潜热灭菌。适用于能耐高温、耐高压、不怕潮湿的物品，如金属器械、搪瓷、敷料、橡胶制品等。高压蒸汽灭菌器分为下排气式灭菌器（包括手提式高压蒸汽灭菌器和卧式高压蒸汽灭菌器）及预真空高压蒸汽灭菌器两大类。下排气式灭菌器温度达121.0~126.0 ℃、压力达104~137 kPa 时，持续30分钟可达灭菌目的。预真空高压蒸汽灭菌器是在通入蒸汽前用抽气机先将灭菌器中的冷空气抽出，使其呈真空状态，再输入蒸汽，在负压的吸引下使蒸汽迅速透入物品。蒸汽压力可达 170 kPa，温度可达 133.0 ℃，持续 4~6 分钟即能达到灭菌目的。

（2）电离辐射灭菌法。它是指利用 CO 发射的射线或电子加速器产生的高能电子束进行辐射穿透物品，杀灭其中微生物的低温灭菌方法（又称冷灭菌）。此法特别适于不耐热物品的灭菌，如聚乙烯心脏瓣膜、人造组织、一次性注射器和输液器及各种置入人体的导管。

（3）紫外线消毒法。紫外线灯的杀菌力与其波长有密切关系，其最佳杀菌波长为 254 nm。常用于手术间内空气与物体表面的灭菌。

（4）自然通风。通过空气对流，达到稀释、消除空气中微生物的目的，是一种简便、经济的空气消毒法。

（5）生物净化法（层流法）。它是通过三级空气过滤器，除去空气中微生物的方法。通过超高效滤材使空气内微生物阻留率达 99.9%，从而使进入手术室的空气达到或接近于无菌状态。

2. 化学消毒灭菌法　是指利用化学药物渗透到菌体内，抑制微生物繁殖或杀灭细菌的方法。按杀菌作用的强弱可将消毒剂分为 3 种。

（1）高效消毒剂，如碘酊、过氧乙酸（PPA）、戊二醛、甲醛、含氯石灰等。

（2）中效消毒剂，如乙醇、碘伏、氯己定等。

（3）低效消毒剂，如苯扎溴铵等。

常用的化学消毒灭菌方法如下。

（1）浸泡法。将物品浸没于消毒液中，用于耐湿不耐热的物品、器械的消毒，如内镜、腹腔镜、锐利器械等。

（2）擦拭法。用消毒剂擦拭物品的表面，如桌椅、墙壁、地面等。

（3）喷雾法。用喷雾器均匀喷洒消毒剂，此法用于空气和物品表面（墙壁、地面）的消毒。

（4）熏蒸法。将消毒剂加热或加入氧化剂，使消毒剂呈气体或烟雾，在标准的浓度与时间内，达到消毒灭菌的目的。此法可用于空气、精密仪器、棉制品等的消毒。

第二节　常用器械及物品

一、常用手术器械

外科手术器械是完成手术操作的工具，分为基本手术器械和专科手术器械两大类。常用的基本手术器械有刀类、剪类、钳类、拉钩、手术镊、缝合针、吸引器等。

1. 刀类　用于切开和分离组织。

（1）手术刀。手术刀由刀片和刀柄两部分组成。刀片有圆头、尖头之分，并有各种大小规格。

（2）高频电刀。高频电刀用于切割组织和电凝止血。具有切割和凝血的双重作用，可减少出血，缩短手术时间。

2. 剪类　分为组织剪和线剪两类。组织剪有弯头、直头两种，长短不一，主要用于剪开、分离组织。线剪又分为剪线剪、拆线剪两种，分别用于剪断缝线和拆线。

3. 钳类

（1）血管钳。血管钳也称止血钳。用于钳夹血管和钝性分离组织，有直、弯两大类。

（2）布巾钳。布巾钳用于钳夹固定手术单。

（3）组织钳。组织钳又称鼠齿钳。用于夹持组织如筋膜，或用于钳夹固定布垫与皮下组织。

（4）卵圆钳。卵圆钳分为有齿纹和无齿纹两种。有齿纹的用于夹持纱球、手术用品或做皮肤消毒，无齿纹的用于夹持和牵拉脏器如肠管、阑尾等。

（5）持针器。持针器用于夹持缝合针，有时也用于器械打结，有大小不同的规格。

（6）肠钳。肠钳两臂薄而长，富有弹性，咬合面上有或无横纹，有弯、直两种。肠钳用于肠吻合时夹持肠袢。使用时，在两侧套上软橡胶管，可减少对肠壁的损伤。

4. 其他

（1）拉钩。拉钩又称牵开器。它有各种不同的形状和规格，主要用于手术野的显露。

（2）手术镊。手术镊用于提起组织，以便缝合操作，分为有齿、无齿及大、中、小号。

（3）缝合针。缝合针用于缝合组织，分为圆形、三棱形，并各有弯、直两种。

（4）探查用器械。探针细而直，尖端易于弯曲，用于空腔、窦道探查及扩大腔洞等。有槽探针尖端圆钝，其长轴有一沟，探查脓腔时，脓液可自沟流出。

（5）吸引器头。吸引器头连接负压吸引器，用于抽吸伤口、胸腔、腹腔内的积血、积液或空腔脏器切开时漏出的内容物等。

二、常用物品

（一）布类物品

1. 手术衣　分为大、中、小3个型号。长度要求穿上后能遮住膝下，前襟至腰部双层，可以插入双手，并防止手术时血水湿透。袖口用纯棉针织品制成松紧口，便于手套腕部遮盖袖口之上。

2. 手术单　有大单、中单、手术巾等，均有各自的规格、尺寸和折叠方法，用以覆盖无菌区或手术野。

目前，无纺布代替棉制品的一次性手术衣帽及布单类，由工厂制作并灭菌可以减少清洗、折叠、包装、消毒所需的人力、物力及时间，但不能完全替代布类物品。

（二）敷料类

敷料类包括纱布类和棉花类，用富于吸水力的脱脂纱布和脱脂棉花制作。

1. 纱布类　干纱布垫用于术中遮盖伤口两旁的皮肤；盐水纱布垫用于保护术中暴露的内脏，防止损伤和干燥；纱布块用于手术中拭血；纱布球用于术中拭血和分离组织；纱布条多用于耳鼻腔内手术，长纱布条多用于阴道、子宫流血及深伤口的填塞。

2. 棉花类　有带线棉片、棉球及棉签。带线棉片适用于颅脑手术、脊椎手术的止血；棉球用于擦拭伤口、涂擦药物；棉签用于采集标本或涂擦药物。

（三）引流物

1. 纱条引流　包括凡士林纱条和碘仿纱条，用于浅表部位的引流。

2. 橡皮引流条　适用于浅层组织的引流。

3. 烟卷式引流管　用于腹腔或深部组织的引流。将乳胶片卷曲成圆筒状后粘合，向其中充填网格纱布卷，插入伤口，凭借纱布的虹吸作用进行引流。

4. T形管引流　用于胆总管引流。目的是支撑胆管，降低胆管内压，引流胆汁，减轻炎症，保护吻合口，防止发生胆漏、狭窄等并发症。

5. 双腔引流管　由2根粗细不同的乳胶管组成，粗管套在细管外，用于腹腔脓肿等手术冲洗、注药或胃肠的引流。

（四）缝合线类

严格来说，缝合线不属于手术器械，而是一种缝合材料，分为吸收和不吸收两大类。各种缝线的粗细以号码表示，号码越大，表明线越粗，常用的有1~10号线。细线以零表示，零数越多，缝线越细。理想的缝线具有张力强度大、组织反应轻微、结扎不易滑脱、灭菌方便、对人体无害的优点。

1. 吸收类缝合线　包括天然及合成两种。天然线主要为羊肠线，以优质绵羊肠衣制作而成，主要成分是结缔组织和少量的弹力纤维，在人体内6~12天能被吸收，用于缝合胃肠、腹膜、子宫、膀胱等。由细至粗有4-0、3-0、2-0、1-0及1、2、3号数种。

2. 不吸收类缝合线　有丝线、尼龙线、不锈钢丝合成线等，分别用于不同情况下的缝合。

第三节　手术人员的准备

为保持手术室的环境清洁及空气洁净，凡进入手术室的人员均要采取措施减少尘埃及细菌的带入。工作人员进入手术室，应更换手术室专用的衣帽、口罩、鞋，参加手术者还应做好无菌准备，以避免患者伤口感染，确保手术成功。

一、一般准备

进入手术室更换衣帽时，帽子要盖住全部头发，口罩要遮住口鼻，应剪短指甲，除去甲缘部积垢。取下手及手臂饰物，卷袖至肘上10 cm，上衣下摆束入裤中。

二、手臂消毒

手臂上的细菌可分为暂存菌和寄居菌两类，尤其在皮肤皱褶处及甲缘更多。手术时，手术人员的手直接接触手术器械及手术区。因此，凡参加手术者必须通过机械性洗刷及化学消毒方法，尽可能地去除双手及前臂的暂存菌和寄居菌，以防患者术后感染。常用的手臂消毒方法如下。

（一）刷手浸泡法

先用肥皂进行一般洗手，再用消毒毛刷洗刷指尖至肘上10 cm。刷洗时，把每侧分成从指尖到手腕、从手腕到肘及肘上臂3个区域依次刷洗，每个区域左、右侧手臂交替进行。刷洗时应注意甲缘、甲沟、指蹼等处。刷完一遍后，指尖朝上、肘朝下，用清水冲洗手臂上的肥皂水。然后换消毒毛刷，进行第2、3遍刷洗，共约10分钟。每一侧手臂用一块无菌小毛巾从指尖到肘部擦干，擦过肘部的毛巾不可再擦手部。双手及前臂浸泡在75%乙醇桶内5分钟，浸泡至肘上6 cm处。

（二）擦洗法

1. 碘伏洗手　常规肥皂液刷手 2 遍后擦干，取浸泡于 0.5% 碘伏中的小毛巾擦洗双手、前臂至肘关节上 10 cm。注意甲缘、甲沟、指蹼等处的擦洗，换毛巾如上法再擦洗一遍。擦洗完毕，任其自干，两手屈肘置于胸前。

2. 灭菌王刷手法　灭菌王又名诗乐氏消毒液，是一种高效复合型消毒液。灭菌王刷手法步骤：先用肥皂水洗净双手、前臂至肘上 10 cm，用清水彻底冲净，然后用无菌毛刷蘸灭菌王 3~5 ml 刷洗 3 分钟，流水冲净，用无菌纱布擦干，再取吸足灭菌王的纱布涂擦手和前臂，自干后穿无菌手术衣，戴无菌手套。

三、穿无菌手术衣与戴无菌手套

（一）穿无菌手术衣

浸泡完手和前臂后，手术人员即可进入手术间，面向器械台，在空间较大的地方穿手术衣。两手轻轻提起衣领，在助手的帮助下穿好无菌手术衣。

（二）戴无菌手套

穿好无菌手术衣后，再戴无菌手套。手术人员的手在未戴无菌手套前，只允许接触无菌手套口向外翻折的部分（内面），不应碰触无菌手套外面。

（三）连台手术

更换手术衣及手套法　手术完毕如需连续进行另一台手术时，必须更换手术衣及手套。术后洗净手套上血迹，由巡回护士解开背带及领口带，先脱手术衣，后脱手套。

1. 脱手术衣法　他人帮助脱手术衣时，由巡回护士将手术衣自肩部向肘、腕部翻折脱去，手套的腕部随之翻转于手上；术者自脱手术衣时，左手抓住右肩手术衣，自上拉下，使衣袖翻向外，同法拉下左肩手术衣。脱下全部手术衣，使衣里外翻，保护手臂及洗手衣裤不被手术衣外面所污染，最后将手术衣投于污衣袋中。

2. 脱手套法　先用戴手套的手捏住另一只手套外面脱下手套，使手套外面不触及皮肤，然后用已脱手套的手指伸入另一只手套的内面，将其翻转脱下手套。

无菌性手术完毕，如手套未破，连台手术时，可不用重新刷手。脱手套后，用 70% 乙醇泡手 5 分钟或用 0.5% 碘伏擦手 3 分钟，再穿上无菌手术衣，戴无菌手套。若前一台为污染手术，则连台手术前应重新刷手。

第四节　患者的准备

一、一般准备

手术患者由手术室护士根据手术安排的时间、麻醉的方式及术前准备的复杂程度，在术前不同的时间由病房接进手术室。一般全身麻醉和硬膜外隙麻醉的患者，应在术前 45 分钟到达；局部麻醉或腰麻的患者术前 30 分钟到达；低温麻醉的患者术前 1 小时到达。患者到达手术室后，巡回护士再次核对患者姓名、住院号、床号、诊断、手术名称、手术部位、血型，检查备皮情况，为患者做好一切麻醉前的准备。

二、安置手术体位

安置手术体位是指根据手术的需要，将患者放置在一定的位置。安置时，在保证患者的安全与舒适的前提下，尽可能使手术野充分暴露，注意保持呼吸和血液循环通畅，防止血管神经受压，肢体不可悬空，托垫应稳妥。

临床常用的手术体位如下。

1. 仰卧位　是最常见的体位。适用于腹部、乳房及身体前面的各种手术。手术台平置，患者仰卧，头下放软枕，腰曲及腋窝各放一软垫，两臂和膝部加约束带固定。

2. 颈仰卧位　用于颈前部手术，如甲状腺手术或气管切开术。患者仰卧，手术台上部抬高 10°~20°，头板下落，颈后垫枕，使头向后仰，以便操作。

3. 侧卧位　适用于胸壁及胸腔后外侧切口手术。患者侧卧，腋下垫一软枕，双臂屈置面前，上腿屈曲，下腿伸直。膝、踝等处分别垫以软枕，髋部以长约束带固定，使患者保持侧卧位，但应松紧适宜。侧卧位还适用于各种肾脏手术。患者成 90°侧卧位，手术床的"腰桥"对准肾区，将"腰桥"摇起，患者上腿伸直，下腿屈曲。

4. 俯卧位　用于脊柱及其他背部手术。患者俯卧，头转向一侧，头部、胸部及耻骨之下各垫一软枕，两臂半屈置于头旁。如为颈椎手术，患者的头面部应搁在头架上，使颈椎充分暴露，头架应稍低于手术台面。

俯卧位还适用腰椎手术。在患者胸腔下方垫一弧形拱桥，使腰椎后凸。

5. 截石位　适用于肛门、直肠、会阴部手术。患者取平卧位，臀部位于手术床尾部摇折处，臀下垫橡胶单及中单。患者穿上袜套，将两腿放在两侧的搁脚架上，腘窝部垫以软枕，用固定带固定，将手术台下部落下。

三、手术区皮肤消毒

手术区皮肤消毒是为了消除切口及其周围皮肤上的细菌。消毒前应先检查备皮情况，看有无破损及感染，然后用敷料钳夹 1% 碘伏纱球涂擦皮肤 2~3 遍，第 2 遍涂擦时应更换敷料钳。面部、会阴部皮肤一般用 1∶1000 苯扎溴铵消毒。消毒时应由手术中心部向四周涂擦，如为感染伤口或肛门手术，则应从外周涂向感染区或会阴肛门处。无论消毒由内向外，还是由外向内，碘伏纱球均不得再返回。消毒皮肤的范围应包括切口周围 15 cm 的区域，如有延长切口的可能，则消毒范围应适当扩大。消毒者的手应注意不要接触患者的皮肤和其他物品。消毒后术者双手应再次涂擦灭菌王，然后穿手术衣、戴无菌手套。

四、铺无菌单

手术区消毒后，切口周围应铺盖无菌巾（单），除显露切口外，将患者其余部分全部遮盖，以避免和减少手术中的污染。一般由第一助手和器械护士来完成。简单的小手术可直接铺一块较大的有孔无菌巾即可，大多数手术均应按照不同手术、不同部位铺盖无菌手术单。

第五节　手术的配合

手术由术者、助手、器械护士、巡回护士和麻醉师协同完成，大家各司其职，又密切配合，以保证手术的顺利进行。

一、器械护士的工作

器械护士的主要职责是准备手术器械，按手术程序向术者传递器械，主动、默契地配合手术操作。其工作内容如下。

（1）术前 1 日访视患者，了解病情和患者的需求，熟知手术方法、步骤，熟悉术者的习惯，根据手术种类和范围与巡回护士共同准备手术器械及物品。

（2）术前洗手，穿无菌手术衣，戴无菌手套，整理无菌器械台，检查各种器械、敷料，并根据手术步骤将各种物品顺序放置。协助术者做好手术区皮肤消毒和铺手术巾（单）。

（3）与巡回护士在术前、关闭体腔前后，清点各种器械、敷料、缝合针等的数目，以防遗留在患者体内。

（4）保持器械台面干燥、整洁和无菌状态。随时整理器械及物品，摆放整齐。暂时不用的器械可放在器械台一角；用于不洁部位如肠道的器械，要分开放置，以防污染扩散。

（5）手术中严格无菌操作，按常规及术中情况，向术者传递器械、纱布等手术物品，做到迅速主动、准确无误。传递时，需以柄端轻击术者伸出的手掌，注意手术刀的刀锋朝上；弯钳、弯剪类应将弯曲部向上；弯针应以持针器夹在中、后 1/3 交界处；缝线用手托住以免脱出。

（6）密切注意手术进展，若出现意外，应沉着、冷静，积极配合医生抢救。

（7）手术中切除的组织器官或病理标本应妥善保存，术后送检。

（8）手术结束后，协助手术人员包扎伤口，固定好各种引流物。处理手术器械、用物并协助整理手术间。

二、巡回护士的工作

巡回护士是手术间内的责任护士，主要是负责台下的配合工作，包括术前准备及术中执行各项治疗、抢救工作，与术者、麻醉人员密切配合，安全高效地完成手术任务。具体工作内容如下。

（1）术前应准备和检查手术所需各种药品、物品是否齐全，设备功能是否正常，根据手术需要补充及备齐各种物品，调节好适宜的室温及光线，铺好无菌桌。

（2）热情迎接手术患者，仔细核对患者姓名、床号、住院号，检查患者的术前准备是否充分。验证患者的血型、交叉配血试验结果，做好输血准备。建立静脉通路。

（3）按手术要求安置患者体位，正确固定，确保患者舒适和安全。患者意识清楚时，应给予解释、安慰，消除其紧张、恐惧心理，取得合作。

（4）协助术者做好患者皮肤的消毒，帮助手术人员穿无菌手术衣。手术前、关闭体腔前后，与器械护士共同详细清点、登记手术台上的器械、敷料等的数目，以防遗留。

（5）注意手术进展情况，保证输血、输液通道通畅。充分估计术中可能出现的问题，做好应急准备，积极配合抢救。

（6）保持手术间整洁、安静，及时补充缺少的物品。监督手术人员严格执行无菌操作技术，若有违反，及时予以纠正。关心手术人员，及时解决问题。

（7）手术完毕，协助术者包扎伤口，妥善固定引流物，注意患者的体表清洁。清点患者携带物品，送患者回病房。

（8）整理手术间，室内物归原处，补充用物，进行日常的清洁和消毒工作。

第六节　手术中的无菌原则

（1）手术人员洗手、穿无菌手术衣、戴无菌手套后，其肩部以下、腰部以上为无菌区，肩部以上、腰部以下均应视为非无菌区。术中同侧手术人员如交换位置时，应先退一步转过身，背靠背移动。手术台边缘以下的布单也不要接触。

（2）手术台上无菌布单及术者衣袖必须保持干燥，如有潮湿应立即加铺无菌单或加戴无菌袖套。手术人员如手套破损或接触到非无菌地带，应立即更换。术者出汗较多时，可将头偏向一侧，由他人协助擦去，以免汗液滴落入手术野。

（3）巡回护士只能用无菌持物钳夹取无菌物品，并按一定的操作要求倾倒溶液，操作时手臂不得跨越无菌区。器械护士不可在手术人员背后传递器械。

（4）做皮肤切口及缝合皮肤之前，均需再次消毒皮肤。

（5）在切开空腔脏器前应用纱布垫保护周围组织，并随时吸除外流的内容物，以防污染。被污染的器械（如刀类、剪类、缝合针等），应放在污染盘内实行隔离。

（6）手术进行时不应开窗通风或使用电扇，室内空调机风口也不能吹向手术台，以免扬起尘埃，污染手术室内空气。

（7）同时进行的手术即使均为无菌手术，手术开始后，台上用物也不得互相交换使用。凡怀疑被污染的物品即按污染物处理，及时更换，坠落到无菌区或手术台边缘外的器械物品，不能捡回再用。

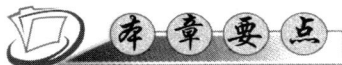

本章要点

（1）常用的消毒灭菌方法及其适用范围。
（2）灭菌王刷手法、穿无菌手术衣法、戴无菌手套法。
（3）手术中的无菌原则。

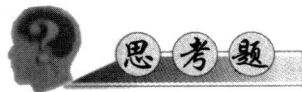

思考题

（1）消毒、灭菌的方法有哪几种及适用的物品种类有哪些？
（2）简述灭菌王刷手法。
（3）简述手术中的无菌原则。
（4）穿无菌手术衣、戴无菌手套有哪些注意事项？
（5）简述巡回护士、器械护士的工作内容。

第七章 外科感染患者的护理

学习目标

（1）掌握疖、痈、急性蜂窝织炎、丹毒、脓肿、脓性指头炎的临床表现；全身性感染的治疗原则和护理原则；破伤风的临床表现及护理原则。

（2）运用相关知识对疖、痈、急性蜂窝织炎、丹毒、脓肿、脓性指头炎、全身性感染、破伤风患者进行护理评估。

（3）学会对全身性感染患者的护理措施、破伤风患者的护理措施、隔离病房的护理措施。

第一节 概 述

感染（infection）是指细菌等病原微生物侵入人体所引起的局部或全身性炎症反应的病理过程。外科感染（surgical infection）是指需要外科手术处理的感染性疾病、创伤或手术后并发的感染，外科感染占所有外科疾病的 1/3 ~ 1/2。

外科感染具有下列特点。

（1）多数属于几种需氧菌与厌氧菌的混合感染。

（2）多数有明显的局部症状和体征，常伴有化脓。

（3）病变常导致组织结构破坏，修复、愈合后多形成瘢痕。

（4）常需手术处理。

（一）分类

1. 按致病菌种类分类

（1）非特异性感染。非特异性感染又称化脓性感染或一般感染，占外科感染的大多数，如疖、痈、丹毒、急性乳腺炎、急性阑尾炎等。常见致病菌是葡萄球菌、链球菌、大肠埃希菌等。其致病特点如下。

1）一菌多病、多菌一病，即同一种致病菌可以引起几种不同的化脓性感染，如金黄色葡萄球菌能引起疖、痈、脓肿、伤口感染等，而不同的致病菌又可引起一种疾病，如金黄色葡萄球菌、链球菌和大肠埃希菌都能引起急性蜂窝织炎、软组织脓肿、伤口感染等。

2）各种化脓性感染疾病的临床表现、防治原则均相似。

（2）特异性感染。特异性感染包括结核病、破伤风、气性坏疽等。其致病特点如下。

1）一菌一病，即一种致病菌引起一种特定的感染，如结核分枝杆菌引起的结核病、破伤风杆菌引起的破伤风、梭状芽孢杆菌引起的气性坏疽。

2）各种特异性感染之间的临床表现、防治原则截然不同。

2. 按病程的长短分类

（1）急性感染是指病程在 3 周以内。

（2）慢性感染是指病程持续超过 2 个月。

（3）亚急性感染是指病程介于急、慢性感染之间。

3. 按感染发生的情况分类

（1）原发性感染是指创伤发生同时病菌立即进入伤口引起的感染。

（2）继发性感染是指创伤发生 24 小时后病菌进入伤口引起的感染。

（3）条件性（机会）感染是指平常为非致病或致病力低的病原体，由于数量增多、毒性增大或人体免疫力下降，乘机侵入人体内而引起的感染。

（4）医院内感染分为交叉（外源性）感染和自身（内源性）感染两种。医院内感染主要由条件致病菌引起，通常是指在医院内发生的创伤和烧伤感染，以及呼吸系统和泌尿系统的感染。医务人员的无菌操作对院内感染有显著影响。

（5）二重感染也称菌群交替症（superinfection），是指在广谱抗菌药物治疗过程中，多数敏感细菌被抑制，耐药菌大量生长繁殖，导致机体菌群失调而产生的新感染。一般见于使用抗生素后 20 天内，好发于婴儿、年老体弱、有严重疾病、腹部大手术后和长期使用激素等免疫功能低下者。

（二）临床表现

1. 局部症状　急性感染一般有红、肿、热、痛和功能障碍的典型表现。体表与浅处的化脓性感染均有局部疼痛和触痛，皮肤肿胀、色红、温度增高，还可发现肿块或硬结；慢性感染也有局部肿胀或硬结，但疼痛大多不明显；体表病变脓肿形成时，可有波动感，如病变的位置深，则局部症状不明显。

2. 全身症状　随感染轻重等因素而表现不一。轻者可无全身表现，较重感染者可出现发热、呼吸脉搏加快、头痛乏力、全身不适、食欲减退等症状。严重感染者可出现代谢紊乱、营养不良、贫血，甚至并发感染性休克等。

3. 器官与系统功能障碍　感染直接侵及某一器官时，该器官功能可发生异常或障碍。严重感染导致脓毒症时，因有大量毒素、炎症介质、细胞因子等进入血液循环，可引起肺、肝、肾、脑、心等器官的功能障碍。

4. 特异性表现　特异性感染的患者可因致病菌不同而出现各自特殊的症状和体征。如破伤风患者可表现为肌强直性痉挛；皮肤炭疽患者有发痒性黑色脓疱等。

（三）辅助检查

1. 实验室检查

（1）血常规检查。血白细胞计数、中性粒细胞百分比常增加，当白细胞计数小于 $4 \times 10^9/L$ 或发现未成熟的白细胞时，应警惕患者病情加重。

（2）生化检查。营养状态欠佳患者需检查血清蛋白、肝功能等；疑有泌尿系感染患者需检查尿常规、血肌酐、尿素氮等；疑有免疫功能缺陷患者需检查细胞和体液免疫系统，如淋巴细胞分类、自然杀伤（NK）细胞和免疫球蛋白等。

（3）细菌培养。表浅感染灶可取脓液或病灶渗出液做涂片或细菌培养以鉴定致病菌。较深的感染灶，可经穿刺抽取脓液。全身性感染时，可取血、尿或痰涂片行细菌培养和药物敏感试验，必要时重复培养。

2. 影像学检查

（1）B超检查。B超检查用于探测肝、胆、胰、肾等的感染及胸腔积液、腹腔积液、关节腔内积液。

（2）X线检查。X线检查适用于检测胸腹部或骨关节病变，如肺部感染、胸腔积液、腹腔积液或积脓等。

（3）CT和MRI检查。CT和MRI检查有助于诊断实质性器官的病变，如肝脓肿等。

（四）处理原则

局部治疗与全身治疗并重。消除感染因素和毒性物质（如脓液、坏死组织），积极控制感染，促进和提高人体抗感染和组织修复能力。

1. 局部处理

（1）保护感染部位。避免感染部位受压，适当限制活动或加以固定，以免感染扩散和减轻疼痛。

（2）局部用药。浅表的急性感染在未形成脓肿阶段可选用中西药进行积极治疗，如消肿散、鱼石脂软膏等外敷或硫酸镁溶液湿敷，以促进局部血液循环、肿胀消退和感染局限；感染伤口创面需要换药处理。

（3）物理治疗。炎症早期可以局部热敷或采用超短波或红外线辐射等物理疗法，以改善血液循环、促进炎症消退。

（4）手术治疗。脓肿形成后应及时切开引流使脓液排出。部分感染尚未形成脓肿，但局部炎症严重，全身中毒症状明显者也应做局部切开减压，引流渗出物以减轻局部和全身症状，避免感染扩散。深部脓肿可以在超声或CT引导下穿刺引流。器官组织的炎症病变，应视所在的器官及病变程度，参考全身情况，先用非手术疗法并密切观察病情变化，必要时行手术处理。手术方式为切除或切开病变组织、排脓及留置引流管。

2. 全身治疗

（1）支持治疗。保证患者休息，提供含丰富能量、蛋白质和维生素的饮食，补充水和电解质，以维持体液平衡和营养状况。明显摄入不足者，可提供肠内或肠外营养支持；严重贫血、低蛋白血症或白细胞计数减少者，给予适当输血或补充血液成分。

（2）抗生素治疗。根据细菌学检查及药物敏感试验结果，正确合理使用抗生素，监测药物毒性。

（3）中西药治疗。中药治疗包括服用清热类中药。患者体温过高时，可用物理降温或镇静退热的中西药；疼痛剧烈者，适当应用镇痛剂。

第二节　浅部软组织的化脓性感染患者的护理

（一）病因病理及临床表现

1. 疖

（1）病因病理。疖为单个毛囊及其所属皮脂腺的急性化脓性感染，多由金黄色葡萄球菌、表皮葡萄球菌引起。头、面、颈、背、腋窝、会阴等毛囊和皮脂腺丰富的部位易受累。常见于营养不良的儿童与糖尿病患者。

（2）临床表现。病初可出现红、肿、热、痛的小硬结，逐渐隆起高于皮肤，结节中央组织坏死、液化，顶端有黄白色脓栓，常自行破溃，脓液排出后炎症消退而愈。位于面部，特别是危险三角区（鼻部与两侧唇角连线）的疖，若被挤压，致病菌可沿内眦静脉、眼静脉进入颅内，引起化脓性海绵状静脉窦炎，患者表现为患侧眼部及其周围组织的进行性红肿和大片硬结、结膜充血、眼球外突，伴发头痛、呕吐、寒战、高热，可迅速昏迷以致死亡。

2. 痈

（1）病因病理。痈是指邻近多个毛囊及其周围组织的急性化脓性感染，可由单个疖扩展或多个疖融合而成。金黄色葡萄球菌为主要致病菌。痈好发于上唇、颈后、肩背等皮肤厚韧处，在糖尿病等免疫力低下的成年患者中较为多见。

（2）临床表现。感染常从一个毛囊底部开始，沿阻力小的脂肪柱蔓延至深筋膜，并向四周扩散、波及邻近脂肪柱，再向上侵入毛囊群，故痈呈多脓头的隆起炎性浸润灶，色紫红、质较硬、界限不清、溃破后形似蜂窝，进而病灶中心坏死，溶解成火山口状。除局部疼痛、区域淋巴结肿大外，全身感染中毒症状较明显，白细胞计数及中性粒细胞百分比升高。

3. 急性蜂窝织炎

（1）病因病理。急性蜂窝织炎是指皮下、筋膜下、肌间隙或深部疏松结缔组织的急性弥漫性化脓性感染，常由局部化脓灶直接蔓延或经淋巴、血行播散引起。致病菌以溶血性链球菌为主，脓液稀薄，炎症扩展快，与正常组织分界不清，不易局限，败血症发生率较高；少数因金黄色葡萄球菌所致患者，则脓液稠厚有局限趋向。

（2）临床表现。浅表感染患处红、肿、热、痛均较明显，炎症区不断向周围扩大，中央部位因缺血常有组织坏死；深层感染特点是局部水肿和深部压痛、全身感染中毒症状较重；口底、颌下、颈部感染可致喉头水肿，气管受压，出现呼吸困难甚至窒息；若混有厌氧菌感染，则全身症状重，局部产气有捻发音，有疏松结缔组织和筋膜坏死，且伴有进行性皮肤坏死，脓液恶臭。

4. 丹毒

（1）病因病理。丹毒是指皮肤网状淋巴管的急性炎症，具有一定的传染性。致病菌为β-溶血性链球菌，好发于下肢及面部，蔓延迅速，但很少有组织坏死或化脓。

（2）临床表现。起病急，常有头痛、畏寒、发热、患处有烧灼痛，出现颜色鲜红、边界清楚、稍高出皮肤的片状红斑，手指轻压褪色，松手很快恢复。随着红肿区向外蔓延，中心区肤色变暗、脱屑。区域淋巴结肿大，可出现疼痛。足癣或丝虫感染可反复诱发下肢丹毒，重者可发展成象皮肿。

5. 急性淋巴管炎和急性淋巴结炎

（1）病因病理。金黄色葡萄球菌、溶血性链球菌等致病菌从皮肤、黏膜破损处或邻近病灶侵入，引起管状淋巴管及其周围组织急性感染，称为急性淋巴管炎；若所属引流淋巴结受累，则称为急性淋巴结炎。浅表急性淋巴结炎多发生于颌下、颈部、腋窝和腹股沟处。

（2）临床表现。管状淋巴管分深、浅两组。浅层淋巴管炎可见伤口或感染灶的近侧出现一至多条"红线"，硬而有压痛；深层淋巴管炎的患肢仅有肿胀及压痛，全身感染中毒症状可轻可重。淋巴结炎主要是感染淋巴结肿大、压痛，形成脓肿后有波动感，局部皮肤常有红、肿、热、痛。

笔记

（二）辅助检查

浅部软组织感染通常可根据患者的临床表现做出正确诊断，必要时，还可进行一些辅助检查。

1. 血常规检查 多数患者可有白细胞计数、中性粒细胞百分比增多，少数患者有明显的核左移或白细胞中出现中毒颗粒。病程较长的重症患者可有红细胞和血红蛋白的减少。

2. 血培养 对有全身感染症状者在应用抗生素之前可采血做细菌培养，同时做药物敏感试验。

3. 脓液细菌培养或涂片检查 对于脓肿形成者可通过穿刺或切开抽取脓液，常规做脓液细菌培养及药物敏感试验。

4. 血生化检查 病情严重者钾、钠、氯及二氧化碳结合力也常有不同程度的改变。

5. B超检查 可帮助确定感染所在部位，若有脓肿存在，可见有"液性暗区"。

（三）处理原则

浅部软组织感染的处理原则是消除感染病因，清除脓液、坏死组织，加强全身支持疗法，增强机体的抗感染和修复能力。较轻或范围较小的浅部感染可局部用药、热敷、理疗；感染较重或范围较大者，应给予有效的抗菌药物；深部感染可根据疾病的种类采取相应的治疗。对于有脓肿形成者应切开引流，其处理原则如下。

（1）对于疖的中心部所形成的脓头可局部消毒后涂苯酚，有波动感时，应切开排脓。

（2）对于痈应及时切开排脓，切开可根据情况采用"+"字形或"++"形切口，其两端应达正常组织边缘，深达深筋膜，切除所有坏死组织，然后用生理盐水纱布或碘仿纱条填塞切口（图7-1）。

（3）对于急性蜂窝织炎中广泛扩散的严重感染，应及早做广泛的多处切开引流，发生于颌下、口底部的疏松结缔组织炎，经短期抗感染治疗无效时，更应及早切开减压，以防止喉头水肿，压迫气管而窒息。

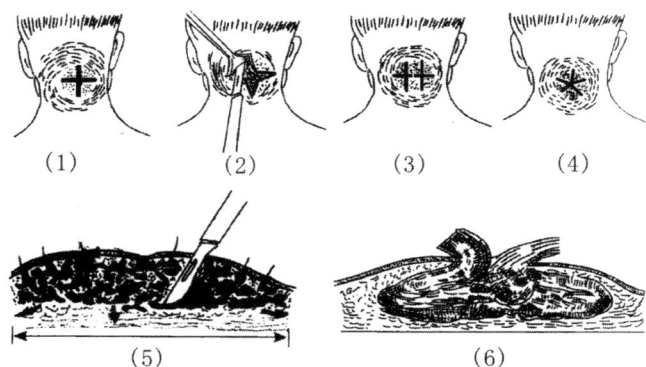

图7-1 痈的切开引流

（1）"+"字形切口；（2）切除坏死组织；（3）"++"形切口；（4）"＊"形切口；

（5）切口两端应达正常组织边缘，深达深筋膜；（6）纱条填塞切口。

（四）护理诊断

1. 皮肤完整性受损 与皮肤感染扩散及组织坏死有关。

2. 体温过高　与毒素吸收入血有关。

3. 疼痛　与化脓性感染有关。

4. 功能障碍　与皮肤组织受损及瘢痕形成有关。

5. 营养失调：低于机体需要量　与高代谢、营养摄入不足有关。

6. 焦虑/恐惧　与病程较长失去康复信心、病情恶化有关。

7. 潜在并发症　有呼吸困难、颅内海绵状静脉窦炎、感染性休克、多系统器官功能衰竭等。

（五）护理措施

（1）密切观察患者的局部和全身症状。熟悉脓肿波动感，注意患者面部、颈部感染的发展，尽早发现颅内感染等严重并发症的发生。一旦病情有特殊变化，应及时通知医生。

（2）加强患者营养，增强机体抵抗力。鼓励患者进食高蛋白、高能量、富含维生素的食物，多饮水，以增强机体的代谢，促进毒素的排出。有贫血、低蛋白血症患者应给予输血或蛋白制剂。

（3）监测患者体温变化。体温过高时，应限制患者活动，保持安静状态，减少产热。当体温超过 38.5 ℃时，应采取物理降温，同时鼓励患者多饮水。必要时可静脉滴注机体所需的液体量和能量，监测患者 24 小时液体出入量。

（4）感染初起时，可局部使用热敷法和硫酸镁湿敷法，使脓肿消退，限制感染扩散。

（5）感染较重时，可根据细菌培养和药物敏感试验的结果应用有效的抗生素。如用药 2~3 天后疗效不明显，应更换抗生素的种类，以提高治疗效果。在抗感染治疗时要及时处理局部感染病灶，如施行切开引流或切除术等。

（6）室内应通风良好、空气清新，患者的床单、被罩、枕套、病服要经常更换，以保证清洁，避免院内感染。

（7）手术时动作轻柔、止血彻底、选择合适的引流管。创面要保持清洁，敷料渗透及时更换，避免异物残留脓腔内。换药、气管切开、静脉内插管、留置导尿管及烧伤的患者应严格执行无菌操作规则，防止或减少感染的发生。对于疼痛不缓解者可给予镇痛剂和镇静剂，以保证患者可充分休息和睡眠。

（8）对感染较重或有肢体感染者应嘱患者卧床休息，患肢制动，并协助做患肢运动，以免病愈后出现患肢活动障碍。卧床期间，要鼓励患者经常做深呼吸、咳痰、翻身等活动，必要时可给予患者雾化吸入，协助患者翻身、叩背排痰等，以预防坠积性肺炎及血栓性静脉炎的发生。

（六）健康教育

（1）教育患者注意个人卫生，经常沐浴、洗头、理发，衣服应经常更换，且要宽松，避免穿硬领衣服摩擦刺激颈部皮肤。指导患者正确使用皮肤消毒剂或抗菌肥皂。

（2）嘱患者切勿对病灶随意挤压，尤其对口鼻三角区的疖严禁挤压，以免引起感染扩散。若有皮肤病应及时治疗，避免因瘙痒抓破皮肤而引起感染。

（3）指导患者正确使用抗菌药膏。避免使用油性药膏，以防止阻塞皮肤毛囊、皮脂腺进而影响其分泌功能。勿滥用解热药物。

（4）加强营养，锻炼身体，增强抗病能力。发现患糖尿病时，应及早治疗。

第三节　手部急性化脓性感染患者的护理

手容易因损伤导致病菌侵入而发生感染，一旦感染治疗不及时可影响手的功能。手部感染早期可热敷、理疗、全身应用抗生素。若已形成脓肿，应及时切开引流，炎症消退后立即开始活动，并进行理疗，使其早日恢复功能。

一、甲沟炎和甲下脓肿

甲沟炎和甲下脓肿是指甲沟及其周围组织的化脓性感染，常由于轻微创伤，如剪指甲、倒刺等引起；感染波及甲下，有脓液积聚，即可形成甲下脓肿。常见的致病菌为金黄色葡萄球菌。

（一）临床表现

常发生于一侧甲沟皮下，表现为红、肿、热、痛。若发展成甲下脓肿，指甲下可见黄白色脓液，指甲松动、浮起，局部压痛明显，一般无全身症状。

（二）护理措施

早期可热敷或外敷鱼石脂软膏，也可用 70% 乙醇浸泡患指。已有脓液者，可在甲沟处做纵行切开引流，发展成甲下脓肿时应拔甲。

二、脓性指头炎

脓性指头炎是指手指末节掌侧皮下组织的急性化脓性感染，可由甲沟炎或刺伤引起，致病菌多为金黄色葡萄球菌。

（一）临床表现

发病初期可见指头轻度肿胀、发红并有刺痛，随着病情进展，可出现剧烈的跳痛和明显触痛，局部肿胀明显。若感染进一步加重，可引起指骨缺血坏死和指骨骨髓炎，此时疼痛反而减轻，局部破溃后易形成窦道，多伴有全身症状。

（二）护理措施

早期同甲沟炎，一旦出现搏动性跳痛及指头张力增高时，应及时在末节指侧面纵行切开减压引流，以防出现指骨坏死，近端不超过指节横纹。

三、急性化脓性腱鞘炎、急性化脓性滑囊炎和掌深间隙化脓性感染

掌侧感染较背侧多见。多因刺伤或邻近组织感染蔓延所致，致病菌多为金黄色葡萄球菌。

（一）临床表现

1. 急性化脓性腱鞘炎　表现为患指疼痛，除末节外，均匀肿胀，皮肤明显紧绷，指关节轻度弯曲，被动伸直时可使疼痛加重，腱鞘处有压痛。

2. 急性化脓性滑囊炎　多与化脓性腱鞘炎并存。桡侧滑囊炎表现为拇指肿胀微屈，外展及伸直受限，大鱼际及拇指腱鞘区肿胀，有触痛。尺侧滑囊炎表现为小指和环指肿

胀，伸直时剧痛。

3. 掌深间隙化脓性感染　为手掌中间间隙感染，在小鱼际处有压痛。表现为掌心肿胀、隆起，凹陷消失、皮肤紧绷，压痛明显；中指、环指、小指呈半屈位，伸直时剧痛。鱼际间隙感染表现为大鱼际及拇指指蹼处肿胀、压痛；示指和拇指略屈，伸直时剧痛。以上均有发热、全身不适等症状。

（二）护理措施

急性化脓性腱鞘炎、滑囊炎在全身抗感染的同时，早期切开减压。掌深间隙感染采取全身抗感染治疗，掌深间隙脓肿采用切开引流治疗。

第四节　全身化脓性感染患者的护理

全身化脓性感染是指致病菌经局部感染病灶进入血液循环，并在体内生长繁殖或产生毒素而引起的严重全身性反应。败血症是指致病菌侵入血液循环，持续存在，迅速繁殖，产生大量毒素，并引起严重的全身症状者；而脓血症则是局部化脓性病灶的细菌栓子或脱落的感染血栓，间歇进入血液循环，并在全身各处的组织或器官内发生转移性脓肿者；菌血症是指少量细菌侵入血液循环内，迅速被人体防御系统清除，不引起或仅引起短暂而轻微的全身反应；毒血症是指局部感染的致病菌产生大量毒素及组织破坏的分解产物进入血液循环所引起的全身中毒反应，而病原体本身并不进入血液循环。

临床上，败血症、脓血症和毒血症多为混合型，难以截然分开。败血症本身就已包含毒血症，而败血症和脓血症可同时存在，称为脓毒症（sepsis）。发病时患者有寒战、高热、脉搏加快，严重时可出现昏迷或休克。

（一）临床表现

全身化脓性感染的发病特点是起病急、发展快、病情重，其主要临床表现如下。

（1）全身症状有寒战、高热（体温可达 40.0 ℃以上）、头痛、头晕。老年人和免疫力低下患者体温可降低（<36.5 ℃）。

（2）消化道症状可有恶心、呕吐、腹胀等。

（3）严重者可出现呼吸急促、心率加快、神志改变或感染性休克。

（4）病程较长时，可出现贫血、消瘦、水及电解质平衡失调、酸中毒、多器官功能障碍的表现。

（5）体检时患者可见肝、脾大，也可有黄疸、皮下淤血等表现。

（二）辅助检查

1. 血常规　白细胞计数明显升高，但老年人和全身情况较差者白细胞计数不增高或降低，可有明显的核左移或白细胞内有中毒颗粒。大部分患者有轻度或中度的贫血现象。

2. 尿液检查　部分患者尿中可出现蛋白、管型等。

3. 血培养　血中培养出细菌是确立诊断的重要依据，但患者在接受抗感染治疗时，培养结果可能为阴性，因此应做多次血培养，最好在寒战、发热时抽血送检，有助于提高其阳性诊断率，同时做药物敏感试验。对于高度怀疑而细菌培养多次阴性者，还须做厌氧菌和真菌的培养。

4. 脓液、胸腔积液、腹腔积液和脑脊液细菌培养　如获得与血培养相同的细菌时，则可确定诊断。

5. 血生化　病情严重者的钾、钠、氯、二氧化碳结合力等结果均有不同程度的改变。

6. 影像学检查　怀疑患者有转移性脓肿时，可借助 X 线、B 超、CT 检查予以确诊和脓肿定位。

（三）处理原则

全身化脓性感染应早期、大剂量应用抗生素。及早处理原发感染灶：有脓肿时应切开排脓，去除伤口坏死组织；有急性腹膜炎、脏器炎症或肠梗阻时，应尽早消除病因；感染不能控制的坏疽肢体，应早期手术切除。加强患者营养支持治疗，提高机体抵抗力。

（四）护理评估

1. 健康史　了解患者发病的时间、经过及发展。全身化脓性感染的发生，虽与细菌侵入机体的数量、毒力有密切关系，但更重要的是取决于机体防御、免疫功能的完整性。如果细菌数量多、毒力强，超过机体防御能力或机体抵抗力降低，如各种慢性疾病、皮肤黏膜损害、免疫缺陷、营养不良、贫血及年老体衰时，则容易发生全身性感染。

2. 身体状况　了解原发感染灶的部位、性质及其脓液性状；评估患者有无突发寒战、高热、头痛、恶心、呕吐等；评估患者的面色、神志、心率、脉搏、呼吸及血压等的改变；观察患者有无代谢失调、代谢性酸中毒、感染性休克及多器官功能障碍等表现；了解患者血常规和肝、肾等重要器官的检查及血液细菌或真菌的培养结果。

3. 心理-社会评估　患者及其家属常有焦虑、恐惧等心理状态。

（五）护理诊断

1. 体温过高　与致病菌毒素吸收入血有关。
2. 营养失调：低于机体需要量　与机体代谢增高有关。
3. 焦虑/恐惧　与病情突然变化及不断进展有关。
4. 有体液不足的危险　与丢失过多及摄入不足有关。
5. 有受伤的危险　与患者意识障碍有关。
6. 潜在并发症　有感染性休克、呼吸衰竭、肾衰竭等。

（六）护理措施

1. 监测生命体征　应用心电监护仪监测患者的各项指标，随时观察其血压、脉搏、呼吸、血氧饱和度及心电图的变化，密切注意患者的临床表现，如有变化应立即通知医生，以免延误治疗。

2. 纠正休克　有感染性休克时应首先纠正休克，给予患者氧气吸入或人工呼吸机辅助呼吸，使血氧饱和度维持在95%左右，并及时建立静脉通路，给予输血、输液及抗休克药物治疗。

3. 保持呼吸道通畅　协助患者翻身、叩背排痰、深呼吸，如痰液黏稠给予雾化吸入，床头备吸痰装置。

4. 监测患者24小时液体出入量　记录患者呕吐的次数、量、性状、颜色及尿量，保持静脉通道通畅。

5. 选用有效的抗生素　细菌培养及药物敏感试验是选择抗生素的重要依据。对感染严重者可联合应用抗生素，以提高疗效。

6. 避免污染　脓肿切开者换药时应严格执行无菌操作，注意观察切口情况，保持引流通畅；经常更换敷料，保持局部清洁、干燥；创造舒适、清洁的环境，必要时住单间或隔离间，尽可能避免患者受其他感染。

7. 体温过高的护理

（1）嘱患者卧床休息、限制活动，避免情绪激动，以降低新陈代谢、减少能量的产生。

（2）调节室温，保持室内空气流通。

（3）给患者穿着宽松的衣服，当患者体温超过 38.5 ℃时，应给予物理降温。协助患者多饮水，增加液体摄入量，必要时可静脉滴注补液。

（4）高热患者要经常用漱口液漱口，按时做好口腔护理。

（5）保持患者皮肤清洁、干燥。出汗多的患者要勤换衣服和被褥，年老体弱、幼儿及抵抗力低下的患者应勤翻身，预防发生压疮。

8. 疼痛的护理　注意观察患者局部切口情况，引流是否通畅，感染是否得到有效控制；可遵医嘱适当应用镇痛剂。

9. 加强营养支持　鼓励患者进食高蛋白质、高能量、富含维生素、高糖类、低脂肪食物，对无法进食的患者可给予鼻饲或全胃肠外营养。

10. 注意患者安全　对有神志改变的患者需设特护，必要时使用约束带。

（七）健康教育

（1）向患者讲解疾病的病因、治疗方法及预后，使其了解病情，缓解其焦虑情绪。

（2）注意对患者进行劳动保护，避免发生损伤。如已有损伤者，应采取措施防止发生感染。

（3）发现感染病灶应及时就医，防止感染进一步发展；对于隐匿的病灶应尽早查明原因，并做适当处理。

第五节　破伤风患者的护理

破伤风是指由破伤风杆菌经体表破损处侵入人体，大量繁殖并产生毒素，引起局部及全身肌肉持续性收缩和阵发性痉挛的一种急性特异性感染。破伤风可在日常生活中发生，特别是在农村较多见。

（一）病因病理

破伤风的病原体为破伤风杆菌，是一种革兰阳性厌氧梭状芽孢杆菌。它广泛存在于自然界中，以土壤中常见，任何损伤如战伤、弹伤、深部组织裂伤、烧伤、开放性骨折及动物咬伤等均可为破伤风杆菌侵入创造机会。

破伤风是一种毒血症。破伤风杆菌在伤口生长繁殖，产生大量外毒素。外毒素有痉挛毒素和溶血毒素两种。痉挛毒素对神经有特殊的亲和力，是引起随意肌紧张与痉挛的主要毒素。溶血毒素可引起局部组织坏死和心肌的损害。

（二）临床表现

1. 潜伏期　时间长短视伤口部位、感染严重程度及机体的免疫状态而不同，通常在

笔记

7 天左右，平均为 6~10 天，也有在 24 小时内迅速发病的，或长达数月、数年才发病的。潜伏期越短，患者临床症状越重，预后也越差。新生儿破伤风一般在断脐带后 7 天发生，故常称"七日风"。

2. 前驱症状　患者多先有周身乏力、头晕、头痛、多汗、烦躁不安等表现，肌肉紧张时可有牵扯感。随后患者出现咀嚼无力、咬肌酸胀，并感到舌和颈部发硬及反射亢进等现象。前驱症状一般持续 12~24 小时。

3. 发作期典型症状　以肌肉持续性收缩和阵发性痉挛为主要表现。病程一般持续 3~4 周，前 10 天最危险，第 2 周后经积极治疗，症状可逐渐减轻。

（1）肌肉持续性收缩。一般先由咬肌开始，以后依次为面肌、颈项肌、背腹肌、四肢肌群、膈肌和肋间肌。咬肌痉挛时，患者出现咀嚼不便、张口困难，随后牙关紧闭；面部表情肌痉挛时，患者出现皱眉、口角向下外牵扯，形成"苦笑"面容；颈项肌痉挛时，患者出现颈项强直、头向后仰、不能做点头动作；痉挛同时波及背部和腹部肌群，由于背肌收缩力量强，出现腰部向前凸，腹肌呈板状，形成典型的"角弓反张"症状；四肢肌收缩时，可出现屈膝、弯肘、半握拳的姿态；膈肌或肋间肌痉挛时，患者出现呼吸困难，甚至窒息；膀胱括约肌痉挛时，患者可出现尿潴留。

（2）全身性肌肉痉挛。病情严重者在持续性肌肉收缩的基础上，任何刺激如光、声、风、震动或碰触患者身体等均能诱发和加剧阵发性痉挛。发作时患者大汗淋漓、面唇发绀、呼吸急促、皱眉、口吐白沫、牙关紧闭、头向后仰、两拳紧握、肢体扭曲、角弓反张及四肢抽搐不止，患者神志始终清楚，因而表情十分痛苦和恐惧，剧烈的抽搐可造成骨折。每次发作持续时间可从数秒至数分钟，间歇期长短也不定，病情越重，发作越频繁。

（3）其他。患者体温正常或低热，若有肺部感染时，体温可升高，有时达 40.0 ℃以上。

4. 并发症　除有上述骨折、尿潴留和呼吸暂停等并发症外，还可发生酸中毒和心力衰竭等。

（1）酸中毒是由于呼吸不畅、换气不足而致的呼吸性酸中毒，肌肉强烈收缩及禁食后体内脂肪不全分解均可使酸性代谢产物增加，引起代谢性酸中毒。

（2）严重者可出现心力衰竭，甚至休克或心脏骤停。

这些并发症是造成患者死亡的重要原因，应高度重视、积极防治。

5. 诊断　一般根据患者有受伤史及典型的临床表现，即可确诊。如有伤口，伤口渗出物涂片检查发现有破伤风杆菌，更可证实诊断。

6. 心理-社会评估　评估患者紧张、焦虑和恐惧的程度。

（三）处理原则

破伤风是一种极为严重的特异性感染性疾病，其治疗原则是消除毒素来源、中和游离毒素，控制和解除痉挛，保持呼吸道通畅和防治并发症等。

对有伤口的患者应及时彻底清创，将所有坏死组织及异物予以清除；有无效腔时应敞开伤口，并用 1∶5000 高锰酸钾、3% 过氧化氢或甲硝唑溶液清洗，伤口延期缝合。破伤风抗毒素（TAT）可中和血中的游离毒素，所以应尽早使用。同时控制和解除痉挛，保持呼吸道通畅，应用有效的抗生素预防感染，加强营养支持，增强机体抵抗力，防止并发症的发生。

（四）护理评估

1. 健康史　患者具有上述典型病史。

2. 身体状况　了解患者发病的前驱症状及持续时间；观察患者强烈肌痉挛发作的次数、持续时间和间隔时间，以及伴随的症状；评估患者呼吸型态，呼吸困难程度；观察患者有无血压升高、心率加快、体温升高、出汗等症状；了解患者排尿情况及其他器官功能状态等。

3. 心理-社会评估　评估患者紧张、焦虑和恐惧的程度。

（五）护理诊断

1. 皮肤完整性受损　与外伤有关。

2. 疼痛　与肌肉强直痉挛和阵发性抽搐有关。

3. 清理呼吸道无效　与喉、呼吸肌痉挛有关。

4. 尿潴留　与膀胱肌肉痉挛有关。

5. 活动无耐力　与消耗过多和不能进食有关。

6. 营养失调：低于机体需要量　与痉挛消耗和不能进食有关。

7. 焦虑/恐惧　与病情反复有关。

8. 有受伤的危险　与剧烈抽搐有关。

9. 有体液不足的危险　与机体消耗过大及补充不足有关。

10. 有窒息的危险　与膈肌、肋间肌持续性痉挛有关。

（六）护理措施

1. 隔离

（1）病室准备。患者住单人安静的房间，门窗应有帘，避光，备好急救药物和物品。

（2）严格隔离。

1）医护人员进入室内要穿隔离衣，戴口罩、帽子、手套，严格无菌操作，身体有伤口时不能进入病室内工作。

2）谢绝探视。

3）器具处理。接触过伤口的器械，先用1%过氧乙酸浸泡10分钟，清洗后再用高压蒸汽灭菌。伤口处更换的敷料应立即焚毁，患者用过的碗筷、药杯等可用1%过氧乙酸消毒，患者的排泄物也应消毒处理后再倾倒。尽可能使用一次性的材料物品。

2. 一般护理　观察患者的生命体征，吸氧，记录24小时液体出入量。

3. 注意观察局部伤口情况　保持引流通畅，按时更换敷料，敷料有浸透时应立即更换，以促进伤口愈合，减少厌氧菌的生长繁殖及其他细菌的感染。

4. 注射破伤风抗毒素　必须做过敏试验，如试验结果为阳性，应进行脱敏注射；试验结果阴性者可静脉给药，也可用人体破伤风免疫球蛋白或已获得自动免疫的人血清代替破伤风抗毒素。

5. 抽搐的护理

（1）避免诱发抽搐的因素。

1）病室要遮光，避免强烈光线。

2）保持安静，护士进入病室后，要走路轻、语声低、操作轻柔，使用的器具应无噪声。

3）护理工作应安排有序，最好把操作集中在用镇静剂之后进行。尽量不要搬动患者，避免不必要的刺激。

4）重型破伤风患者需有专人护理，密切观察患者的抽搐情况。患者每次抽搐持续时间、间歇时间及抽搐程度均须记录。由于患者常因尿潴留、伤口疼痛、呼吸道分泌物多等因素诱发抽搐，应随时注意有无上述情况的发生，一旦出现应及时采取措施。

（2）人工冬眠护理。人工冬眠疗法可以减少患者痉挛发作次数，使患者处于安静睡眠状态。

1）对于轻症患者，可给予镇静安眠药物，目前常用的药物有地西泮、苯巴比妥钠和水合氯醛等。

2）对于重症患者，有效血容量正常且无休克时，可加用冬眠药物。常用冬眠药物为冬眠1号（氯丙嗪50 mg、异丙嗪50 mg、哌替啶100 mg），缓慢静脉滴注，使用时应将滴速调整至患者无痉挛和抽搐发作为宜。

3）冬眠药物使用期间要密切注意患者的血压、呼吸、脉搏及神志的变化并详细记录。

（3）基础护理。

1）对于不能进食的患者要加强口腔护理，防止发生口腔炎和口腔溃疡。

2）抽搐发作时，患者常大汗淋漓，护士应及时轻轻擦汗，病情允许情况下应给患者勤换衣服、床单、被褥。按时翻身，预防压疮发生。

3）高热是病情危重的标志，患者体温超过38.5 ℃时，应给予物理降温。

6. 呼吸道的管理

（1）保持呼吸道通畅。抽搐发作时，由于患者喉头和呼吸肌痉挛、气道分泌物不能有效排出、阻塞气道而易引起窒息。因此，应经常鼓励、协助患者咳痰，必要时可使用吸痰器。对于痉挛发作频繁、持续时间长、抽搐时有发绀现象且分泌物不易咳出者，应及早做气管切开。

（2）气管切开的护理。气管切开后应经常抽吸气道内的分泌物、湿化气道，每日消毒切口、冲洗内套管和更换气管切开处的敷料，并注意观察切口周围皮肤是否有感染。

7. 应用有效的抗生素 青霉素可抑制破伤风杆菌，同时还可控制其他敏感菌，从而达到预防伤口混合感染和防止肺部并发症的目的。因此，破伤风患者首选的抗生素是青霉素。

8. 维持水、电解质平衡，纠正酸中毒，保证充足的营养 由于肌肉痉挛、大量出汗、能量消耗极大及不能进食等因素，均可引起患者水及电解质代谢失调，应及时纠正。轻症患者争取在痉挛发作间歇期鼓励进食高能量、高蛋白、高维生素食物，但不可勉强，应少量多次，以免引起呛咳、误吸。重症不能进食者可通过胃管进行鼻饲，但时间不宜过长，也可根据机体需要由静脉补充或全胃肠外营养。

9. 留置导尿 抽搐发作时，患者常因膀胱括约肌痉挛而诱发尿潴留，应留置导尿管持续导尿，加强护理，防止发生泌尿系感染。

10. 防止受伤 设专人看护；床两侧加床挡防止坠床；在关节处放置软垫保护，防止压疮、肌腱断裂或骨折；应用牙垫避免发生舌咬伤。

11. 心理护理 破伤风患者意识始终是清醒的，面对痉挛的反复发作和隔离治疗，患者常会产生焦虑和孤独的感觉，护士应多陪伴患者，向其讲解疾病的发生、发展及预后，使患者坚定战胜疾病的信心，积极配合治疗。

笔记

12. 其他处理　患者解除隔离后应沐浴、更衣。出院后进行终末消毒处理：病房使用甲醛熏蒸消毒（40%甲醛 2 ml/m³ 加入高锰酸钾 1 g），密闭 24 小时后再通风；室内各种用物、家具等用 0.1%过氧乙酸擦拭；被服暴晒 4~6 小时；患者的用物需用 0.5%~1.0%的含氯石灰浸泡 30 分钟或煮沸 30 分钟，不能煮沸时用高压灭菌或甲醛溶液熏蒸。

（七）健康教育

（1）加强宣传教育，让人们认识到破伤风的危害性，凡有破损的伤口，均应去医院清创处理，常规注射破伤风抗毒素。

（2）加强对患者的劳动保护，防止发生外伤。特别是不可忽视小伤口，如木刺伤、锈钉刺伤，要正确处理深部感染等。

（3）指导农村妇女选择具有完善医疗设施的医院施行生育、引产术、剖宫产术。

（4）破伤风的有效预防措施是正确处理伤口、注射破伤风类毒素使之获得自动免疫或应用被动免疫。对过去未接受过自动免疫的受伤者，伤后 12 小时内注射破伤风抗毒素 1500 U，伤口污染严重或受伤已超过 12 小时者，剂量加倍。儿童与成人剂量相同。注射前必须常规做过敏试验，若皮试结果阳性者，必须用脱敏法进行注射。

本章要点

（1）全身性感染患者的护理评估、治疗原则和护理原则。
（2）破伤风患者的临床表现和护理原则。
（3）常见浅表软组织感染患者的临床表现和护理原则。

思考题

（1）名词解释：疖、痈、急性蜂窝织炎、丹毒、脓毒症、破伤风。
（2）简述化脓性感染患者的临床表现和处理原则。
（3）试述脓毒症患者的临床表现和处理原则。
（4）破伤风患者应采取哪些主要护理措施？

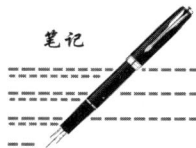

第八章 损伤患者的护理

学习目标

（1）掌握伤口愈合的类型；创伤的急救原则和护理措施；烧伤面积的估算、深度识别和补液及护理措施。

（2）运用创伤的急救原则和常用护理措施；对烧伤患者常用的护理措施。

（3）学会创伤患者的护理；烧伤患者的护理。

第一节 概 论

引导案例

患者，男，26岁。因放牧时被驴踢伤左季肋部，伴有左上腹疼痛8小时就诊。患者表现为屈膝弯腰强迫体位，面色苍白，尿少。查体：左上腹压痛、反跳痛明显，腹肌紧张，血压80/60 mmHg，体温37.2 ℃。实验室检查：红细胞计数$3.0\times10^{12}/L$。

案例思考：该患者可能的医疗诊断及创伤的急救原则和护理要点是什么？

致伤因素作用于机体，引起组织破坏与功能障碍，统称损伤。

（一）病因及分类

损伤按致伤物的性质可分为以下4类。

（1）机械性损伤，如撞击、挤压、牵拉、刺割、枪弹伤等。

（2）物理性损伤，主要包括烧伤、冻伤、电击伤、放射线或激光辐射伤等。

（3）化学性损伤，由强酸、强碱、黄磷、军用毒气所致。

（4）生物性损伤，以毒蛇、毒虫咬伤为代表。

机械性损伤又称创伤，多见于交通及生产事故、自然灾害、战伤和斗殴等，其发生率、伤残率与病死率均较高。机械性损伤按损伤处皮肤或黏膜是否完整分为闭合性损伤与开放性损伤两大类。

1. 闭合性损伤 创伤处的皮肤或黏膜仍保持完整，但有可能合并深层组织及脏器的严重损伤，如内脏破裂和内出血。较常见的闭合性损伤如下。

（1）挫伤由钝力作用所致，皮肤挫伤多表现为淤斑、发绀、肿痛；胸、腹壁挫伤，可存在深部血肿；内脏挫伤则出现相应部位症状，如昏迷（脑挫伤）、咯血（肺挫伤）、腹腔内出血（脾破裂）、血尿（肾挫伤）等。

（2）扭伤是指关节过度屈伸、旋转或牵拉，造成关节囊、韧带、肌腱等损伤或完全撕裂，因而出现皮肤发绀、局部肿胀、关节活动明显受限等症状。

（3）冲击伤（爆震伤）是指炸弹、水雷等爆炸后激起的高压气（水）浪冲击而成，体表多完整无损，但可引起耳及胸、腹内器官和脑的挫裂伤，导致耳聋、肺水肿、心肌纤维断裂、肝或脾破裂、肠穿孔等，尤其是含气脏器损伤最为严重。

（4）挤压伤是指胸部经短暂强力挤压后，可发生创伤性窒息；若肌肉丰富部位长时间受重物挤压，一旦解除压迫，受压处可出现明显肿胀，常伴有肌红蛋白尿及高钾血症，并出现急性肾衰竭，称为挤压综合征。

2. 开放性损伤　创伤处的皮肤或黏膜已破损，脑、胸、腹、关节等处的开放伤口导致体腔或骨面与体外相通，常有外出血，使感染机会增加。常见的开放性损伤如下。

（1）擦伤是由粗糙物擦过皮肤导致。

（2）切（割）伤是由利器切割造成，创缘整齐，可深可浅，重者深及神经、血管、脏器。

（3）裂伤是指皮肤及深层组织断裂，由钝物撞击所致。

（4）刺伤系尖锐物戳穿所致，创口小而深，可刺穿体腔、内脏，且有利于厌氧菌生长。

（5）撕脱伤为高速旋转外力将皮肤、皮下组织，甚至深筋膜、肌肉、肌腱等剥脱分离。往往创面大，出血多，部分撕脱伤有蒂相连，完全撕脱组织失去血供，有时皮下广泛撕脱而皮肤尚保持完整。

机械性损伤也可按损伤部位分类：凡同一部位数种器官损伤称为复合伤，如脾、肾复合伤；两个部位以上的损伤称为联合伤，如胸腹联合伤，均属于多发性损伤。

（二）病理

1. 损伤反应　本质上是机体对致伤因素的防御性反应。

（1）应激反应。由于疼痛、紧张、出血等引起下丘脑-垂体系统和交感神经-肾上腺素-醛固酮系统高度兴奋，机体呈现应激状态，使促肾上腺皮质激素（ACTH）、血管升压素、醛固酮、生长激素（GH）等分泌释放入血，导致心率加快、呼吸深快、肾保水保钠排钾、肝解毒利胆功能下降、糖原消耗增加、水及电解质平衡失调等。

（2）局部反应。受伤部位变质、渗出、增生，表现为损伤性炎症。因组胺、5-羟色胺、缓激肽、前列腺素等炎症介质所致的血管反应，既引起红、肿、热、痛、功能障碍等症状，又是局部防御、修复的基础。

2. 损伤修复　各种组织损伤后的修复不尽相同，皮肤、黏膜及多数腺细胞的增殖能力强，在一定的限度内，可以完全再生，而神经细胞、肌细胞等因增殖力弱，多只能通过瘢痕愈合。

（1）愈合过程。伤后的组织愈合是极其复杂的生物过程，一般分为炎症期、增生期和塑形期3个阶段。

（2）影响愈合的因素。年轻、全身情况佳、受伤局部血液循环良好、无并发症、伤后处理及时合理，均有助于组织愈合；反之，年老、多病、长期大量使用糖皮质激素如吲哚美辛、低蛋白血症、营养支持差、局部血液循环障碍、伤口污染重处理不及时等，则不利于创口愈合。

（三）临床表现

1. 局部表现　一般有疼痛、皮下淤斑、伤处肿胀、功能障碍等表现，其中疼痛最明显处常是致伤部位。在诊断未明确前，忌用吗啡等镇痛剂，以免掩盖伤情、延误诊治；伤后 2~3 天疼痛减轻，若疼痛持续或加重，须考虑合并感染等；开放伤可有伤口、创道等，有的尚存在异物（泥沙、布片）；无论开放性或闭合性损伤，若合并深部重要神经、血管、内脏损伤，则可有相应的症状和体征出现。

2. 全身表现　损伤严重时可有：应激所致的低热（体温>38.5 ℃时需考虑有感染的可能）、食欲减退、乏力、尿量少、体重减轻等；创伤性休克；器官功能不全（如急性呼吸窘迫综合征、急性肾衰竭、应激性溃疡），甚至多系统器官衰竭。

3. 辅助检查

（1）实验室检查。血常规和血细胞比容可提示感染、贫血或血液浓缩；尿常规可提示有无泌尿系统损伤；血电解质及肝、肾功能检查有利于了解内脏功能；血气分析有助于判断体液失衡和血氧结合状况。

（2）影像学检查。X 线透视或平片可检查各部位的骨折、胸腹联合伤或异物存留等；超声检查可用于观察患者伤后体腔有无积液、积血，以及肝、脾等脏器损伤等；CT 检查用于辅助诊断颅脑、肝、脾、胰等器官损伤和胸腔积液、腹腔积液。

（3）胸腔及腹腔穿刺。胸腔及腹腔穿刺可用于了解体腔内改变，如血胸、气胸、血腹、腹膜炎等，以及诊断内脏器官有无损伤。

（4）内镜检查。内镜检查用于直接观察气管、食管、直肠、膀胱等。

（5）其他。放置导尿管、腹腔内留置导管、胸腔闭式引流管等兼有诊断和治疗价值。血管造影可以确定血管损伤或外伤性动脉瘤、动静脉瘘。

（四）处理原则

对于各种类型的创伤，妥善的现场救护是挽救患者生命的重要保证，并为治疗奠定基础。急救措施包括伤口的止血、包扎、固定，创伤部位的制动，循环、呼吸功能的支持等，注意优先解决危及生命的紧急问题，如心脏骤停、窒息、大出血、开放性和张力性气胸、腹腔内脏脱出、休克等，并将患者迅速、安全地运送至医院，及早手术治疗。整个救治过程，应遵循"生命第一、功能第二、解剖完整性第三"的原则。伤员较多时，应特别关注窒息、昏迷、休克等无法呼救的"沉默者"。

（五）护理评估

1. 健康史　应向第一目击者、现场救护者或可能情况下向伤员本人采集病史。主要了解发生了何种意外及受伤特征，如交通事故伤、刺伤、砍伤、坠落伤、枪械伤等；询问患者受伤的时间、地点、部位、方式、伤时姿势、环境、伤后出现的症状及演变过程、处理经过、既往健康情况等。

2. 心理-社会评估　评估患者是否焦虑，情绪是否稳定，是否配合治疗。

（六）护理诊断

1. 疼痛　与局部受伤及创伤性炎症反应有关。

2. 组织完整性受损　与组织器官受损伤、结构破坏有关。

3. 体液不足　与组织出血、体液丢失有关。

4. 躯体移动障碍　与肢体受伤、组织结构破坏有关。

5. 有感染的危险　与伤口污染、异物存留、机体免疫力低下有关。

6. 体温过高　与创伤性炎症反应、颅脑损伤、并发感染有关。

7. 组织灌注量改变 与伤后失血、失液及神经系统受强烈刺激导致有效循环血量减少有关。

（七）护理措施

1. 体位和局部制动 较重创伤患者须卧床休息，其体位应利于呼吸和促进伤处静脉回流，如半卧位时膈肌下降便于呼吸运动，患肢抬高可减轻肿胀。伤处适当制动，骨折、脱位时，先行复位，再选用绷带、夹板、石膏、支架等固定方法制动，以缓解疼痛，利于修复。

2. 镇静、镇痛和心理支持 遵医嘱合理使用镇静剂和镇痛剂，使患者安静休息，同时注意药物的副作用，防止掩盖病情。关心患者的心理状态，帮助其面对压力，给予心理支持，缓解其紧张、焦虑和恐惧心理，保持患者情绪稳定，配合治疗。

3. 闭合性损伤的护理 小范围的软组织挫伤，伤后早期局部冷敷，以减少组织内出血，12 小时后可热敷和理疗，以利于肿胀消退。疑有胸腹脏器联合损伤、颅脑损伤等，给予相应的检查和治疗。

4. 开放性伤口的处理 污染伤口应尽早行清创术，越早越好，应尽可能在受伤后 6~8 小时内施行（但时间并非绝对），使其转变或接近于清洁伤口，当即缝合或延期缝合，争取Ⅰ期愈合。感染伤口须换药治疗，以逐渐达到Ⅱ期愈合。此外，有异物应及早取出，尤其是感染病灶内的异物。

5. 纠正水、电解质与酸碱平衡失调和代谢紊乱 伤后血清钾浓度常有波动，应及时测定和做心电图检查，需要时补充钾盐。在补液过程中，应认真监测和记录。

6. 感染的防治 无论是开放性或闭合性创伤，必须重视感染的防治，但抗生素的使用并不能代替伤口处理。因此，应尽早施行伤口的清创术及闭合伤的手术处理，可根据伤情选择合适的抗生素。伤口感染较轻、引流充分者不必使用抗生素，感染较重或全身性感染时必须使用抗生素，同时做细菌培养和抗生素敏感试验，选择有效抗生素并给予足够剂量。对于伤口深、感染重、有异物存留等情况，应注射破伤风抗毒素。

7. 器官的维护 对任何部位的严重创伤，除了积极处理局部伤口，还要考虑其对全身的影响，密切观察，采取相应的措施防治休克和多系统器官衰竭。加强心、肺、肾、脑等器官的监测和维护是降低创伤病死率的关键。

（八）健康教育

治疗创伤不仅要求修复损伤的组织器官，而且要尽可能恢复其生理功能。因此，在促进组织修复的前提下，应积极进行身体各部位的功能锻炼，防止因制动引起关节僵硬、肌肉萎缩等并发症。向患者讲解创伤的病理、伤口修复的影响因素、各项治疗措施的必要性，鼓励其加强营养，以积极的心态配合治疗，促进康复。

第二节　烧伤患者的护理

引导案例

患者，男，41 岁，体重 60 kg。因热力烧伤后 8 小时就诊。患者躯干、双上肢、臀部全部烧伤，患处有大水疱，部分水疱皮脱落后可见基底面呈潮红色，患处剧痛难忍。查体：体温 37.2 ℃，心率 86 次/分，呼吸 22 次/分，血压 102/80 mmHg。

案例思考：

（1）该患者的烧伤深度及烧伤面积和 24 小时补液总量是多少？

（2）需要补充胶体液的量是多少毫升？

（一）病因病理

烧伤可由热力、电能、激光、放射线及化学物质引起，其中以热力烧伤最常见。热力烧伤为火焰或高温气体、液体、固体所致。其病理改变一般由热源温度和受热时间决定。烧伤造成的皮肤、黏膜创面使机体防御屏障受损，严重者可导致体液大量丧失，细菌入侵及器官衰竭。远期创面瘢痕挛缩，影响容貌和关节活动，需要进行晚期修复。我国在大面积深度烧伤治疗和护理方面，已位居世界前列。

（二）临床表现

1. 烧伤面积的计算　人体体表面积按 100% 计算，烧伤面积的估算方法如下。

（1）手掌法。伤员五指并拢，其手掌面积约为体表面积的 1%，用于散在的小面积烧伤（量烧伤皮肤取加法）或特大面积烧伤（量健康皮肤取减法）。该方法简便，但欠准确。

（2）中国新九分法（表 8-1）。在中国新九分法中，将人体体表面积分为 11 个 9%，另加 1%，构成 100% 的体表面积，符合中国人的体型实际，便于记忆。儿童因头部相对大，下肢相对小，烧伤面积可参照表 8-1 内所列公式计算。其中，Ⅰ度烧伤不列入烧伤面积，总面积后需分别列出浅Ⅱ度、深Ⅱ度、Ⅲ度面积。

表 8-1　中国新九分法各部位体表面积估算

区域	部位	占成人体表面积百分比/%	占儿童体表面积百分比/%
头颈	发部	3 ⎫	
	面部	3 ⎬ 9×1	9+（12-年龄）
	颈部	3 ⎭	
双上肢	双手	5 ⎫	
	双前臂	6 ⎬ 9×2	9×2
	双上臂	7 ⎭	
躯干	躯干前	13 ⎫	
	躯干后	13 ⎬ 9×3	9×3
	会阴	1 ⎭	
双下肢	双臀	男:5　女:6 ⎫	
	双大腿	21 ⎬ 9×5+1	9×5+1-（12-年龄）
	双小腿	13 ⎪	
	双足	男:7　女:6 ⎭	

2. 烧伤深度的估计　一般按国际通用的三度四分法（表 8-2）判断，即Ⅰ度（红斑）、浅Ⅱ度（大水疱）、深Ⅱ度（小水疱）、Ⅲ度（焦痂）。但烧伤的深度不是静止的，可随病程变化而有所改变，如创面感染、受压等因素，烧伤深度可变深。临床上常称

Ⅰ度、浅Ⅱ度为"浅度烧伤"，深Ⅱ度、Ⅲ度则称为"深度烧伤"。

表8-2 烧伤深度

深度分类	损伤组织层次	临床特点	愈合过程
Ⅰ度	表皮层	红斑、热、痛、感觉过敏	3~7天脱屑,无瘢痕,短期有色素沉着
浅Ⅱ度	达真皮浅层部分生发层健在	剧痛,水疱大,疱皮薄,基底潮红,明显水肿	若无感染,1~2周痊愈,无瘢痕,多数可有色素沉着
深Ⅱ度	真皮深层皮肤附件可残留	痛觉迟钝,拔毛痛,水疱小,疱皮厚,数日后可出现网状血管栓塞	若无感染,3~4周愈合,有瘢痕
Ⅲ度	达皮肤全层,甚至深及肌肉和骨骼	痛觉消失,创面呈蜡白或焦黄,痂下严重水肿,数日后可出现树枝状血管栓塞	3~5周焦痂脱落,出现肉芽创面,除小面积外,一般需植皮方能愈合

3. 烧伤程度分类　主要是根据烧伤的面积、深度、结合有无吸入性损伤及并发症分类。①轻度烧伤：浅Ⅱ度面积<9%。②中度烧伤：深Ⅱ度面积为10%~29%，或Ⅲ度面积<10%。③重度烧伤：总面积为30%~49%，或Ⅲ度面积达10%~19%，或烧伤面积虽不足，但有呼吸道烧伤或伴有较重的复合伤及休克。④特重烧伤：总面积>50%，或Ⅲ度面积>20%。

4. 烧伤的临床经过　可分为休克期、感染期和修复期3期，各期常互相重叠。体液的渗出是逐步的，伤后2~3小时最为急剧，6~12小时后达高峰，随后逐渐减缓，至48小时渐趋恢复，渗出于组织间的水肿液开始吸收。

（三）辅助检查

1. 血常规检查　多数患者可有白细胞计数、嗜中性粒细胞百分比增多，少数患者有明显的核左移或白细胞中出现中毒颗粒。

2. 血培养、脓液细菌培养或涂片检查　应用抗生素之前可采血做细菌培养，同时进行药物敏感试验。

3. 血生化检查　严重烧伤患者失液较多，应定时做钾、钠、氯及二氧化碳结合力和肝、肾功能检查。

4. 呼吸功能检查　烧伤患者多有曾吸入大量烟尘和有毒气体史，应做好相应观察和监护。

（四）处理原则

及时恰当的急救处理是关系到烧伤患者生命安全及影响治疗的重要因素。现场急救的目的是迅速消除致伤原因，脱离现场，及时予以适当治疗，尽可能减轻伤情。并注意有无复合伤，施行相应的急救处理，对大出血、窒息、开放性气胸、中毒、骨折等，迅速进行抢救。合并吸入性损伤，应保持呼吸道通畅，给予吸氧，必要时行气管切开。头面部烧伤应检查有无眼角膜损害，注意保护眼角膜。及时将患者就近转送至医疗单位，进一步处理。

临床上对于轻度烧伤的治疗主要是处理创面和防止局部感染。对于中度以上烧伤需要局部治疗和全身治疗并重。抗休克、抗感染及创面处理是烧伤治疗的3个主要问题，其中创面处理是贯穿始终的，对抗感染的效果和功能的恢复有决定性意义。

1. 补液治疗 根据Ⅱ度、Ⅲ度烧伤面积按公式补液，以维持有效循环血量。

（1）补什么。应补充晶体、胶体混合液和需要的水分。晶体液首选平衡盐液，其次选用等渗生理盐水等。胶体液首选血浆，以补充渗出丢失的血浆蛋白。若来源困难，也可用葡萄糖苷、羟乙基淀粉等暂时代替，有条件时也可用人体清蛋白液。全血因含红细胞，在烧伤后血液浓缩时不宜用，深度烧伤大量红细胞破坏时可用。

（2）补多少。计算公式如下：烧伤后第 1 个 24 小时补液量（ml）=烧伤（Ⅱ度+Ⅲ度）面积×体重（kg）×1.5 ml（儿童 1.8 ml，婴幼儿 2 ml）。其中，晶体液与胶体液的比例为 2：1，特重伤者和幼儿烧伤的比例可改为 1：1。另再加补基础需水量，成人为 2000 ml，儿童为 60~80 ml/kg、婴幼儿为 100 ml/kg。第 2 个 24 小时晶体液与胶体液为第 1 个 24 小时的一半，基础需水量不变。

（3）怎样补。输入速度先快后慢，其中补液量的 1/2 在烧伤后前 8 小时内输完，另 1/2 在随后 16 小时内输入。严重烧伤患者第 1 个 24 小时的输液量往往很大，常有超过 10 000 ml 者，为了保持输液通道通畅均匀，多需静脉切开。基础需水量则于 24 小时内均匀输入。

例如，某成人Ⅱ度烧伤面积为 26%、Ⅲ度烧伤面积为 14%，体重 60 kg，第 1 个 24 小时需补含钠晶体液和胶体液共（26+14）×60×1.5＝3600 ml。其中，含钠晶体液和胶体液各占一半，即输入平衡液 1800 ml、胶体液 1800 ml，另加 10% 葡萄糖溶液 2000 ml，总计 5600 ml。当天前 8 小时内输入晶体液、胶体液各 900 ml，剩余一半在随后 16 小时内输入，葡萄糖则均匀输入。

2. 烧伤创面处理 正确处理烧伤创面是抢救烧伤患者成功的关键环节。其目的是保护创面、防治感染、促进愈合，以最大限度恢复功能。

（1）创面初期处理。剃净创面四周毛发，清洗创面周围皮肤。用生理盐水或新洁尔灭冲洗创面，无菌纱布拭干。浅Ⅱ度创面的完整水疱予以保留，已脱落及深度创面上的水疱皮可以去除。处理创面时动作轻柔，可用吗啡、哌替啶等药物镇痛。若休克严重，应先控制休克再处理创面。

（2）创面采用包扎或暴露疗法。包扎有利于保护创面、减轻疼痛，及时引流渗液，适用于面积小或肢体的浅Ⅱ度烧伤。包扎后每日检查有无松脱、臭味或疼痛，注意肢端末梢循环情况，敷料浸湿后应及时更换，以防感染。暴露治疗是将烧伤创面暴露于空气中，使创面渗液和坏死组织逐渐干燥，形成痂壳暂时保护创面，且干冷的环境也不利于细菌繁殖，适用于大面积、头面部或会阴部烧伤。痂皮形成前后注意其深部有无感染。全身多处烧伤可用包扎和暴露相结合的方法。注意创面不宜用甲紫、红汞或中药粉末，以免妨碍创面观察。

（3）去痂、植皮。深度烧伤创面愈合缓慢，或不能自愈，且瘢痕增生可造成畸形，因此须积极处理，尽早去除痂壳，植皮覆盖，使创面早日愈合。

1）蚕食脱痂法：保持痂皮干燥，预防痂下感染，待痂下组织自溶、分离时逐步剪去痂壳，即蚕食脱痂法。创面的肉芽组织生长良好、无脓性分泌物时即可植皮。此法简单，但治疗时间较长。

2）手术切痂和削痂，手术去痂宜在伤后 3~5 天内开始。切痂主要用于Ⅲ度烧伤，将焦痂和坏死组织一并切除。削痂主要用于深Ⅱ度烧伤，削去坏死组织，使成新鲜创面，此法出血较多，术前应充分备血。彻底止血后立即对创面进行植皮。自体植皮者做好供皮区皮肤准备，避免皮肤损伤，消毒时用 70%~75% 乙醇。植皮后保护植皮区创面，勿受压。包扎敷料妥善固定，松紧适宜，防止皮片滑动。更换敷料时，观察皮片成活情况，防止感染和皮片脱落。

（4）感染创面的处理。常见致病菌为铜绿假单胞菌（绿脓杆菌）、金黄色葡萄球菌、大肠埃希菌等，近年来真菌感染有逐渐增多的趋势。加强烧伤创面的护理包括：局部应用抗菌药液及收敛性强的中草药制剂，已成痂的保持干燥完整。选用湿敷、半暴露法（薄层药液纱布覆盖）、局部浸浴或全身浸浴等方法充分引流脓性分泌物，去除坏死组织，待感染基本控制、肉芽组织生长良好时，应及时植皮促使创面愈合。

（五）护理评估

1. 健康史　了解烧伤的原因、部位，有无合并伤及中毒，以及患者的年龄和健康状况。

2. 心理-社会评估　评估患者意识是否清楚，是否由于外表形象改变而焦虑或抑郁，患者家属的支持程度和医疗费用的支付能力。

（六）护理诊断

1. 皮肤完整性受损　与烧伤有关。

2. 体液不足　与大量体液渗出、血容量减少有关。

3. 疼痛　与创面烧伤、痛觉敏感及局部炎症反应有关。

4. 营养失调：低于机体需要量　与机体处于高分解代谢状态、摄入量不足有关。

5. 自我形象紊乱　与烧伤引起外表形象及肢体功能改变有关。

6. 躯体移动障碍　与肢体烧伤、功能改变有关。

7. 焦虑/恐惧　与精神受烧伤场面刺激、特殊部位烧伤或预见到的畸形、功能障碍有关。

8. 有感染的危险　与皮肤屏障功能丧失、机体免疫功能低下等有关。

（七）护理措施

1. 基础护理　加强皮肤护理，保护骨隆突处，暴露的创面尽可能避免受压。使用烧伤专用翻身床或气垫床，制订计划定时翻身，确保操作安全。及时发现痂下感染。严格无菌操作，并采取保护性隔离措施，所用床单、治疗巾、罩布等须经灭菌处理，定时消毒病室空气，并保持一定温度和湿度，防止交叉感染。做好疼痛患者的对症处理。

全身性感染是当前大面积烧伤死亡的主要原因，根据细菌学检查和药敏试验有针对性地选用抗生素，并注意监测患者的肝、肾功能。协助医生积极处理创面、切除坏死组织。创面污染较重或浅Ⅱ度烧伤面积在5%以上者，进行破伤风抗毒素预防注射。同时加强全身支持治疗，进行肠内外营养支持，补充精氨酸、谷氨酰胺、支链氨基酸，提高免疫功能，维持水、电解质与酸碱平衡，防治休克。

2. 器官并发症的防治　严重烧伤的伤情重、病程长、并发症多，常见且威胁较大的有肺部感染和急性呼吸衰竭、肾功能不全、应激性溃疡等。预防的关键在于及时纠正低血容量、迅速逆转休克及预防和减轻感染。同时根据患者病情着重维护和监测器官的功能，留置导尿管观察尿量，利尿、碱化尿液，翻身、拍背、吸痰、祛痰，给氧和改善通气等。

3. 心理护理　加强与患者的沟通交流，安慰患者，稳定其情绪。帮助患者面对烧伤的事实，尤其对于需多次植皮的患者，应耐心解释，消除患者的顾虑和恐惧，鼓励其树立信心，配合治疗。重视患者心理的康复，对颜面部烧伤、手烧伤等遗留瘢痕、畸形或功能障碍者，可采用心理疏导的方法，指导患者正确对待伤残。

4. 康复护理　调动患者的积极性，制订康复计划，加强肢体的功能锻炼。在烧伤早期即注意维持各部位的功能位置，如颈部烧伤应取后伸位，手部固定为半握拳的姿势且指间垫油纱以防粘连。鼓励患者逐渐进行关节和肢体的锻炼，创面愈合后尽早下床活动，以尽快恢复功能。

（八）健康教育

普及防火、灭火、自救常识，预防烧伤事件的发生。对康复期患者进行知识教育，鼓励其参与一定的家庭、社会活动，指导其了解保护皮肤的方法。

本章要点

（1）创伤的急救原则和护理措施。
（2）烧伤面积的估算、深度识别和补液及护理措施。

思考题

（1）试述伤口的愈合类型。
（2）试述创伤的急救原则。
（3）试述烧伤面积的估算方法。
（4）试述烧伤的深度识别。
（5）试述烧伤严重程度的识别和补液、计算方法、液体种类的选择。

第九章　肿瘤患者的护理

（1）掌握肿瘤患者的临床诊断、监测措施和护理原则。

（2）运用相关知识对肿瘤患者进行护理评估。

（3）学会肿瘤患者术后的护理措施、放射治疗的护理措施及化学疗法的护理措施。

肿瘤（tumor）是机体细胞在不同始动与促进因素长期作用下，产生过度增殖或异常分化所形成的新生物。新生物一旦形成后，不因病因消除而停止增生。它不受生理调节，且破坏正常的组织与器官。根据对人体的影响，肿瘤可分为良性与恶性。随着疾病谱的改变，恶性肿瘤已成为目前最常见的死亡原因之一，现在是我国男性死因的第 2 位，女性死因的第 3 位。全国每年新发病例约 200 万人，死亡 140 余万人。我国最常见的恶性肿瘤，在城市依次为肺癌、胃癌、肝癌、肠癌与乳腺癌，在农村依次为胃癌、肝癌、肺癌、食管癌、肠癌。

（一）病因及发病机制

肿瘤的病因迄今尚未完全了解。目前认为其发生是由多种外源性的致癌因素和内源性的促癌因素长期共同作用的结果。

1. 致癌因素（外源性因素）

（1）化学因素。化学致癌物质，如亚硝胺类与食管癌、胃癌和肝癌有关；烷化剂（有机农药、硫芥等）可致肺癌及造血器官肿瘤；多环芳香烃类化合物（煤焦油、沥青等）与皮肤癌、肺癌有关；氨基偶氮类化合物染料易诱发膀胱癌、肝癌。

（2）物理因素。如电离辐射可致皮肤癌、白血病；紫外线可引起皮肤癌；石棉纤维与肺癌有关；滑石粉与胃癌有关。

（3）生物因素。主要为病毒，如 EB 病毒与鼻咽癌、伯基特淋巴瘤相关；单纯疱疹病毒与宫颈癌有关；乙型肝炎病毒与肝癌有关。另外，真菌、寄生虫亦与癌症的发生有关，如华支睾吸虫与肝癌有关，日本血吸虫与大肠癌的发生有关等。

（4）不良生活方式。不良饮食习惯及大量饮酒与消化系统肿瘤有关；吸烟与肺癌、膀胱癌有关。

（5）癌前疾病史。经久不愈的炎症和溃疡可因长期局部刺激而发生癌变，如胃癌与萎缩性胃炎、慢性胃溃疡、胃息肉有关。

2. 促癌因素（内源性因素）

（1）遗传因素。与癌症的关系虽无直接证据，但有遗传倾向性，如乳腺癌、胃癌、食管癌、肝癌、鼻咽癌。

（2）内分泌因素。较明确的是雌激素与乳腺癌、子宫内膜癌有关，催乳素与乳腺癌发病有关，生长激素具有促癌作用。

（3）免疫因素。具有先天或后天免疫缺陷者易患恶性肿瘤，如艾滋病（获得性免疫缺陷综合征，AIDS）易患恶性肿瘤。器官移植后长期使用免疫抑制剂者，肿瘤的发生率比正常人群高 50～100 倍。

（4）营养因素。缺乏蛋白质和新鲜蔬菜，长期食用霉变、烟熏、油炸食品及高脂肪、低纤维、低维生素 C 等易致癌饮食。

（5）心理–社会因素。人的性格、情绪、工作压力及环境变化等，可通过影响人体内分泌、免疫功能而诱发肿瘤。流行病学调查发现，近期经历重大精神刺激、性格内向抑郁者较之其他人群易患恶性肿瘤。

（二）病理生理

细胞学上良性肿瘤近似正常细胞，少有核分裂象。恶性肿瘤则有去分化或非典型增生（间变），表现为浸润性生长并伴转移。

1. 恶性肿瘤的发生及发展　包括癌前期、原位癌和浸润癌 3 个阶段。从病理形态上看，癌前期上皮增生明显，伴有非典型增生；原位癌变仅限于上皮层内，系未突破基底膜的早期癌；浸润癌则突破基底膜，浸润、发展、破坏和侵蚀周围组织的正常结构。

2. 肿瘤细胞的分化　依据恶性肿瘤的分化程度不同，其恶性程度和预后也不一。细胞分为高分化、中分化和低分化（或未分化）3 类或称为 Ⅰ、Ⅱ、Ⅲ 级。高分化细胞接近正常，恶性程度低；未分化细胞核分裂较多，恶性程度高，预后差；中分化的恶性程度介于两者之间。分化程度与肿瘤的恶性程度及预后密切相关。

3. 转移　恶性肿瘤不仅可以在原发部位浸润生长，因细胞间黏附力小，易脱落向远处扩散，从而形成转移。恶性肿瘤转移方式有以下 4 种。

（1）直接蔓延。肿瘤细胞由原发部位直接侵入毗邻组织，如直肠癌侵及骨盆壁。

（2）淋巴转移。多数情况为区域淋巴转移，也可出现跳跃式越级转移。此外，还可发生皮肤真皮淋巴管转移，有些可形成卫星结节。

（3）血行转移。由血液循环系统将原发病灶的癌细胞带到肺、骨、肝及脑部的微血管床造成转移，如腹内肿瘤可经门脉系统转移至肝。

（4）种植性转移。肿瘤细胞脱落后在体腔或空腔器官内转移，如肝癌种植转移至盆腔。

（三）分类与分期

1. 分类　根据肿瘤的形态学和生物学行为分为良性和恶性两大类。

（1）良性肿瘤。良性肿瘤称为"瘤"，如纤维瘤、脂肪瘤。良性肿瘤细胞分化成熟，呈膨胀性生长，不发生转移，对人体影响不大，但长在重要部位也可威胁生命。部分良性肿瘤可恶性变。

（2）恶性肿瘤。恶性肿瘤包括癌（来源于上皮组织者）、肉瘤（来源于间叶组织者）及胚胎性母细胞瘤等，少数恶性肿瘤仍沿用传统名称"瘤"或"病"，如恶性细胞瘤、白血病等。恶性肿瘤细胞分化不成熟，生长较快，呈浸润性、破坏性生长，无规律的持续增长，可破坏所在器官并发生转移，从而危害生命。恶性肿瘤根据细胞分化程度，又分为高分化、中分化和未分化癌。

（3）交界性肿瘤。临床还有少数肿瘤在形态上属于良性肿瘤，但常呈浸润性生长，切除后易复发，甚至可出现转移，生物学行为介于良性与恶性之间的类型，称之为交界性肿瘤，如腮腺混合瘤。也有肿瘤虽为良性，但显示出恶性生物学行为，如颅内良性肿瘤伴颅内高压。

2. 分期　恶性肿瘤的临床分期有助于制订合理的治疗方案、正确评价治疗效果、判断预后。目前临床较常用的为国际抗癌联盟（Union for International Cancer Control，UICC）提出的 TNM 分期法。其中，T 代表原发肿瘤，N 代表淋巴结，M 为远处转移；再根据肿块大小、浸润程度在字母后标以数字 0~4 表示肿瘤的发展程度，1 代表小，4 代表大，0 代表无；有远处转移为 M_1，无为 M_0。临床无法判断肿瘤体积时则以 Tx 表示。根据 TNM 分期法的不同组合，临床将之分为 Ⅰ 、Ⅱ 、Ⅲ 、Ⅳ 期。各种肿瘤的 TNM 分期具体标准由各专业会议协定。

（四）临床表现

1. 全身表现　良性及恶性肿瘤早期多无明显的全身症状。恶性肿瘤中、晚期患者常出现非特异性全身症状，如贫血、低热、乏力、消瘦等，发展至全身衰竭时可表现为恶病质（cachexia），尤其是消化道肿瘤患者可较早出现恶病质。某些部位的肿瘤可呈现相应的功能亢进或减退，继而引起全身性改变，如肾上腺嗜铬细胞瘤引起的高血压，甲状旁腺腺瘤引起的骨质改变，颅内肿瘤引起的颅内压增高和神经系统定位症状等。

2. 局部表现

（1）肿块。位于体表或浅在的肿瘤，肿块常是最早的症状，肿块性质不同，其硬度及活动度不同。位于深部或内脏的肿块不易触及，但可出现周围组织受压或空腔器官梗阻症状。

（2）疼痛。良性肿瘤除直接压迫神经干外，一般无疼痛；恶性肿瘤晚期侵犯神经，疼痛多比较明显，可出现局部刺痛、跳痛、隐痛、烧灼痛或放射痛，常难以忍受，尤以夜间为重。

（3）梗阻。肿瘤膨胀后造成空腔器官阻塞，可发生绞痛及相应的梗阻表现。胃癌伴幽门梗阻可致呕吐；大肠癌可致肠梗阻；胰头癌可压迫胆总管而出现黄疸；支气管癌可引发肺不张等。

（4）溃疡。晚期常有溃疡、出血、感染，破坏所在器官的功能和结构。体表或空腔器官的肿瘤生长迅速，可因供血不足继发坏死或感染而溃烂。恶性肿瘤常呈菜花状或肿瘤表面溃疡，可有恶臭及血性分泌物。

（5）出血。生长过程中发生组织破溃或血管破裂时可有出血。上消化道肿瘤可有呕血；泌尿系肿瘤可见血尿；肺癌可有咯血或血痰；宫颈癌可有血性白带或阴道出血；肝癌破裂可致腹腔内出血。

（6）转移症状。恶性肿瘤通过直接蔓延、血行或淋巴转移和种植转移。当肿瘤转移至淋巴结可有区域淋巴结肿大。若发生其他器官转移可有相应的表现，如骨转移可有疼痛、病理性骨折，肺转移可有咳嗽、胸痛等。

（五）辅助检查

1. 实验室检查　常规实验室检查的异常发现并不一定是恶性肿瘤的特异性标志，但该类阳性结果常可提供诊断的线索。比如，胃癌患者可伴贫血及大便隐血；大肠肿瘤患者可有黏液血便或大便隐血试验阳性；泌尿系肿瘤患者可见血尿。恶性肿瘤患者常可伴红细胞沉降率加快。血清学检查由于特异性较差，多可作为辅助诊断，如骨肉瘤患者碱性磷酸酶可升高，绒毛膜上皮癌患者的绒毛膜促性腺激素可增高。

用生化方法测定人体内由肿瘤细胞产生的分布在血液、分泌物、排泄物中的肿瘤标志物，如酶、激素、糖蛋白和代谢产物，可间接了解肿瘤的情况。如结肠癌、胃癌、肺癌、乳腺癌患者的癌胚抗原（CEA）均可增高，肝癌及恶性畸胎瘤患者的甲胎蛋白（AFP）可增高，肺癌患者的酸性糖蛋白及消化系统癌症患者的 CA19－9、CA50 等均增高。由于细胞或分子水平的变化早于临床表现之前，故近年建立的用于了解细胞分化的流式细胞分析技术及基因技术，因其敏感性和特异性而有助于诊断和估计预后。

2. 影像学检查

（1）X 线检查。X 线检查包括胸透、平片、钡餐或钡剂灌肠、气钡双重造影及逆行造影检查等。

（2）B 超检查。B 超检查能分辨甲状腺、肝、肾的肿块。

（3）CT 检查。CT 检查是近年来 X 线技术的重大突破。在颅脑及胸、腹部等横断面上，能清楚地显示实质性肿块的位置和范围。

（4）MRI 检查。MRI 检查主要用于脑组织和软组织肿瘤的诊断。

（5）核素显像（扫描）。常用于肝、胆、脾、肾、骨、甲状腺的扫描，以及静脉、淋巴、脑血管、蛛网膜下隙等的显影。

3. 内镜检查 应用金属或纤维光导的内镜能直接观察空腔器官、胸腔、腹腔及纵隔等部位的病变；又可向输尿管、胆总管或胰管插入导管做 X 线造影检查。常用的有食管镜、胃镜、结肠镜、直肠镜、支气管镜、腹腔镜、膀胱镜、阴道镜及子宫镜等。

4. 病理学检查 为目前确定肿瘤的直接而可靠的依据，包括细胞学与组织学两部分。细胞学检查包括胸腹腔积液、尿液沉渣及痰液与阴道涂片检查，食管拉网、胃黏膜洗脱液、宫颈刮片及内镜下肿瘤表面刷脱细胞检查，细针穿刺抽取肿瘤细胞进行涂片染色检查。组织学检查则根据肿瘤所在部位、大小及性质等，通过钳取活检、经手术完整切除肿瘤，然后进行石蜡切片或术中冷冻切片检查。活体组织检查有可能促使恶性肿瘤扩散，应在术前短期内或术中进行。

5. 手术探查 适用于高度怀疑又难确诊的恶性肿瘤，诊断和治疗可同步进行。

（六）处理原则

肿瘤的早期诊断对治疗和预后至关重要，但目前仍缺乏理想的特异性诊断方法。临床多通过综合病史、体格检查、辅助检查等方式，确定有无肿瘤及肿瘤的性质、范围和程度。

良性肿瘤应完整手术切除，临界性肿瘤必须彻底手术切除，否则极易复发或恶性变。恶性肿瘤常伴有浸润与转移，须从整体考虑采用手术、放射治疗（放疗）、化学治疗（化疗）、生物治疗、内分泌治疗、中医药治疗及心理治疗等综合疗法。其中 I 期以手术治疗为主；II 期以局部治疗为主，若原发肿瘤切除或放疗，必须包括转移灶的治疗，辅以有效的全身化疗；III 期采取综合治疗，手术前后及术中放疗或化疗；IV 期以全身治疗为主，辅以局部对症治疗。

1. 手术治疗 早期手术切除是恶性肿瘤最主要和最有效的治疗手段。根据目的不同，可将手术分为以下几种。

（1）预防性手术。预防性手术通过手术早期切除癌前病变，预防其发展成为恶性肿瘤，如隐睾症、大肠肿瘤性息肉、黏膜白斑等。

（2）诊断性手术。诊断性手术包括切取活检术和剖腹探查术等，为准确的诊断、合理的治疗提供可靠依据。

（3）根治性手术。根治性手术适用于早、中期患者，包括彻底切除肿瘤、充分清扫转移的区域淋巴结、尽量杀灭手术残留的肿瘤细胞3个环节。主要有改良根治术和广泛根治术两种方法。

（4）姑息性手术。姑息性手术适用于晚期癌症有远处转移或肿块无法切除的患者，包括非彻底性肿瘤切除，改道、缝扎肿瘤的营养血管。其目的是为了改善患者生存质量，减少并发症和缓解症状。

（5）复发或转移灶的治疗。复发或转移肿瘤较原发肿瘤手术治疗更为困难，但对术后出现的肝、脑、肺的单个转移灶做切除治疗仍可保持患者5年生存率。

2. 化学治疗 简称化疗，配合手术及放疗，可防止肿瘤复发和转移。用于晚期肿瘤患者，可控制肿瘤发展，某些肿瘤可因此获得长期缓解，使部分绒毛膜癌、白血病等患者获得临床治愈。化疗的方式主要有诱导化疗、辅助化疗、初始化疗、特殊途径化疗4种。化疗药物包括以下几种。

（1）烷化剂类。烷化剂类属于细胞毒素，可破坏DNA、干扰细胞增殖，终致细胞死亡。其中环磷酰胺主要治疗肺癌、淋巴肉瘤、鼻咽癌等；塞替派治疗乳腺癌、淋巴肉瘤等有效。

（2）抗代谢类。抗代谢类可封闭某些重要的酶系，阻断DNA和蛋白质的合成。代表药物有氟尿嘧啶，广泛用于肝癌、胃癌、大肠癌等。此外，还有氨甲蝶呤、阿糖胞苷等。

（3）抗生素类。抗生素类主要从放线菌中提炼而来，通过干扰细胞代谢来抑制或破坏肿瘤细胞。丝裂霉素常用于治疗肺癌、淋巴肉瘤；博来霉素可治疗皮肤癌、阴茎癌。另外，还有阿霉素、放线菌素D等，通常联合用药。

（4）生物碱类。生物碱类的有效成分为生物碱，可抑制细胞的有丝分裂。常用长春新碱治疗肺癌、淋巴肉瘤，其他还有紫杉醇及鬼臼毒素类、羟喜树碱等。

（5）激素和抗激素类。常用的有己烯雌酚、黄体酮、甲状腺素等。手术切除性腺的疗法与激素使用原理相同，目的都在于人为地扰乱原来适宜肿瘤细胞增殖的内环境，抑制肿瘤细胞的分裂。

（6）其他。如顺铂（PDD）、γ-门冬酰胺酶、丙卡巴肼（PCZ）等。近年来，广泛开展的介入治疗可为经动脉定位插管单纯灌注或栓塞加化疗治疗，也可同时皮下留置微泵。在肝癌、肺癌的治疗中应用较多，经介入治疗肿瘤缩小后可采取手术切除，或多次治疗使肿瘤得以缓解或控制。

化疗药物的具体用法：根据患者全身情况及肿瘤的特异性而定，给药途径可分为静脉注射、肌内注射、口服或局部动脉给药。并酌情选择大剂量冲击疗法（每3~4周给药1次，毒性较大）、中剂量尖端疗法（每周1~2次，4~5周为1个疗程）、小剂量维持疗法（每日或间隔1日给药1次），化疗必须联合用药、多疗程用药（两疗程之间，至少间隔4~6周）。目前，所用药物在杀伤肿瘤细胞的同时，也会杀伤体内增殖较快的正常细胞，故毒性较大，可致骨髓抑制、消化道反应、毛发脱落、肾毒性反应、口腔黏膜及皮肤反应、免疫功能降低等不良反应。此外，化疗若通过静脉给药可造成血管损伤，导致静脉炎。药液渗入皮下时，会引起局部组织的变性、坏死。

3. 放射治疗 简称放疗，是肿瘤治疗的主要手段之一。它是利用放射线如X线、电子线、中子束、质子束及其他粒子束等抑制或杀灭肿瘤细胞。放疗有外照射和内照射两种方法。各种肿瘤对放射线敏感度不一，分化程度越低、代谢越旺盛的癌细胞对放射线越敏感，治疗效果也越好。

对放疗敏感的肿瘤包括淋巴造血系统、性腺肿瘤、多发性骨髓瘤等。反之，则治疗效果差，不宜选用。主要副作用是骨髓抑制、皮肤黏膜改变、胃肠道反应、疲劳等。另外，还有脱发等其他副作用。

4. 生物治疗　应用生物学方法治疗肿瘤患者，改善宿主个体对肿瘤的应答反应及直接效应的治疗称为生物治疗，包括免疫治疗和基因治疗。免疫治疗是通过刺激宿主的免疫机制，促使肿瘤消散，如接种卡介苗、注射干扰素、接种自体或异体瘤苗等。基因治疗是通过改变基因结构及功能等方法赋予靶细胞新的功能特性，治疗机体失调和疾病。

5. 其他　其他治疗包括内分泌治疗及中医药治疗等。内分泌治疗也称激素治疗，用于治疗某些发生及发展与激素密切相关的肿瘤，如卵巢癌可用黄体酮类药物治疗，乳腺癌可用他莫昔芬（三苯氧胺）治疗。中医药治疗用扶正祛邪、通经活络、化瘀散结、清热解毒、以毒攻毒的治则配合手术、放疗、化疗，可减轻药物毒副作用，改善机体全身情况，提高免疫能力。

6. 预防与控制　肿瘤属于多基因、多步骤的疾病，80%以上由环境因素所致。迄今，约1/3的癌症可以得到预防，1/3的癌症患者若能早期诊断可以治疗，1/3可以改善症状、延长生命。癌症预防可分为3级。

（1）一级预防。一级预防为病因预防。目的是消除或减少可致癌的因素，降低癌症发病率，防止癌症的发生，如戒烟、环境保护、改善不良生活方式及行为、养成良好个人卫生及饮食习惯、减少职业性致癌物暴露、慢性炎症及溃疡的早期治疗等。预防措施：保护环境，控制大气、水源、土壤污染；改变不良的饮食习惯及生活方式，倡导戒烟、戒酒，多食新鲜蔬果，忌食高盐、霉变食物；减少职业性接触致癌物质时间，如苯、甲醛；接种疫苗等。

（2）二级预防。二级预防是肿瘤早期发现、早期诊断和早期治疗的预防。目的是降低癌症病死率，如对高发区及高危人群的定期普查、及时发现和治疗癌前期病变等。预防措施：在无症状的自然人群中进行早期发现癌症为目的的普查工作。一般以某种肿瘤的高发区及高危人群为筛查对象，可改善检出肿瘤的预后。

（3）三级预防。三级预防为肿瘤诊断及治疗后的康复预防。目的在于提高患者的生存质量、减轻痛苦、延长生命，如癌痛的管理等。预防措施：对症治疗。近年来开展的化学预防和免疫预防为癌症预防开拓了新领域。

控制癌症最好的方法就是预防，其次是早期诊断、早期切除癌前病灶。积极做好门诊随访和通信随访。通常以3、5、10年生存率来衡量恶性肿瘤的疗效。但恶性肿瘤多年后，仍有可能复发，应终身随访。

（七）护理评估

1. 健康史　了解患者有无不健康的行为及生活方式，如长期大量吸烟、酗酒等；询问患者近期是否遭受重大生活事件，如丧偶、离婚等；询问患者有无慢性炎症、溃疡等疾病史，如经久不愈的窦道和溃疡可因长期局部刺激而发生癌变，如胃癌与萎缩性胃炎、慢性胃溃疡、胃息肉有关；询问患者有无病毒、细菌、寄生虫感染史；观察患者所处的生活及工作环境，是否有致癌物暴露，如长期从事炼钢、染料、橡胶、塑料等工作，有无化学物质的长期接触史等；了解患者的饮食、营养情况及个人生活习惯、特殊嗜好，如是否进食霉变食物、腌制食品等；了解患者的癌前病史及家族病史。

2. 身体状况　重点了解肿瘤部位、大小、形状、硬度、活动度、边界是否清楚，肿瘤有无坏死、溃疡、出血等继发症状及区域淋巴结情况；掌握患者疼痛的性质、程度及范围；了解患者食欲、进食量、体重；注意观察患者有无恶病质表现，如乏力、极度消瘦、贫血、低热等全身情况；评估患者生活自理能力和对事物的认知能力；观察患者消化道、尿道、皮肤黏膜有无出血征象，有无全身转移症状；注意患者放疗、化疗的不良反应；评估各种检查结果，包括实验室检查、影像学检查、病理学检查等。

3. 心理-社会评估　了解患者的性格及其对告知诊断的心理承受能力；了解患者及其家属对疾病诊断、检查、治疗及预后的情绪反应、伴随疾病的悲伤过程；观察患者与家属的沟通情况、家庭关系和社会关系；了解患者的经济来源及家庭经济承受力，社会支持系统能否为其提供足够的身心支持；了解患者及其家属对疾病相关知识的了解程度等。

（八）护理诊断

1. 焦虑/恐惧　与担忧疾病预后和手术治疗、家庭和社会地位及经济状况改变有关。

2. 营养失调：低于机体需要量　与肿瘤所致高代谢状态、消耗增加、治疗及疾病引起的厌食、恶心、呕吐、吸收障碍有关。

3. 疼痛　与肿瘤生长侵及神经、肿瘤压迫周围组织及神经、手术创伤及化疗和放疗所致组织损伤有关。

4. 自我形象紊乱　与肿瘤所致患者生活方式及角色改变、手术引起器官缺失、功能障碍和化疗引起脱发有关。

5. 知识缺乏　与患者缺乏肿瘤预防、术后康复、放疗及化疗反应等相关知识有关。

6. 潜在并发症　有出血、感染、器官功能障碍、骨髓抑制、口腔溃疡、静脉炎等疾病自身并发症，以及放疗或化疗的并发症（不良反应）和手术治疗的并发症。

（九）护理目标

（1）患者的焦虑、恐惧程度减轻。
（2）患者营养失调有所预防或改善，保持机体的代谢平衡。
（3）患者的疼痛得到有效控制。
（4）患者能正确认识并接受形体改变、残废及劳动力丧失。
（5）患者能了解肿瘤预防及自我照顾的有关知识和方法。
（6）护士能及早发现并处理感染征象。

（十）护理措施

1. 一般护理

（1）营养支持。充分的营养是保证患者细胞代谢、促进康复的重要条件。由于恶性肿瘤对营养的消耗，患者进食量的减少或消化吸收障碍，患者常存在营养不良，影响机体组织的修复。因此，应积极采取措施改善营养状况，鼓励患者进食高蛋白、高糖类、富含维生素、清淡、易消化饮食，注意食物的色、香、味及温度，避免粗糙、辛辣食物。化疗、放疗期间患者常有食欲减退、恶心、呕吐等消化道反应，可餐前适当应用药物控制症状。严重呕吐、腹泻者，给予静脉补液，防止脱水，必要时遵医嘱给予肠内外营养支持。晚期癌症患者因营养障碍迅速加重而出现恶病质，餐前要控制疼痛和恶心，为患者营造舒适的就餐环境，鼓励进食，必要时允许进食一些微辛辣的食品，以刺激患者的食欲。指导术后康复期患者少量多餐、循序渐进恢复饮食，做好饮食指导。

（2）疼痛护理。肿瘤迅速生长、浸润神经或压迫邻近器官可引起患者疼痛，是晚期癌症患者常见的症状之一。护理人员除观察疼痛的位置、性质、特点、持续时间外，还应注意提供增进患者舒适感的方法，保持病室安静，减少环境中对患者造成压力的因素。鼓励患者适当参与娱乐活动以分散注意力，并指导患者使用不同的方法控制疼痛，如松弛疗法、音乐疗法等。在护理过程中，应鼓励患者家属关心并参与止痛计划。晚期难以控制的疼痛对患者威胁很大，可按世界卫生组织（WHO）提出的三级阶梯止痛方案遵医嘱进行处理，以有效改善晚期肿瘤患者的生存质量。一级止痛法：疼痛较轻者，可用阿司匹林等非吗啡类解热镇痛剂。二级止痛法：适用于中度持续性疼痛者，当上述药物效果不显著时，改用可待因等弱镇痛剂。三级止痛法：疼痛进一步加剧，且上述药物无效者，改用强镇痛剂，如吗啡、哌替啶等，仍无效者可考虑药物以外的镇痛治疗。用药原则：小剂量开始，根据镇痛效果逐渐增量；先口服，无效后直肠给药，最后注射给药；定期给药，也可采用患者自控镇痛（PCA）管理。

2. 手术治疗的护理　手术可破坏机体的正常功能，如失语、截肢、人工肛门等，常致患者自我形象紊乱。因此，对于此类患者应在手术前解释清楚手术的必要性及重要性，手术后指导患者进行功能锻炼，并介绍功能重建的可能及所需条件，训练患者的自理能力，提高自信心。肿瘤患者手术后可能并发呼吸系统、泌尿系统、切口或腹腔内感染等。因此，手术前应充分准备。手术后常规监测患者生命体征，加强引流管和切口护理，密切观察患者病情，保持病室环境清洁；鼓励患者翻身、深呼吸、有效咳嗽及咳痰；加强患者皮肤和口腔护理；鼓励患者早期下床活动，并注意保暖。总之，积极采取上述有效措施，可减少并发症的发生，促进患者早日康复。

3. 放射治疗的护理　放射线照射后数小时很多患者会出现头晕、乏力、恶心、呕吐等不良反应及骨髓抑制。因此，放疗前要做好定位标志，放疗前后患者应静卧30分钟避免干扰，保证充足的休息与睡眠。放疗期间应适当减少活动、多休息，逐渐增加日常活动量。此外，放疗可引起皮肤、黏膜损伤，因此需要保护照射野的皮肤，保持皮肤清洁、干燥，尤应注意腋下、腹股沟、会阴部等皮肤皱褶处。穿棉质、柔软、宽松的内衣并勤更换。避免热刺激及使用粘贴胶布。外出时防止日光直射。放疗期间要加强局部黏膜的清洁，如口腔含漱、阴道冲洗、鼻腔使用抗生素及润滑剂滴鼻等。

观察照射器官的功能状态变化，若发现患者严重的不良反应时，如膀胱照射后血尿、胸部照射后放射性肺纤维化等，应暂停放疗。放疗期间患者免疫力下降，需注意继发感染的发生。严格遵守无菌技术；保持病室空气新鲜，每日通风2次；监测患者体温及白细胞计数。若患者白细胞计数过低，应采取保护性隔离、限制人员探视、每日2次紫外线空气消毒等措施，并使用升白细胞药物治疗。

4. 化学治疗的护理

（1）常见毒性反应的护理。

1）组织坏死的预防及护理：因强刺激性药物不慎漏入皮下可致组织坏死。掌握正确的给药方法，以保护血管。妥善固定针头以防滑脱、药液外漏。一旦发现药液漏出，应立即停止用药，局部皮下注入解毒药物，冷敷24小时，同时报告医生并记录。

2）栓塞性静脉炎的预防：化疗药物注射方法不当可致血管硬化、血流不畅，甚至闭塞。治疗时需选择合适的给药途径和方法。若为静脉给药，应根据药性选用适当的溶媒稀释至规定浓度；合理选择静脉并安排给药顺序；提高穿刺"一针见血"成功率。

3）胃肠道反应的护理：化疗患者常表现为恶心、呕吐、食欲减退等，应做好化疗重要性及药物不良反应的宣传工作。进食前用温盐水漱口，必要时在晚餐后或入睡前给予镇痛止吐剂。口腔炎或溃疡剧痛者可用2%利多卡因喷雾，改用吸管吸取流质饮食，必要时行肠外营养；合并真菌感染时，可用3%碳酸氢钠溶液和制霉菌素液含漱；溃疡创面可涂抹0.5%金霉素甘油。

4）骨髓抑制的护理：由于骨髓抑制作用，化疗患者常出现白细胞、血小板计数减少，应常规监测血象变化，每周1~2次；注意患者有无皮肤淤斑、牙龈出血及感染等症状。红细胞计数降低时给予必要的支持治疗，如中药调理、成分输血，必要时遵医嘱应用升红细胞药物。血小板计数降低时需注意安全，避免受伤。白细胞计数降低时要加强病室空气消毒，减少探视，预防医源性感染。对大剂量强化化疗者实施严密的保护性隔离或置于层流室。

5）肾毒性反应的护理：癌细胞崩解易致高尿酸血症，严重者可形成尿酸结晶，甚至导致肾衰竭。护士应鼓励患者大量饮水，准确记录液体出入量，对入量已足而尿少者酌情利尿。

6）口腔黏膜反应的护理：大剂量应用抗代谢药物易致严重口腔炎，应保持口腔清洁，出现口腔溃疡可用相应的漱口水含漱。

7）皮肤反应的护理：出现皮肤反应时，应防止皮肤破损。氨甲蝶呤、6-巯基嘌呤常引起皮肤干燥、全身瘙痒，可用炉甘石洗剂止痒，严重患者出现剥脱性皮炎，需用无菌单行保护性隔离。

8）脱发的护理：多柔比星（阿霉素）、环磷酰胺等常可引起脱发，影响患者容貌。化疗时用冰帽局部降温以预防脱发。若脱发严重，可协助患者选购合适的发套。

（2）护士的自我防护。由于一些抗癌药物对皮肤黏膜、眼睛及其他组织有直接刺激作用，直接接触细胞毒性药物可发生局部毒性反应或过敏反应，也可致癌或致畸。因此，接触细胞毒性化疗药物的护士，应注意自我防护。有条件的单位应使用特制防毒层流柜配药，防止含毒微粒的气溶液或气雾外流。在操作过程中，穿专用长袖防护衣，戴好帽子、口罩和化疗手套、防护镜。长期从事化疗工作的护理人员应定期体格检查，发现骨髓抑制等不良反应时应及时治疗，严重者应暂停化疗工作。

5. 心理护理　肿瘤患者因各自的文化背景、心理特征、病情性质及对疾病的认知程度不同，会产生不同的心理反应。分析患者不同时期的心理改变，有助于有的放矢地进行心理疏导，增强患者战胜疾病的信心。肿瘤患者可经历一系列的心理变化时期。

（1）震惊否认期。明确诊断后患者先出现震惊，表现为不言不语、知觉淡漠、眼神呆滞，甚至晕厥。继之极力否认，希望诊断有误，要求复查，甚至辗转多家医院就诊、咨询，企图否定诊断。这是患者面对疾病应激所产生的保护性心理反应，但此期持续时间过长易导致延误治疗。震惊期最好的护理是以非语言的陪伴，协助满足其生理需要，给予患者安全感，以增进护士与患者之间的人际关系。允许患者有一定的时间接受现实，不阻止其发泄情绪，但要小心预防意外事件的发生。在否认期医护人员的态度要保持一致性，肯定回答患者的疑问，减少患者怀疑及逃避现实的机会。同时鼓励患者家属给予患者情感上的支持、生活上的关心，使之有安全感。

（2）愤怒期。当患者不得不承认自己患癌后，随之表现出恐慌、哭泣、愤怒、悲哀、烦躁、不满的情绪。部分患者为了发泄内心的痛苦而拒绝治疗或迁怒于家人和医务人员，甚至出现冲动性行为。此类表现虽属适应性心理反应，但若长期存在，将导致患者出现心理障碍。此期护士应在患者面前表现出严肃且关心的态度，切忌谈笑风生。做任何检查和治疗前，均应详细解说。同时向家属说明患者愤怒的原因，让家属理解患者的行为。并且请其他病友介绍成功治疗的经验，教育和引导患者正视现实。

（3）磋商期。此期的患者求生欲最强，会祈求奇迹出现。患者易接受他人的劝慰，有良好的遵医行为。因此，护士应加强对患者及其家属的健康教育，维护患者的自尊；尊重患者的隐私，增强患者对治疗的信心，减少患者病急乱投医的不良后果。

（4）抑郁期。此阶段患者虽然对周围的人、事、物不再关心，但对自己的病情仍十分关注。护士应运用恰当的非语言沟通技巧对患者表示关心，定时探望，加强交流，鼓励患者发泄情绪，减轻心理压力。鼓励其家人陪伴，预防意外事故发生。在此期间，由于患者病情加重，心情抑郁，常常会疏忽个人卫生的处理，护士应鼓励患者维持身体的清洁与舒适，必要时可协助患者完成。

（5）接受期。有些患者经过激烈的内心挣扎，正确认识到生命终点的到来，心境变得平和，通常不愿多说话。在此期间，护士应尊重其意愿，替患者限制访客，主动发现患者的需要并尽量满足。为患者制订护理计划时，应考虑患者的生理状况，最好能集中护理，以免增加患者的痛苦。

以上心理变化过程可同时或反复发生，且不同心理特征者在心理变化分期方面存在很大差异。另外，各期的持续时间、出现顺序也不尽相同。因此，护士应随时注意观察患者的心理反应，并给予适当的护理。

（十一）健康教育

（1）保持心情舒畅。负性情绪对机体免疫系统有抑制作用，可促进肿瘤的发生和发展，故肿瘤患者应保持乐观开朗的心境，避免不必要的情绪刺激，勇敢面对现实。可根据患者及其家属的理解能力，深入浅出、有针对性地提供正确、有价值的信息资料，使患者能够积极配合治疗。

（2）注意营养搭配。肿瘤患者应均衡饮食，多摄入高能量、高蛋白、富含膳食纤维的各类营养素，做到不偏食、不忌食、荤素搭配、粗细混食。多饮水，多进食水果、蔬菜。忌食辛辣、油腻等刺激性食物及熏烤、腌制、霉变食物。

（3）功能锻炼。适当的运动有利于机体增强抗病能力，减少并发症的发生。手术后器官、肢体残缺引起的功能障碍者应早期进行功能锻炼，以利于患者的功能重建及提高自理能力。

（4）提高患者的自理能力及自我保护意识。合理安排日常生活，注意休息，避免过度疲劳，不吸烟、少饮酒，讲究卫生。指导患者进行皮肤、口腔、黏膜护理，保持皮肤、口腔清洁，教育患者减少与有感染人群的接触，外出时注意防寒保暖。

（5）继续治疗。肿瘤治疗以手术为主，并辅以放疗、化疗等综合手段。手术后患者应按时接受各项后续治疗，以利于缓解症状、减少并发症、降低复发率。

（6）定期复查。对放疗及化疗患者应坚持血常规及重要器官功能的检查，每周1~2次，以尽早发现异常，及时处理。

（7）加强门诊和通信随访。随访有利于早期发现有无复发或转移病灶，评价和比较各种治疗方法的疗效，且对患者有心理和支持治疗的作用。因此，肿瘤患者的随访应在恶性肿瘤治疗后前 3 年内至少每 3 个月随访 1 次，以后每半年复查 1 次，5 年后每年复查 1 次，直至终生。

（8）动员社会支持系统的力量。社会支持可满足患者的爱及归属感的需要和自尊的需要。因此，应鼓励患者家属给患者更多的关心和照顾，提高其生活质量。

（十二）护理评价

（1）患者的焦虑、恐惧程度是否减轻；患者能否认识自己的焦虑、恐惧；患者是否学会有效的应对方法，情绪是否平稳。

（2）患者能否获得足够的营养、休息与睡眠。

（3）患者的舒适状态有无改善；疼痛有无减轻；镇痛措施是否有效。

（4）在治疗过程中，患者是否接受必要的资讯与协助，使患者的痛苦和副作用减至最低；患者是否配合接受各种诊断、检查、治疗和康复活动。

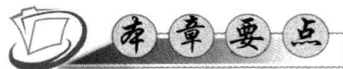

本章要点

（1）肿瘤的临床特点、监测措施和护理措施。

（2）肿瘤手术患者的护理措施；放射治疗患者的护理措施；化学治疗患者的护理措施。

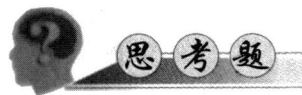

思考题

（1）简述肿瘤的分类和治疗原则。

（2）简述不同治疗方法肿瘤患者的护理措施。

第十章　颅脑疾病患者的护理

学习目标

（1）掌握颅内压增高患者和颅脑损伤患者的护理措施。

（2）运用相关知识对颅脑损伤患者进行护理评估。

（3）学会脑室引流的护理原则；脑脊液漏的护理方法。

第一节　颅内压增高患者的护理

引导案例

患儿，男，6 岁。因头痛、呕吐、视物模糊 1 年，加重 2 周入院。查体：神志清楚，四肢肌力、肌张力正常。眼底检查：视神经盘水肿，眼底动静脉比（A∶V）＝2∶4。MRI 检查：颅后窝髓母细胞瘤，梗阻性脑积水。拟行次日手术。入院当晚患儿突然出现呼吸节律不规整、意识障碍，急诊行脑室外引流术后转危为安。次日行手术切除肿瘤，1 周后康复出院。

案例思考：该患儿的医疗诊断及护理要点是什么？

颅内压（intracranial pressure，ICP）是指颅内容物对颅腔所产生的压力，颅内容物包括脑组织、脑脊液和血液，三者与颅腔容积相适应，维持正常的颅内压力，此压力随呼吸、血压有细微波动。成人正常值为 0.7～2.0 kPa（70～200 mmH$_2$O），儿童为 0.49～0.98 kPa（50～100 mmH$_2$O）。任一颅内容物体积或量的增加，均会导致另两项内容物体积或量的缩减，以维持正常的颅内压力。此调节作用有一定的限度，主要依靠脑脊液量的增减进行，总调节力为 8%～10%。当颅内容物增加或颅腔容积缩减超出了代偿范围时，即可引发颅内压增高。颅内压增高是指颅内压持续在 2.0 kPa（200 mmH$_2$O）以上，并出现头痛、呕吐、视神经盘水肿等临床表现的一种综合征，常发生于颅脑损伤、颅内肿瘤、颅内出血、脑积水和颅内感染等疾病之后。持续的颅内压增高可导致脑疝，是颅脑疾病患者死亡的主要原因。颅内压增高根据病因分为弥漫性和局灶性 2 类，根据病变发展速度分为急性、亚急性和慢性 3 类。

（一）病因及发病机制

1. 颅内容物体积增加　如脑组织损伤、炎症、缺血缺氧、中毒等导致的脑水肿；脑脊液分泌和吸收失调导致的脑积水；脑血流量持续增加，如颅内动静脉畸形和恶性高血压等；颅内占位性病变，如肿瘤、血肿、脓肿和脑寄生虫病等。

2. 颅腔容量缩减 如狭颅症头颅畸形、颅底凹陷症、颅骨异常增生症、向内生长的颅骨肿瘤、凹陷性颅骨骨折等均可使颅腔狭小。

（二）临床表现

1. 头痛 是最早出现和最主要的症状。系脑膜血管和神经受刺激所致，多位于前额和两颞，以清晨和夜间为重，程度与颅内压成正比。以胀痛和撕裂样痛为多见，咳嗽、打喷嚏、用力、弯腰和低头时加重。

2. 呕吐 常出现在患者剧烈头痛时，可伴有恶心，是由迷走神经受刺激所致，呈喷射状。与进食无直接关系，但多见于餐后。呕吐后头痛可缓解。

3. 视神经盘水肿 是重要的客观体征。因视神经受压、静脉回流受阻所致，患者表现为视神经盘充血、水肿，边缘模糊不清，生理凹陷变浅或消失，视网膜静脉曲张等，严重者神经周围可见火焰状出血。早期患者视力无明显障碍或仅有视野缩小，继而视力下降甚至失明。

以上 3 项合称为颅内压增高三主症。

4. 意识障碍 病程呈进行性发展，患者由嗜睡、迟钝逐渐发展至昏迷。慢性患者表现为神志淡漠、反应迟钝，时轻时重。

5. 生命体征紊乱 早期代偿时，表现为血压增高，脉搏缓慢有力，呼吸加深、变慢；后期失代偿时，表现为血压下降，脉搏细快，呼吸浅快、不规则，这种生命体征的变化称为库欣综合征。

6. 其他 一侧或双侧展神经麻痹、复视、阵发性黑矇、头晕、猝倒、头皮静脉怒张、头颅增大、囟门饱满、颅缝增宽、头颅叩诊时呈破罐声等。

7. 脑疝

（1）小脑幕裂孔疝。患者表现为剧烈头痛和频繁呕吐、烦躁不安、意识障碍进行性加重，患侧瞳孔短暂缩小后逐渐扩大，病变对侧肢体自主活动减少或消失，患者生命体征紊乱，最终呼吸、心脏骤停。

（2）枕骨大孔疝。患者表现为剧烈头痛和频繁呕吐，颈项强直，强迫头位，患者生命体征紊乱出现得较早，意识障碍出现得较晚，瞳孔忽大忽小，早期可因呼吸骤停而死亡。

（三）辅助检查

1. X 线检查 表现为颅缝增宽、蝶鞍骨质稀疏、蝶鞍扩大、蛛网膜颗粒压迹增大加深、脑回压迹增多等。

2. CT 和 MRI 检查 CT 是诊断颅内占位性病变的首选检查，CT 和 MRI 检查均能做出较准确的定位诊断，并可帮助定性诊断。

3. 脑造影检查 包括脑血管造影、脑室造影、数字减影血管造影（DSA）等，可提供定位和定性诊断。

4. 腰椎穿刺 能间接反映颅内压状态，并可检查脑脊液生化指标，但有引起脑疝的危险，对颅内压增高症状和体征明显者应禁用。

5. 颅内压监测 可植入颅内压力传感器进行持续监测，用于指导诊断和治疗。

（四）处理原则

颅内压增高的诊断一般很容易明确，主要依据颅内压增高三主症、神经系统检查进行，辅助检查有助于定性和定位诊断。

1. 处理原发病　手术切除颅内占位性病变、引流脑积水等。

2. 降低颅内压　对病因不明或暂时不能解除病因者，可先使用以下治疗方法。

（1）脱水剂和利尿剂能减轻脑水肿。

（2）激素能改善毛细血管通透性，可防治脑水肿。

（3）过度换气或给氧，可使脑血管收缩，以减少脑血流量。

（4）冬眠低温治疗可降低患者脑代谢率和耗氧量。

（5）紧急情况下，行脑室穿刺引流脑脊液，缓解颅内压增高。

3. 对症处理　疼痛者给予镇痛剂，但禁用吗啡和哌替啶；抽搐者给予抗癫痫药物；烦躁不安者给予镇静剂；外伤和感染者给予抗生素；呕吐者应禁食，以维持水、电解质与酸碱平衡。

（五）护理评估

1. 健康史　了解患者有无颅脑外伤、颅内感染、脑肿瘤、高血压、颅脑畸形等疾病史，初步诊断颅内压增高的原因；患者有无合并其他系统疾病；患者有无呼吸道梗阻、咳嗽、癫痫、便秘等诱发颅内压增高的因素。

2. 身体状况　了解患者头痛的部位、性质、程度、持续时间，有无诱因及加重因素，头痛是否影响睡眠和休息；了解患者呕吐的程度，是否影响水、电解质与酸碱平衡；了解患者有无意识障碍及程度，有无肢体功能障碍及生活自理能力，有无心理反应和行为改变。

3. 心理-社会评估　头痛、呕吐等可致患者出现烦躁不安、焦虑等心理反应，了解家属对疾病的认知程度和恢复信心，以及家属对疾病的心理反应及对患者的关心和支持程度。

（六）护理诊断

1. 疼痛　与颅内压增高有关。

2. 组织灌注量改变　与颅内压增高有关。

3. 营养失调：低于机体需要量　与呕吐和长期不能进食有关。

4. 焦虑/恐惧　与颅脑疾病的诊断有关。

5. 潜在的并发症　有脑疝、窒息等。

（七）护理目标

（1）患者主诉头痛减轻，舒适感增强。

（2）患者脑组织血液灌注正常，意识障碍得到改善，生命体征平稳。

（3）患者营养状态得到改善，体液恢复平衡。

（4）患者异常反应和行为状况有所好转。

（5）患者呼吸道通畅，无呛咳、误咽的发生。

（八）护理措施

1. 一般护理

（1）体位。患者取平卧位，或抬高床头 15°～30°，以利于颅内静脉回流，减轻脑水肿。

（2）给氧。给予患者持续或间断吸氧，使脑血管收缩，脑血流量降低。

（3）饮食与补液。神志清醒者给予低盐普通饮食；不能进食者应输液，要控制输液速度和总量，注意维持水、电解质与酸碱平衡；保证能量、蛋白质、维生素等基本营养的供应。

（4）生活护理。满足患者日常生活需要，避免发生意外损伤。

2. 病情观察

（1）意识状态的改变。意识状态可反映大脑皮质和脑干结构的功能状态，对意识障碍程度的分级有以下2种。

1）意识障碍分级法：分为清醒、模糊、浅昏迷、昏迷和深昏迷5级（表10-1）。

表10-1　意识障碍的分级法

意识	语言刺激反应	痛刺激反应	生理反应	大小便自理	配合检查
清醒	灵敏	灵敏	正常	能	能
模糊	迟钝	不灵敏	正常	有时	尚能
浅昏迷	无	迟钝	正常	不能	不能
昏迷	无	无防御	减弱	不能	不能
深昏迷	无	无	无	不能	不能

2）格拉斯哥（Glasgow）昏迷评分法（表10-2）：最高分为15分，表示意识清醒；8分以下为昏迷，最低分为3分。

表10-2　Glasgow昏迷评分法

睁眼反应	记分	言语反应	记分	运动反应	记分
正常睁眼	4	回答正确	5	遵命动作	6
呼唤睁眼	3	回答错误	4	定位动作	5
刺痛睁眼	2	含糊不清	3	肢体回缩	4
无反应	1	唯有叹声	2	肢体屈曲	3
		不能发声	1	肢体过伸	2
				无动作	1

（2）瞳孔的改变。对比患者双侧瞳孔是否等大、等圆及对光反射的灵敏度。瞳孔不等大多提示脑疝。

（3）生命体征的改变。生命体征包括脉搏的频率、节律、强度，血压及脉压，呼吸的频率、幅度及类型等。

（4）脑疝。注意对患者意识、瞳孔、生命体征和肢体活动的观察。

3. 防止颅内压骤升的护理

（1）休息。劝慰患者安心休养，避免情绪激动。

（2）保持呼吸道通畅。防止颈部过伸、过屈，及时清理呼吸道分泌物和呕吐物，舌根后坠者应托起下颌或置入口咽通气管，必要时行气管切开。

（3）避免剧烈咳嗽和便秘。避免并及时治疗感冒和咳嗽，防止肺部感染；多食蔬菜、水果或给予缓泻剂以防止便秘。

（4）及时控制癫痫发作。按医嘱定时、定量给予抗癫痫药物，一旦发作应及时抗癫痫和降低颅内压治疗。

4. 对症护理

（1）高热。及时给予有效降温措施，体温 39.0 ℃以上者应给予物理降温。

（2）头痛。适当应用镇痛剂，必要时应用冬眠低温疗法。但禁用吗啡和哌替啶，避免咳嗽、打喷嚏、弯腰、低头等加重头痛因素。

（3）躁动。寻找原因，适当镇静，禁忌强制约束。

（4）呕吐。及时清理呼吸道，防止误吸，观察并记录呕吐物的量和性状。

（5）尿潴留。诱导刺激排尿，无效者可导尿，注意会阴部清洁卫生。

（6）便秘。使用缓泻剂或润滑剂帮助排便，禁止高压灌肠。

5. 脱水治疗的护理　给予患者 20% 甘露醇 250 ml，于 15~30 分钟内滴完，每日 2~4 次，滴注后 10~20 分钟起效，维持 4~6 小时；呋塞米 20~40 mg，静脉或肌内注射，每日 2~4 次。脱水治疗可导致水、电解质平衡失调和血糖升高，注意观察和记录 24 小时尿量。

6. 激素治疗的护理　给予患者地塞米松 5~10 mg，或氢化可的松 100 mg 静脉注射。激素可引起消化道应激性溃疡和增加感染机会，应加强观察和护理。

7. 脑疝的急救与护理

（1）快速静脉注射 20% 甘露醇 200~400 ml，利用留置导尿管以观察脱水效果。

（2）保持患者呼吸道通畅并给氧，对呼吸功能障碍者，应气管插管行人工辅助呼吸。

（3）密切观察患者呼吸、心率、意识和瞳孔的变化。

（4）做好紧急手术的准备。

8. 脑室引流的护理

（1）严格无菌操作，妥善固定引流管并确保通畅，每日更换引流袋。

（2）引流高度为 10~15 cm，每日引流量 <500 ml，观察并记录脑脊液的性状和量。

（3）引流时间，开颅手术后为 3~4 天，引流术后为 5~7 天。

（4）拔管前应夹管或抬高引流袋，观察有无颅内压增高现象。

9. 冬眠低温疗法的护理

（1）安置患者于单人房间，光线宜暗，室温在 18.0~20.0 ℃。

（2）给予冬眠药物 30 分钟后，机体御寒反应消失，进入冬眠状态，方可加用物理降温措施，降温以每小时下降 1.0 ℃为宜，以肛温 32.0~34.0 ℃为宜。

（3）密切观察患者意识、瞳孔、生命体征和神经系统征象，当患者收缩压 <70 mmHg，或脉搏 >100 次/分，呼吸次数减少或不规则时，应终止冬眠疗法。

（4）液体输入量每日不宜超过 1500~2000 ml，鼻饲饮食温度应与当时体温相同。

（5）预防肺部、泌尿系感染，防治压疮和冻伤。

（6）终止冬眠疗法。冬眠低温治疗时间一般为 3~5 天，先停止物理降温，然后停止冬眠药物，注意保暖，让体温自然回升。

10. 心理护理　及时发现患者的心理异常和行为异常，查找并消除病因，协助患者对人物、时间和地点定向力的辨识，照顾患者要有爱心、细心、同情心、责任心，有助于改善患者的心理状态。

（九）健康教育

1. 心理指导　发生颅脑疾病后，患者及其家属均对脑功能的康复有一定的忧虑，担心影响以后的生活和工作，应鼓励患者尽早自理生活，对恢复过程中出现的头痛、耳鸣、记忆力下降等给予适当的解释，树立患者的信心。

2. 康复训练　颅脑疾病手术后可能遗留有语言、运动或智力障碍，伤后1~2年仍有恢复的可能。因此，为患者制订康复计划，进行语言、记忆力等方面的训练，有利于改善患者的生活自理能力和社会适应能力。

（十）护理评价

（1）患者头痛、呕吐症状是否得到有效控制。

（2）患者脑组织血液灌注是否正常，意识障碍有无改善。

（3）患者基本营养是否得到满足，体液平衡是否得到维持。

（4）患者心理及社会反应是否减轻。

（5）护士是否能及时发现和处理并发症。

第二节　颅脑损伤患者的护理

引导案例

患者，男，23岁。因骑车过程中被汽车撞倒致右颞部着地30分钟入院。患者摔倒后曾有约5分钟的昏迷史，清醒后自觉头痛、恶心。查体：血压139/80 mmHg，心率80次/分，一般情况尚可，神经系统检查未见阳性体征。头颅X线检查：右额颞线形骨折。遂将患者急诊留观。在随后的2小时中，患者头痛逐渐加重，伴有呕吐、烦躁不安，进而出现意识障碍。查体：体温38.0 ℃，心率60次/分，呼吸18次/分，血压160/100 mmHg，浅昏迷；左侧瞳孔直径3 mm，对光反射存在；右侧瞳孔直径4 mm，对光反射迟钝；左鼻唇沟浅，左侧巴宾斯基征阳性。

案例思考：该患者可能的诊断及主要护理措施是什么？

颅脑损伤（head injury）占全身损伤的15%~20%，仅次于四肢损伤，常与其他部位损伤并存，其伤残率和病死率均居首位。多见于交通和工矿类事故、自然灾害、爆炸、跌倒、坠落及锐器和钝器对头颅的伤害。颅脑损伤包括头皮损伤（scalp injury）、颅骨骨折（skull injury）和颅脑外伤（brain injury），三者可单独或合并存在。对预后起决定作用的是颅脑损伤的程度及处理效果。

一、头皮损伤

头皮损伤是指因外力作用使头皮完整性或皮内组织发生改变，它是最常见的颅脑损伤，包括头皮血肿、头皮裂伤、头皮撕脱伤。

（一）病因病理

1. 头皮血肿　多因钝器伤所致，按血肿的部位分为皮下血肿、帽状腱膜下血肿和骨膜下血肿。

（1）皮下血肿。此血肿位于皮肤层和帽状腱膜之间，因皮肤凭借纤维隔与帽状腱膜紧密连接，血肿不易扩散，范围较局限，体积较小。

（2）帽状腱膜下血肿。此血肿位于帽状腱膜下和骨膜之间，常因倾斜暴力使头皮发生剧烈滑动，撕裂层间血管所致。该处组织松弛，出血易扩散，可蔓延至全头部，失血量较多。

（3）骨膜下血肿。此血肿位于骨膜和颅骨外板之间，常由颅骨骨折引起，因骨膜在骨缝处紧密连接，血肿多以骨缝为界，局限于某一颅骨范围内。

2. 头皮裂伤　多为锐器或钝器打击所致，由于头皮血管丰富，出血较多，可致失血性休克。

3. 头皮撕脱伤　大块头皮自帽状腱膜下层连同颅骨骨膜被撕脱或整个头皮甚至连额肌及骨膜一并撕脱，使骨膜或颅骨外板暴露，因剧烈疼痛和大量失血常导致创伤性休克。

（二）临床表现

1. 头皮血肿　皮下血肿范围局限，张力高，边缘隆起，中央凹陷，压痛明显。血肿范围可延及整个头部。帽状腱膜下血肿可延及整个头部，使头颅增大、肿胀，有明显波动感。骨膜下血肿多局限于某一颅骨范围内，以骨缝为界，张力较高。

2. 头皮裂伤　伤口大小、深度不一，严重者可有创缘头皮缺失、颅骨外露，出血量大，常伴有休克。

3. 头皮撕脱伤　多不规则，可有组织缺损，出血量大，可伴有休克。

单纯头皮损伤的诊断一般不难，要注意检查有无颅骨骨折和颅脑损伤及休克，必要时行 X 线、CT、MRI 等检查。

（三）处理原则

1. 头皮血肿　小血肿无须特殊处理，1~2 周可自行吸收；伤后给予冷敷以减少出血和疼痛，24 小时后改用热敷以促进血肿吸收；切忌用力揉搓，巨大血肿须加压包扎，或在无菌操作下穿刺抽血后加压包扎。

2. 头皮裂伤　首先加压包扎止血，随后根据病变情况进行清创缝合术，因头皮血供丰富，清创缝合时间可放宽至 24 小时。

3. 头皮撕脱伤　无菌敷料覆盖创面，再加压包扎止血，严格清创后行头皮再植。无法再植者，做全厚或中厚皮片植皮，术后加压包扎。

4. 防治休克　及时止血和补充血容量。

5. 预防感染　常规使用抗生素和严格无菌操作规程。

（四）护理诊断

1. 焦虑/恐惧　与头皮损伤及出血有关。

2. 有感染的危险　与头皮损伤有关。

（五）护理措施

1. 病情观察　密切监测患者血压、脉搏、呼吸、尿量和神志变化，注意有无休克和颅脑损伤的发生。

2. 伤口护理　注意观察创面有无渗血、皮瓣坏死和感染，保持敷料整洁和干燥。

3. 预防感染　严格无菌操作规程，观察有无全身和局部感染表现，常规应用抗生素。

4. 心理护理　给予患者精神和心理上的支持，鼓励患者，使其明确疾病的发生和发展，并保持正确的态度。消除患者紧张、恐惧的心理，必要时给予镇静剂和镇痛剂，对合并颅脑损伤者禁用吗啡类药物。

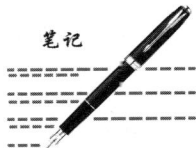

二、颅骨骨折

颅骨骨折是指颅骨受暴力作用所致的颅骨结构改变，常合并有颅脑损伤。按骨折部位分为颅盖骨折、颅底骨折；按骨折与外界是否相通分为开放性和闭合性骨折；按骨折形态分为线性骨折和凹陷性骨折。

（一）病因病理

颅骨损伤的病因主要是外界暴力。当颅骨受到外界暴力作用时，着力点局部出现下陷变形，并使整个颅腔也随之变形。先是颅骨内板折裂，当外力持续作用时，使外板也随之发生折裂，形成凹陷性或粉碎性骨折。当外力引起颅骨整体变形较重时，常在较薄弱的颞骨鳞部或颅底发生线性骨折，骨折线沿暴力作用方向和颅骨脆弱处延伸，造成脑神经或血管损伤及相邻部位的脑组织损伤。当颅底硬膜损伤时，常可引起脑脊液鼻漏或耳漏。

（二）临床表现

1. 颅盖骨折

（1）线性骨折。患者可表现为局部压痛、肿胀，并伴有头皮血肿、头皮裂伤和骨膜下血肿等。确诊主要依靠 X 线和 CT 检查，应警惕合并颅脑损伤和颅内血肿，尤其是硬膜外血肿。

（2）凹陷性骨折。局部可扪及颅骨凹陷，若骨折位于脑重要功能区，可出现偏瘫、失语、癫痫等神经系统定位症状。

2. 颅底骨折　常为线性骨折，多因间接暴力作用于颅底所致。依据骨折部位可分为颅前窝、颅中窝、颅后窝骨折。出现脑脊液外漏者为开放性骨折。颅前窝骨折：累及眶顶和筛骨，可有鼻出血、眶周淤血和球结膜下出血。常合并脑脊液鼻漏，嗅神经、视神经损伤。颅中窝骨折：累及蝶骨和颞骨岩部，表现为颞部淤血、肿胀，可伴有脑脊液鼻漏和耳漏及第Ⅱ~Ⅷ对脑神经的损伤。颅后窝骨折：累及颞骨岩部后外侧和枕骨基底部，可有乳突部及枕骨下部肿胀和皮下淤血。

（三）辅助检查

1. X 线检查　可帮助了解骨折片陷入的深度和有无合并颅脑损伤。但对颅底骨折的患者诊断意义不大。

2. CT 检查　可确定有无骨折，并有助于颅脑损伤的诊断。

（四）处理原则

根据患者的受伤史、临床表现和 X 线及 CT 检查，颅骨骨折的诊断多可明确，但应注意有无颅脑损伤和其他合并伤的存在。

1. 颅盖骨折　单纯线性骨折：无须特殊处理，卧床休息，对症治疗如镇痛、镇静，注意有无继发性病变的发生。凹陷性骨折：凹陷不深、范围不大者可观察等待。若凹陷骨折位于脑重要功能区表面，患者可有脑受压或颅内压增高表现；凹陷直径>5 cm 或深度>1 cm，开放性粉碎性凹陷骨折时，应手术复位或摘除碎骨片。

2. 颅底骨折　本身无须特殊治疗，注意观察有无颅脑损伤和处理脑脊液漏及脑神经等合并伤；脑脊液漏1~2周可自行愈合，超过 4 周应手术修补硬膜，如骨折片或血肿压迫脑神经应尽早手术减压。注意须防止颅内感染，给予抗生素治疗。

（五）护理评估

1. 健康史　了解患者受伤过程，如暴力的性质、大小、方向和着力点及身体状况等；当时有无意识障碍及口鼻流血和流液等情况；初步判断有无颅脑损伤、其他合并伤及其他疾病。

2. 身体状况　了解患者的症状和体征，判断伤情严重程度，明确有无脑脊液外漏。将口鼻流出物滴于白色滤纸上，若血迹外周有月晕样淡红色浸渍圈，则为脑脊液；或用尿糖试纸测定（脑脊液含糖而鼻腔分泌物不含糖）。结合 X 线和 CT 检查，确定骨折部位和性质，注意有无昏迷、局灶症状及颅内压增高等表现。

3. 心理-社会评估　患者常因颅脑损伤而表现出焦虑、恐惧等心理反应，对伤后的恢复缺乏信心。因此，需了解家属对疾病的认识、对患者的关心及支持程度。

（六）护理诊断

1. 疼痛　与损伤和颅内压增高有关。
2. 知识缺乏　与患者缺乏脑脊液外漏的相关知识有关。
3. 感知改变　与脑神经损伤有关。
4. 焦虑/恐惧　与颅脑损伤的诊断和担心治疗效果有关。
5. 潜在并发症　有颅内压增高、颅内低压综合征、颅内出血、感染等。

（七）护理目标

（1）患者疼痛和不适得到减轻。
（2）患者能叙述脑脊液外漏的相关知识。
（3）患者感知功能障碍得到改善。
（4）患者情绪稳定，能配合治疗和护理。
（5）患者病情变化得到及时发现和处理。

（八）护理措施

（1）观察病情，包括患者意识、瞳孔、生命体征、颅内压增高症状和肢体活动等情况，及时发现和处理并发症。
（2）减轻患者的疼痛和不适。
（3）协助患者做好辅助检查，以明确诊断。
（4）预防性应用抗生素和破伤风抗毒素。
（5）脑脊液外漏的护理。①保持外耳道、鼻腔和口腔清洁，每日 2~3 次清洁、消毒。②抬高头部促进漏口封闭。③严禁从鼻腔吸痰和放置胃管，禁止进行耳鼻滴药、冲洗和堵塞，禁忌腰椎穿刺。④避免用力咳嗽、打喷嚏、擤鼻涕及用力排便，以免导致气颅或脑脊液逆流。⑤观察和记录脑脊液流出量。⑥心理护理，指导患者正确面对损伤，调整心态，配合治疗。⑦健康教育，指导患者如何摆放体位和预防颅内感染；告知颅骨缺损患者如何保护头颅，半年后应做颅骨修补术。

（九）护理评价

（1）患者的疼痛是否得到缓解。
（2）患者能否正确对待损伤所致的反应。
（3）患者感知功能障碍是否得到改善。

（4）患者能否配合治疗和护理，遵从指导。

（5）护士是否能及时发现和处理并发症。

三、颅脑损伤

颅脑损伤是指脑膜、脑组织、脑血管及脑神经的损伤。

（一）分类

根据伤后脑组织是否与外界相通分为开放性和闭合性颅脑损伤。前者多为锐器或火器伤，常伴有头皮破裂、颅骨骨折和脑膜破裂；后者多为钝器伤或间接暴力所致，脑膜完整。

颅脑损伤的机制依据暴力作用于头部的方式分为直接损伤、间接损伤和旋转损伤。

根据损伤病理改变的先后分为原发性和继发性颅脑损伤，前者是指暴力作用于头部后立即发生的颅脑损伤，包括脑震荡（cerebral concussion）和脑挫裂伤（cerebral contusion and laceration）；后者是指受伤一段时间后出现的脑受损病变，包括脑水肿和颅内血肿等。

（二）临床表现

1. 脑震荡　为一过性脑功能障碍，无肉眼可见的神经病理改变。表现为伤后立即出现短暂意识障碍，一般不超过30分钟。清醒后有逆行性遗忘，即清醒后不能回忆受伤当时乃至伤前一段时间内的情况。较重的患者伤后可伴有面色苍白、出汗、血压下降、心动徐缓、呼吸浅慢、肌张力降低、各种生理反射迟钝或消失。此后又出现头痛、头昏、恶心、呕吐等，这些症状在数日内可好转或消失，部分患者症状延续较长。清醒后神经系统检查一般无阳性体征，脑脊液检查无明显改变，CT检查无阳性发现。

2. 脑挫裂伤

（1）意识障碍。患者伤后立即出现意识障碍，程度与持续时间与损伤程度和范围相关。

（2）生命体征紊乱。由颅内压增高、脑疝或脑干损伤所致，患者可表现为呼吸节律紊乱、心率及血压明显波动、体温升高等。

（3）局灶症状和体征。依据损伤程度和部位而不同，若在功能区，患者可立即出现相应症状和体征，如失语、失聪、偏瘫等。

（4）头痛、呕吐。与颅内压增高、自主神经功能紊乱或蛛网膜下隙出血相关。

3. 颅内血肿　按血肿部位分为硬膜外、硬膜下和脑内血肿3型。按发病时间分为急性（<3天）、亚急性（3天至3周）和慢性（>3周）3型。因血肿压迫脑组织，引起占位性病灶症状和体征及颅内压增高等，可导致脑疝而危及患者生命。

（1）意识障碍。因血肿导致颅内压增高和脑疝所致。硬膜外血肿的典型表现为原发性意识障碍后经过中间清醒期，再度出现意识障碍，并逐渐加重。

（2）颅内压增高及脑疝。患者表现为头痛、呕吐、视神经盘水肿，患侧瞳孔先缩小后扩大，对光反射迟钝或消失。

（3）局灶症状和体征。患者病变对侧肢体肌力减退、偏瘫、失语等，为脑挫裂伤或血肿压迫所致。

（4）生命体征紊乱。患者血压升高、心率缓慢、呼吸深慢、体温升高；合并脑疝时，可表现为血压下降、心率加快、呼吸快而不规则。

（5）脑萎缩、脑供血不足表现。慢性硬膜下血肿常表现为智力障碍、精神失常等。

（三）辅助检查

1. 脑脊液检查　脑挫裂伤时，患者脑脊液中常有红细胞。

2. X线检查　了解颅骨骨折情况。

3. CT检查　脑震荡时无异常改变。CT检查可显示脑挫裂伤的部位、范围，脑水肿程度和有无脑室受压及中线移位等，可明确定位颅内血肿，并计算出血量；对开放性颅脑损伤可了解伤道及碎骨片和异物定位等。

4. 颅脑超声检查　对诊断幕上血肿有价值，当中线移位超过3 cm时，有诊断意义。

5. 脑血管造影　对患者颅内血肿有定位意义，典型征象为无血管区。

（四）处理原则

根据患者受伤史、临床表现和辅助检查，颅脑损伤诊断多可明确。注意确定损伤的部位和类型，有无颅内压增高和脑疝的表现。

1. 脑震荡　一般无须特殊处理，卧床休息1~2周，即可完全恢复。

2. 对症处理　镇痛、止吐、抗癫痫，禁用吗啡和哌替啶。

3. 保持呼吸道通畅　对严重颅脑损伤患者行气管切开或气管内插管辅助呼吸。

4. 营养支持和维持水、电解质与酸碱平衡。

5. 严密观察病情　定期观察患者呼吸、脉搏、血压、意识、瞳孔、肢体活动，及时发现和处理颅内压增高和脑疝等并发症。

6. 防治脑水肿和降低颅内压　是治疗脑挫裂伤的关键。采用脱水剂、利尿剂、激素、过度换气和吸氧等治疗措施对抗脑水肿和降低颅内压，严格限制入水量，必要时应用冬眠低温治疗。

7. 促进脑功能恢复　应用神经营养药物和高压氧治疗等。

8. 手术治疗清除血肿和处理脑疝　重度脑挫裂伤患者出现脑疝迹象时，应做减压术或局部病灶清除术；急性颅内血肿患者一经确诊应立即手术清除血肿；慢性硬膜下血肿患者多采用颅骨钻孔引流术。

（五）护理评估

1. 健康史　详细了解患者受伤经过，如暴力性质、大小、方向、速度和身体状况；了解患者有无意识障碍及程度和持续时间，有无中间清醒期及逆行性遗忘，有无恶心、呕吐、头痛等症状，有无口、鼻、耳流血和脑脊液外漏；了解患者急救情况及既往健康状况。

2. 身体状况　结合X线、CT、MRI检查判断损伤的类型和严重程度，评估患者伤后有无局灶症状及颅内压增高征象；了解患者的生命体征，确定颅脑损伤是原发性还是继发性；了解患者的营养状况和自理能力等。

3. 心理-社会评估　评估患者及其家属对颅脑损伤及其功能恢复的心理反应；了解家属对患者的关心程度和支持能力。

（六）护理诊断

1. 意识障碍　与颅脑损伤、颅内压增高有关。

2. 清理呼吸道无效　与意识障碍有关。

3. 营养失调：低于机体需要量　与呕吐、长期不能进食有关。

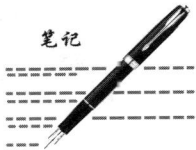

4. 焦虑/恐惧　与颅脑损伤的诊断和担心治疗效果有关。

5. 潜在并发症　有颅内压增高、脑疝、癫痫、感染、压疮、废用综合征等。

（七）护理目标

（1）患者意识逐渐恢复，能够进行有效的语言沟通。

（2）患者呼吸道保持通畅，无缺氧征象。

（3）患者营养状态和体液平衡得到维持。

（4）患者情绪稳定，能配合治疗和护理，遵从指导。

（5）护士能够及时发现和处理并发症。

（八）护理措施

1. 现场急救

（1）保持呼吸道通畅。颅脑损伤患者有意识障碍，丧失正常咳嗽反射和吞咽功能，呼吸道分泌物不能有效排除，血液、脑脊液、呕吐物等可引起误吸，舌根后坠可引起窒息。尽快清除口咽部血块、呕吐物和分泌物，将患者侧卧，昏迷者置入口咽通气管，必要时行气管切开或人工辅助呼吸。

（2）妥善处理伤口。开放性颅脑损伤应剪短伤口周围头发并消毒，伤口局部不冲洗、不用药，用消毒纱布保护外露脑组织，避免局部受压。尽早应用抗生素和破伤风抗毒素。

（3）防治休克。患者有休克征象出现时，应查明有无颅外损伤，补充血容量。

（4）做好护理记录。准确记录患者受伤经过、急救处理过程及生命体征、意识、瞳孔、肢体活动等病情变化。

2. 病情观察　动态病情观察是鉴别原发性与继发性颅脑损伤的重要手段。每 15～30 分钟观察记录 1 次，待患者病情稳定后可适当延长。

（1）意识。患者意识障碍的程度可反映颅脑损伤的轻重。出现的迟早和有无加重，可作为区别原发性和继发性颅脑损伤的重要依据。

（2）生命体征。患者伤后可出现生命体征紊乱，应先测呼吸，再测脉搏，最后测血压。因组织创伤反应可出现中度发热，若累及脑干，可出现体温不升或中枢性高热，伤后数日出现体温升高，常提示有感染存在；注意患者呼吸、脉搏、血压和脉压的变化，及时发现颅内血肿和脑疝。

（3）瞳孔变化。瞳孔变化可由动眼神经、视神经及脑干损伤引起。密切观察患者瞳孔大小、形态、对光反射、眼裂大小、眼球位置及活动情况，注意两侧对比。正常瞳孔等大、同圆，直径 3～4 mm，直接和间接对光反射灵敏。患者伤后一侧瞳孔散大、对侧肢体瘫痪，提示脑受压或脑疝；双侧瞳孔散大、反应消失、眼球固定，多为原发性脑干损伤或临终状态；双侧瞳孔缩小，对光反射迟钝，可能为脑桥损伤或蛛网膜下隙出血；双侧瞳孔大小多变，光反射消失伴有眼球分离，提示中脑损伤。有无间接对光反射可鉴定视神经损伤与动眼神经损伤。某些药物、剧痛可影响瞳孔变化，吗啡、氯丙嗪可使瞳孔缩小，阿托品、麻黄碱可使瞳孔散大。

（4）神经系统体征。原发性颅脑损伤引起的局灶症状伤后即可出现，不再继续加重。继发性颅脑损伤的症状在伤后逐渐出现，多呈进行性加重。

（5）其他。观察患者有无脑脊液漏，有无呕吐及呕吐物性质，有无剧烈头痛等颅内压增高或脑病症状，及时查明颅内压增高的原因并处理。

3. 降低颅内压　避免呼吸道梗阻、高热、咳嗽、癫痫发作等引起颅内压增高因素，应用 20% 甘露醇、呋塞米、激素等药物控制脑水肿和降低颅内压，必要时行手术引流减压或清除血肿。

4. 维持水、电解质与酸碱平衡 每日输液量控制在 1500~2000 ml 内，输液速度不宜过快，注意补充水、电解质与维持酸碱平衡。

5. 加强营养支持 及时补充能量和蛋白质。早期可用胃肠外营养，肠蠕动恢复后改用胃肠内营养，以高维生素和高蛋白质的混合物为佳。定期评估患者的营养状况，及时调整营养供应。

6. 保持正确的体位 患者采取斜坡卧位，抬高床头 15°~30°，以利于脑静脉回流和减轻脑水肿，也可防止不良卧姿造成的呼吸道梗阻。

7. 对症护理

（1）排尿异常。导尿及留置导尿管易引起尿路感染，应尽量少用。应用时严格无菌操作，尿管留置时间 3~5 天，需长期导尿者可做膀胱造瘘术，保持会阴部清洁。

（2）便秘。便秘可引起腹胀、腹痛等，影响患者情绪和食欲，用力排便可诱发脑疝，需应用润滑剂排出大便，保持排便通畅。

（3）躁动。避免引起患者躁动的因素，如呼吸不畅、缺氧、膀胱充盈、冷热刺激、饥饿、便秘等，寻找并解除引起躁动的原因，慎用镇静剂，不可强行约束，防止坠床等意外伤害的发生。

（4）中枢性高热。常用物理降温，必要时应用冬眠低温疗法。

（5）五官及皮肤护理。去除患者口、鼻腔分泌物和血痂，用消毒棉球清洁；滴抗生素眼药水，防止发生角膜炎和角膜溃疡。定期清除眼部分泌物，并每隔 3~4 小时定期翻身，保持皮肤清洁干燥，髂骨尾部、足跟等隆突部位用棉垫保护，防止压疮发生。

（6）外伤性癫痫。本病可用苯妥英钠预防，发作时给予地西泮 10~20 mg 静脉注射，每日总量不可超过 100 mg。癫痫完全控制后，继续用药 1~2 年，逐渐减量后停药。突然停药可使癫痫再次发作。

（7）应激性溃疡。严重颅脑损伤及激素应用可诱发急性胃肠道黏膜病变，需停用激素和使用胃酸分泌抑制剂如西咪替丁等。

（8）关节痉挛、肌肉萎缩。嘱患者保持肢体功能位，防止足下垂，每日 2~3 次按摩和四肢关节被动活动。

（9）肺部感染。加强患者呼吸道管理，定期翻身拍背，保持呼吸道通畅，防止呕吐物误吸引起窒息和呼吸道感染。

8. 健康教育

（1）心理指导。鼓励和指导患者尽早自理生活。对恢复过程中出现的头痛、头晕、记忆力减退给予适当的解释和安慰，鼓励患者树立正确的人生观，克服悲观消极情绪，树立战胜疾病的信心。

（2）加强安全意识教育。外伤性癫痫患者应按时服药，不可单独外出、登高、游泳等，防止发生意外伤害。

（3）康复训练。脑外伤遗留的语言、运动和智力障碍，伤后 1~2 年有部分恢复的可能。因此，应制订康复计划，进行废损功能训练，以尽可能改善患者生活自理能力和社会适应能力。

9. 护理评价

（1）患者的意识状态是否逐渐恢复，生活需要是否得到满足。

（2）患者呼吸道是否通畅，呼吸是否平稳，有无缺氧征象。

（3）患者营养状态及营养供给是否得到保证。

（4）患者能否正确对待损伤所致的反应。

（5）护士是否能及时发现和处理并发症。

第三节　脑脓肿患者的护理

引导案例

患者，男，52岁。因左侧肢体活动欠灵活入院。既往有高血压病病史4年，糖尿病病史2年，甲状腺癌术后1年。查体：体温36.8 ℃，心率70次/分，呼吸19次/分，血压165/90 mmHg，神志清，精神可，双侧瞳孔正常，口角无歪斜，四肢肌张力正常，左侧肢体肌力4级，右侧5级，左侧巴宾斯基征（+）。血、尿、粪常规正常，电解质及肝、肾功能正常，空腹血糖8.2 mmol/L，胆固醇6.9 mmol/L，X线胸片及肝、肾、胆、胰、甲状腺B超均正常，心电图大致正常。入院诊断：①脑梗死（急性期）；②高血压病（Ⅲ期）；③糖尿病（2型）。

入院治疗3天后患者出现发热、头痛，体温达39.0 ℃，行颅脑CT检查示脑转移瘤（右）。行开颅探查术，术中可见病灶内有大量脓液，周围组织水肿、脆性增加，术中快速病理示"炎症反应"。术后病理诊断为脑脓肿。

案例思考：该患者的护理要点是什么？

化脓性细菌侵入脑组织引起化脓性炎症，并形成局限性脓肿，称为脑脓肿（intracerebral abscess）。

（一）分类

按病原体来源分为耳源性、血源性、鼻源性、外伤性、医源性和隐源性脑脓肿。

（二）临床表现

1. 感染史　多数患者有近期感染史，如慢性中耳炎或鼻窦炎的急性发作，肺部或胸腔的化脓性感染，或有颅脑外伤史等。

2. 病变早期　表现为脑炎、脑膜炎及全身中毒症状，包括畏寒、发热、头痛、呕吐、颈项强直等。血常规检查呈炎症改变，脑脊液检查细胞数量明显增多，糖及氯化物含量正常或降低。

3. 脓肿形成后脑脓肿呈占位性病变　导致颅内压增高，严重者可引起脑疝。脓肿破裂引起急性化脓性脑膜炎或脑室炎，表现为突发性高热、昏迷、全身抽搐、角弓反张，甚至死亡。脑脓肿因脑组织的破坏及脓肿的压迫，常产生局灶性症状，因部位不同而表现各异。如额叶脓肿，患者常有精神和性格改变，记忆力减退及局灶性或全身性癫痫等；颞叶脓肿可出现中枢性面瘫，同侧偏盲或感觉性失语等；小脑半球脓肿患者可出现共济失调、水平性眼球震颤等症状。

（三）辅助检查

1. X线检查　可发现骨质改变、乳突气房消失、异物存留等。

2. CT 和 MRI 检查　是诊断的主要手段，可确定脓肿部位及脑室受压情况。

3. 颅脑超声检查　可发现中线结构移位和脓肿波形。

4. 脑脊液检查　压力增高，白细胞数量增多，蛋白含量增高，糖和氯化物正常。

5. 其他　脑血管造影、脑室造影、脑电图检查等均有助于脑脓肿的诊断。

（四）处理原则

根据感染病史、脑炎、脑膜炎及颅内压增高等临床表现，结合 X 线片、CT、MRI 和脑脊液等检查，诊断多可明确。应注意确定病变的部位和病理时期，有无颅内压增高和脑疝的出现。

1. 抗感染治疗　给予高效广谱抗生素控制感染，直至感染症状完全消除。

2. 降低颅内压　给予脱水剂等，以缓解颅内压升高和预防脑疝发生。

3. 手术治疗　适用于已形成包膜的脑脓肿，包括穿刺抽脓术、脓肿引流术和脑脓肿切除术。

（五）护理评估

1. 健康史　详细询问病史，了解患者有无中耳炎、鼻窦炎、胸腔感染等其他部位感染病史；了解患者有无颅脑外伤手术史。

2. 身体状况　评估患者生命体征、意识状况、肌力、运动和感觉功能等；了解患者有无全身感染中毒症状，有无颈项强直等脑膜刺激征，有无生命体征改变，有无颅内压增高和脑疝表现，有无颅脑局灶性症状；评估患者生活自理能力是否受到影响及程度；了解患者营养状况及重要脏器功能；了解患者各项检查结果；评估患者手术耐受力等。

3. 心理-社会评估　了解患者及其家属的心理状况；了解患者有无焦虑和恐惧心理；了解患者对疾病的认知程度；了解家属对患者的关心和支持程度。

（六）护理诊断

1. 体温过高　与脑脓肿导致全身感染有关。

2. 清理呼吸道无效　与意识障碍有关。

3. 营养失调：低于机体需要量　与进食困难、呕吐有关。

4. 语言沟通障碍　与脑脓肿导致感觉性或运动性失语有关。

5. 焦虑/恐惧　与脑脓肿的诊断和患者担心手术效果等因素有关。

6. 潜在并发症　有颅内压增高及脑疝、感染等。

（七）护理目标

（1）患者全身感染中毒症状得到改善，体温恢复正常。

（2）患者呼吸道通畅，无肺部并发症发生。

（3）患者全身营养状态得到改善。

（4）患者日常生活需要得到满足。

（5）患者能正确对待疾病，情绪改善，心理压力减轻。

（6）护士能够及时发现和处理并发症。

（八）护理措施

1. 一般护理

（1）加强患者营养及增强抵抗力，输注高营养液、血液或血浆。

（2）协助患者做好各项检查，必要时做好术前常规准备。

（3）保持患者呼吸道通畅，防止肺部感染。

2. 观察患者病情　包括神志、瞳孔、生命体征，发现异常及时通知医生。

3. 使用有效抗生素　患者体温正常，血常规和脑脊液检查恢复正常即可停药。

4. 防止颅内压增高　避免咳嗽、打喷嚏、用力排便等引起颅内压增高的因素。

5. 防止意外发生　癫痫和共济失调患者应注意安全。

6. 引流管的护理

（1）引流管置于脓腔中心，引流高度至少达30 cm。

（2）保持引流管牢固和通畅。

（3）每日更换引流袋，严格无菌操作。

（4）术后24小时方可进行脓腔冲洗。

（5）脓腔闭合后及时拔管。

7. 心理护理　向患者解释和说明疾病相关的问题，并给予心理支持。

8. 健康教育　及时治疗中耳炎、鼻旁窦炎等各种感染，加强营养，增强抵抗力，防止病变的发生，指导患者脑功能的康复训练，加强运动和语言等功能的康复训练；出院后病情随访，患者出现颅内压增高症状时，须及时复诊。

（九）护理评价

（1）患者全身感染中毒症状是否得到控制。

（2）患者呼吸道是否通畅，肺部感染是否发生。

（3）患者营养需要是否得到基本满足，体液平衡是否得到维持。

（4）患者日常生活需要是否得到满足。

（5）患者是否能正确对待病情和配合治疗。

（6）护士是否能及时发现和处理并发症。

第四节　颅内肿瘤和椎管内肿瘤患者的护理

一、颅内肿瘤

引导案例

患者，男，18岁。因视物重影伴有间断性头痛1年，加重1个月入院。最近1个月患者头痛加重伴有恶心，无呕吐。头颅CT检查显示小脑钙化病灶，大小约2 cm×3 cm。磁共振检查显示小脑蚓部占位性病变合并脑积水。查体：神志清楚，对答切题，视神经盘水肿。视力：右眼0.4，左眼0.12。双眼球内视位置，左眼较明显。瞳孔等大、等圆，光反射灵敏，四肢肌力5级，肌张力正常，共济运动检查可见轻度异常，病理反射未引出。胸部X线、心电图、腹部超声检查未见异常。术前诊断：小脑蚓部占位性病变合并脑积水。患者入院1周后进行手术治疗，术中见病灶主体在小脑蚓部，质地大多较软，部分较韧，血供一般。患者术后病情平稳。病理诊断：混合型少突胶质细胞瘤。

病例思考：该患者的护理要点是什么？

颅内肿瘤（intracranial tumor）分为原发性和继发性两类。原发性起源于脑、脑血管、垂体、松果体、脑神经和脑膜等组织，年发病率为 16.5/10 万，可发生于任何年龄，以 20~50 岁多见，40 岁左右是发病高峰期；成年患者多为神经上皮组织肿瘤，以星形细胞瘤最多见，其次为脑膜瘤和垂体瘤等；发病部位以大脑半球最多，其次为鞍区、脑桥小脑三角；儿童颅内肿瘤约占全身肿瘤的 7%，发病率仅次于白血病，以颅后窝和中线部位肿瘤为多，如髓母细胞瘤和颅咽管瘤等。继发性是指身体其他部位恶性肿瘤转移或侵入颅内的肿瘤。

（一）临床表现

1. 颅内压增高　90% 的患者可出现颅内压增高的症状和体征。常呈慢性、进行性发展，包括头痛、呕吐和视神经盘水肿，还可出现视力减退、黑矇、复视、头晕、猝倒、意识障碍等，严重者可出现脑疝。

2. 局灶症状和体征　因不同部位的肿瘤对脑组织造成的刺激、压迫和破坏不同而异。刺激性症状包括癫痫、疼痛、肌肉抽搐；压迫和破坏症状包括偏瘫、失语、感觉障碍及脑神经的功能障碍和小脑症状等；首发症状和体征常表明脑组织最先受损的部位，有定位诊断意义。

3. 内分泌功能紊乱　鞍区肿瘤早期即可出现内分泌功能紊乱症状，如女性停经、泌乳、不孕不育、男性性功能障碍、肢端肥大症、巨人症和库欣综合征等。

（二）辅助检查

1. X 线检查　包括头颅平片、脑室脑池造影、脑血管造影、数字减影血管造影（DSA）等。

2. CT 和 MRI 检查　CT 是目前应用最广的脑成像技术；MRI 对脑组织的细微分辨优于 CT。

3. 脑电图及脑电地形图检查　对大脑半球凸面病灶有较高的定位价值。

4. 内分泌激素检测　泌乳素（PRL）、生长激素（GH）、促肾上腺皮质激素（ACTH）等测定有助于鞍区肿瘤的诊断。

（三）处理原则

1. 降低颅内压　可以缓解症状以争取治疗时间。治疗方法包括脱水治疗、激素治疗、冬眠低温疗法和脑脊液外引流等。降低颅内压的最根本方法是切除肿瘤。

2. 手术治疗　是最直接、最有效的方法。手术方法包括肿瘤切除、内减压、外减压和脑脊液分流术等。

3. 放疗　适用于位于重要功能区或深部等不宜手术的肿瘤、全身情况差不宜手术者及对放疗较敏感的肿瘤。放疗方法包括内照射和外照射两种。

4. 化疗　逐渐成为重要的综合治疗手段之一。应选择容易通过血脑屏障、无中枢神经毒性的药物，注意防止颅内压增高、肿瘤坏死出血和骨髓抑制等副作用的发生。

5. 其他治疗　如激光治疗、免疫治疗、中医药治疗和基因治疗等。

（四）护理评估

1. 健康史　详细询问病史，了解患者有无脑肿瘤家族史，有无接触化学、物理和生物致癌因素，有无血管疾病等其他病史。

2. 身体情况　评估患者生命体征、意识状况、瞳孔、肌张力、感觉功能，深浅反射及病理反射等；了解患者有无颅内压增高及脑疝症状，生活自理能力是否受到影响及程度，有无水、电解质与酸碱平衡失调；了解患者营养状况及重要器官功能；了解患者的手术耐受能力等。

3. 心理-社会评估 评估患者及其家属的心理状况；了解患者有无焦虑、恐惧、悲伤、绝望的心理，有无自杀动机和行为；了解患者及其家属对疾病及手术治疗的认知程度；了解家属对患者的关心程度和支持能力。

（五）护理诊断

1. 疼痛 与颅内压增高和手术伤口有关。

2. 清理呼吸道无效 与意识障碍、肿瘤手术有关。

3. 语言沟通障碍 与脑肿瘤导致的感觉性或运动性失语有关。

4. 营养失调：低于机体需要量 与呕吐、食欲减退、放疗、化疗有关。

5. 焦虑/恐惧、预感性悲哀 与肿瘤诊断和担心疗效有关。

6. 潜在并发症 有颅内压增高、脑病、癫痫、感染等。

（六）护理目标

（1）患者的疼痛得到减轻和缓解，手术、放疗、化疗不良反应有所减轻。

（2）患者呼吸道通畅，无缺氧表现。

（3）患者日常生活需要得到满足。

（4）患者营养得到基本保障，体液能够维持平衡。

（5）患者心态平衡，获得精神支持，心理压力减轻。

（6）护士能及时发现和处理颅内压增高及脑病、感染等并发症。

（七）护理措施

1. 术前护理

（1）一般护理。

1）体位：以头高足低位为佳，有利于静脉回流，减轻脑水肿。

2）营养支持：采取均衡饮食，保证足够的蛋白质和维生素的摄入，无法进食者采用鼻饲或胃肠外营养，维持患者水、电解质与酸碱平衡。

3）加强生活护理：给予患者生活上的照顾，保持安静、舒适的环境，保证足够的休息和睡眠；患者下床活动时，注意安全，防止意外伤害发生；加强患者皮肤护理，防止压疮发生；对于有语言、听力、视力障碍的患者应注意与其交流，了解患者的意图，满足患者的生理需要。

（2）保持呼吸道通畅。及时清理口、鼻腔呕吐物和分泌物，必要时行气管切开；定时协助患者翻身、拍背，必要时给予雾化吸入，防止肺部感染。

（3）癫痫发作的护理。癫痫发作时，易造成损伤，应限制患者的活动范围，保护患者安全，及时应用抗癫痫药物。

（4）术前准备。

1）协助患者做好各项检查。

2）消除引起颅内压增高的因素，及时施行降低颅内压的措施。

3）将患者头发剃除并消毒，做好皮肤准备。

4）术前应用阿托品，以减少呼吸道分泌物和抑制迷走神经。

5) 留置导尿管，保持大便通畅，保持口、鼻腔清洁。

6) 向患者及其家属解释手术过程及手术后可能出现的情况。

（5）心理护理。给予患者心理支持，使患者及其家属能够面对现实；耐心倾听患者的诉说，减轻患者的心理压力；告知患者可能采取的治疗计划及如何配合；帮助家属学会对患者的照顾方法。

2. 术后护理

（1）一般护理。

1) 体位：全身麻醉未醒患者取侧卧位；意识清醒、血压平稳患者取头高足低位；幕上开颅术后患者取健侧卧位；体积较大肿瘤切除术后患者 24 小时内术区应保持高位。

2) 营养及输液：一般颅脑手术后，第 1 天即可进流质饮食，第 2~3 天给予半流饮食，以后逐渐过渡至普通饮食。较大的颅脑手术或全身麻醉术后伴有恶心、呕吐或消化道功能紊乱者，应禁食 1~2 天。颅后窝手术或听神经瘤手术后应禁食禁饮，采用鼻饲供给营养，待吞咽功能恢复后逐渐练习进食。昏迷患者经鼻饲供给营养，必要时应用全胃肠外营养。颅脑手术后患者均有脑水肿反应，应适当控制输液量，每日以 1500~2000 ml 为宜。定期监测电解质、血气分析、记录 24 小时液体出入量，维持水、电解质与酸碱平衡。

（2）病情观察。观察患者生命体征、意识状态、瞳孔、肢体活动状况，尤其注意颅内压增高症状的评估，保持呼吸道通畅。

（3）疼痛护理。了解患者头痛的原因、性质和程度。切口疼痛多发生于 24 小时内，一般镇痛剂可奏效；颅内压增高性头痛多发生于术后 2~4 天脑水肿高峰期，应给予脱水剂和激素等降低颅内压；保证术后患者安静，防止颅内压增高，可适当应用氯丙嗪、异丙嗪或水合氯醛等镇静剂。

（4）引流管的护理。观察引流管是否牢固和有效，观察引流液的量和颜色及性状，不可随意放低或抬高引流袋，术后 3~4 天血性脑脊液如已转清，可拔除引流管。

（5）并发症的预防和护理。

1) 颅内出血：是脑手术后最危险的并发症。多发生于术后 1~2 天，患者表现为意识障碍和颅内压增高或脑疝征象，须及时报告医生并做好再次手术的准备。

2) 感染：以切口感染多见。常发生于术后 3~5 天，表现为伤口疼痛、红肿和压痛及皮下积液。肺部感染常发生于术后 1 周左右。防治措施包括严格无菌操作，加强营养和基础护理及使用抗生素等。

3) 中枢性高热：下丘脑、脑干部病变可引起中枢性高热，多出现于术后 12~48 小时内，患者体温高达 40.0 ℃以上。一般物理降温效果较差，需采用冬眠低温疗法。

4) 其他：包括尿崩症、胃出血、顽固性呃逆、癫痫发作等，应注意观察，并及时发现和处理。

（6）健康教育。向患者说明放疗和化疗可能出现的不良反应，让患者心理得到调整；鼓励患者尽快适应社会和自身形象的改变；指导患者早期开始功能锻炼，包括肢体训练、语言训练及记忆力恢复；教会家属对患者的护理方法，尽可能提高患者的生活质量。

（八）护理评价

（1）患者的头痛、切口疼痛是否减轻。

（2）患者呼吸道是否通畅，有无缺氧表现。

（3）患者日常生活需要是否得到满足。

（4）患者是否获得适当的营养，体液平衡是否得到维持。

（5）患者心理状态是否稳定，是否配合治疗和护理。

（6）护士是否能及时发现和处理并发症。

二、椎管内肿瘤

引导案例

患者，男，52岁。因四肢进行性麻木2年，下肢乏力半年，加重10天入院。查体：患者生命体征平稳，神志清楚，言语流利，脑神经正常，四肢肌力3级，胸2以下浅感觉丧失，深感觉存在，生理反射减弱，可引出病理反射。MRI检查：在T_1和T_2时相均表现为高信号。诊断：C_6、C_7及T_1长节段髓内肿瘤。

案例思考：该患者的护理要点是什么？

椎管内肿瘤（intraspinal tumor），又称脊髓肿瘤，是指发生于脊髓本身和椎管内与脊髓邻近组织的原发性或转移性肿瘤。椎管内肿瘤可发生于任何年龄，以20~50岁多见，男性多于女性。以胸段者最多见，其次为颈段和腰段。

（一）临床表现

椎管内肿瘤主要表现为肿瘤进行性压迫而损害脊髓和神经根。临床上可分为以下3期。

1. 刺激期　瘤体较小，主要表现为神经根痛，疼痛部位固定且沿神经根分布区域扩散，随着牵拉和压迫的加重，疼痛可逐渐加剧。当咳嗽、屏气、用力大便时疼痛加剧，部分患者可出现夜间痛和平卧痛，为椎管内肿瘤特征性表现之一。

2. 脊髓部分受压期　肿瘤增大直接压迫脊髓，出现传导束受压症状，表现为受压平面以下肢体运动和感觉障碍。典型的体征是脊髓半切综合征。

3. 脊髓瘫痪期　脊髓功能因肿瘤长期压迫而完全丧失，表现为受压平面以下的运动、感觉和括约肌功能完全丧失，并可出现皮肤营养不良征象。

（二）辅助检查

脑脊液检查可见蛋白含量增高，而细胞数呈正常，此为蛋白细胞分离现象，是重要的诊断依据。MRI检查是最有价值的检查方法，CT、X线、脊髓造影等检查有助于诊断。

（三）处理原则

手术切除肿瘤是目前唯一有效的治疗手段。良性肿瘤切除后通常预后良好；恶性肿瘤切除后充分减压，并辅以放疗，能使病情得到一定缓解。

（四）护理诊断

1. 有受伤的危险　与感觉减退及运动功能障碍有关。

2. 潜在并发症　有肺部感染、脊髓血肿、脊髓水肿、废用综合征等。

（五）护理措施

1. 一般护理

（1）让患者卧硬板床，保持床单位干燥、整洁、柔软；定时翻身，防止压疮发生；

翻身时身体要成直线，防止造成脊髓损伤。

（2）术后患者取俯卧位或侧卧位，必须使其头部和脊柱的轴线保持一致，防止脊柱屈曲或扭转。

2. 观察病情　观察患者生命体征、意识状态、瞳孔、肢体活动状况，及时发现术后脊髓血肿和水肿征象。

3. 呼吸道护理　及时清除呼吸道分泌物，并保持呼吸道通畅，防止肺部感染。

4. 防止腹胀　术后常出现迟缓性胃肠麻痹，腹胀严重者可用肛管排气。

5. 防止大小便失禁或便秘和尿潴留　出现以上情况时应及时处理。

6. 防止意外伤害　因神经麻痹、瘫痪，患者对冷、热、疼痛感觉减退或消失及运动功能障碍等，应防止发生烫伤和冻伤及坠床等意外伤害。

7. 心理护理　给予患者心理支持，减轻患者的心理压力；告知患者可能采取的治疗计划及如何配合；帮助家属学会对患者的护理方法。

8. 尽早开始功能锻炼　防止废用综合征的发生。

第五节　脑血管疾病患者的护理

引导案例

患者，28 岁，妊娠 2 个月。因肢体抽搐 2 小时入院。查体：意识模糊，左侧巴宾斯基征阳性，其余阴性。血压、血氧饱和度均正常。入院后予以抗癫痫治疗，3 小时后突发昏迷，双侧瞳孔直径 5 mm，对光反射消失，5 分钟后呼吸停止，继之血压下降，升压药物维持 4 天后心脏骤停，患者死亡。影像学检查：右侧颞叶有一高密度影。诊断：颅内动脉瘤。

案例思考：该患者的护理要点是什么？

一、常见的脑血管疾病

脑血管疾病的发病率和死亡率都很高，其中需要外科治疗的主要有蛛网膜下隙出血、颅内动脉瘤、颅内动静脉畸形和脑卒中等。

（一）蛛网膜下隙出血

1. 病因　蛛网膜下隙出血是指各种原因引起的脑血管破裂，血液流至蛛网膜下隙的统称，可分为自发性和外伤性两类。前者的常见原因是颅内动脉瘤和颅内动静脉畸形，约占 70%，其他原因有动脉硬化、烟雾病、颅内肿瘤卒中等。

2. 临床表现

（1）出血。多数患者可有情绪激动、运动、咳嗽等诱因，突然发病，表现为剧烈头痛、恶心、呕吐、面色苍白、全身冷汗等。半数患者可有烦躁不安、意识障碍、定向力下降，严重者可出现脑疝而死亡，部分患者可有癫痫发作和眩晕、颈项痛或下肢痛的表现。脑膜刺激征常在出血后 1~2 天出现。

（2）脑神经损伤。患者一侧动眼神经被压迫，可引起单侧眼睑下垂、瞳孔散大、不能内收和上下视、直接和间接光反射消失，提示颈内动脉-后交通动脉瘤或大脑后动脉瘤破裂。

（3）偏瘫。因病变或出血累及运动区皮质及传导束所致。

（4）视力和视野障碍。当出血沿视神经鞘延伸，可导致玻璃体膜下出血，甚至侵入玻璃体内，引起患者视力和视野障碍。

3. 辅助检查

（1）头颅 CT 和 MRI 检查。头颅 CT 检查对急性期诊断准确率接近 100%，可显示脑沟和脑池密度增高，出血后 1 周内显示最清楚。同时还可显示脑内血肿、脑积水、脑梗死和脑水肿，并有助于原发病的诊断。MRI 对 1 周内的急性病变较难查出。

（2）DSA 检查。DSA 是确诊蛛网膜下隙出血及原因的必检方法，它能发现原发病变的部位、大小、范围及有无血管痉挛等情况。

（3）腰椎穿刺。慎用，以免发生破裂出血和诱发脑疝。

4. 处理原则　出血急性期应绝对卧床休息，保持安静，适当镇静、镇痛和降低颅内压，并尽早开始病因治疗，如行开颅动脉瘤夹闭、动静脉畸形或脑瘤切除术。

（二）颅内动脉瘤

颅内动脉瘤是指颅内动脉壁的囊性膨出，是造成蛛网膜下隙出血的首位原因。在脑血管意外中，仅次于脑血栓和高血压，居第 3 位。好发于 40~60 岁的中老年人，发病部位多位于大脑动脉环的前部及邻近的动脉主干上。

1. 病因　颅内动脉瘤的发病原因尚不十分明确，目前有多种学说。先天性缺陷学说认为，是由于动脉壁先天性平滑肌缺乏所致；后天性退变学说认为是由于颅内动脉粥样硬化和高血压使动脉内弹力板破坏，逐渐膨出形成的。依据发病位置将其分为两类：一是颈内动脉系统动脉瘤，占 90%，包括颈内动脉-后交通动脉瘤、前动脉-前交通动脉瘤、中动脉动脉瘤等；二是椎-基底动脉系统动脉瘤，占 10%，包括椎动脉瘤、基底动脉瘤和大脑后动脉瘤等。

2. 临床表现　小动脉瘤（直径<0.5 cm）未出血者可无症状，巨大动脉瘤（直径>2.5 cm）可压迫邻近组织出现局灶症状，如动眼神经麻痹、视力障碍等。动脉瘤破裂出血多突然发生，部分患者可有运动、情绪波动、咳嗽等诱因，表现为严重的蛛网膜下隙出血症状，严重者因急性颅内压增高引发脑疝而危及生命。蛛网膜下隙出血可诱发脑动脉痉挛，甚至导致脑梗死的发生。

3. 辅助检查　脑血管造影是确诊颅内动脉瘤的必检方法，而 DSA、CT 和 MRI 检查有助于诊断，腰椎穿刺应慎用。

4. 处理原则　治疗方法主要是防止再次出血。发现病变时应及时手术或行介入治疗，其中开颅夹闭动脉瘤壁是首选，孤立术是在动脉瘤的两端夹闭动脉，动脉瘤壁加固术疗效不肯定，介入治疗适用于不宜手术者。动脉瘤破裂出血者应绝对卧床休息，保持安静，避免情绪激动，同时处理颅内压增高和脑血管痉挛等。

（三）颅内动静脉畸形

1. 病因　颅内动静脉畸形是指先天性脑血管发育异常，由一支或数支弯曲扩张的动脉和静脉形成的血管团，其体积可随人体发育而生长。常在 20~30 岁发病，畸形周围的脑组织可因缺血而萎缩，可发生于大脑半球的任何部位，多呈楔形，指向侧脑室。

2. 临床表现　畸形血管破裂可导致脑内、脑室内或蛛网膜下隙出血，是最常见的首发症状，患者表现为头痛、呕吐和意识障碍等；癫痫常发生在颅内出血时，与脑缺血、胶质样变有关；约一半患者有头痛史，为单侧局部或全头痛，呈间断性或迁移性，与供血动脉、引流静脉及窦的扩张有关；出血和颅内压增高也可引起头痛；因周围脑组织缺血萎缩、血肿压迫、脑水肿等引起的神经功能障碍，包括运动、感觉、视野及语言功能障碍，病变广泛者可出现智力障碍及精神症状；婴幼儿可因颅内血管短路而引起心力衰竭。

3. 辅助检查 脑血管造影是确诊颅内动静脉畸形的必检方法，而 DSA、CT、MRI 检查有助于诊断，脑电图检查可以帮助诊断癫痫。

4. 处理原则 手术切除是最根本的治疗方法，对位于脑深部位或主要功能区的直径<3 cm 的畸形，可考虑行放射治疗。对血流丰富和体积较大者行血管栓塞术，为手术切除创造条件。各种治疗后应复查脑血管造影，对残存的畸形血管继续治疗。

（四）脑卒中

1. 病因 各种原因引起的脑血管疾病的急性发作，造成脑的供应动脉狭窄或闭塞及非外伤性脑实质出血所引起的相应症状和体征，称为脑卒中。脑卒中包括缺血性脑卒中和出血性脑卒中两种类型，以前者多见。

2. 临床表现

（1）缺血性脑卒中。多见于 60 岁以上人群。主要病因是在动脉硬化基础上的血栓形成，使脑组织发生缺血性坏死，常在睡眠中发生。主要分为以下 3 种类型。

1）短暂性脑缺血发作：患者神经功能障碍持续时间在 24 小时内，可有感觉麻木、一过性黑矇及失语等大脑半球供血不足表现，或者有眩晕、复视、步态不稳、耳鸣及猝倒等椎底动脉供血不足表现。常反复发作，可自行缓解，多不留有后遗症。

2）可逆性缺血性神经功能障碍：发病特点同短暂性脑缺血发作，但持续时间长，通常超过 24 小时，可达数日。预后良好，患者可完全恢复。

3）完全性脑卒中：患者脑部有明显的梗死病灶，症状更为严重，常有意识障碍、神经功能障碍的表现。预后不佳，患者长期不能恢复。

（2）出血性脑卒中。以 50 岁以上男性多见，是高血压患者的主要死因，常因剧烈活动或情绪激动而诱发。出血性脑卒中因粟粒状微动脉瘤破裂所致，发病部位多位于基底节壳核部，可扩延至内囊部，出血形成血肿后压迫脑组织和神经纤维束，引起神经功能障碍和颅内压增高及脑疝。患者主要表现为突然意识障碍、呼吸急促、脉搏缓慢、血压升高，随后出现偏瘫、大小便失禁，严重者可出现昏迷、完全性瘫痪及去大脑强直等。

3. 辅助检查 脑血管造影是确诊脑卒中的必检方法，DSA、CT 和 MRI 检查可以确定缺血和出血部位，MRA 检查可以显示动脉狭窄或闭塞，颈动脉 B 超和经颅多普勒检查有助于诊断。

4. 处理原则 患者应绝对卧床休息，保持安静。对缺血性脑卒中患者应扩张血管、抗凝或血液稀释治疗。对脑动脉完全闭塞者可考虑手术治疗，切除颈内动脉内膜或行颅内-颅外动脉吻合术。对出血性脑卒中患者应止血、脱水和降低颅内压治疗，病情严重者可行手术清除血肿。

二、常见脑血管疾病的护理

（一）护理评估

1. 健康史 详细询问病史，了解患者有无高血压、动脉粥样硬化、创伤等；了解患者胎儿期其母有无特殊感染和放射线辐射接触及服药情况，是否异常分娩等。

2. 身体状况　评估患者生命体征、意识状况、瞳孔、肌力、感觉功能、生理和病理反射等；观察患者有无颅内压增高和脑疝症状，有无神经系统功能障碍表现；了解患者生活自理能力和智力情况，有无水、电解质与酸碱平衡失调表现；了解患者血液学和影像学检查结果及手术方式；评估患者营养状况及肝、肾、心、肺等重要器官功能；评估患者手术耐受能力。

3. 心理-社会评估　评估患者及其家属的心理状况，以及对疾病治疗方式和效果有无充分了解，有何种心理反应，有何要求和顾虑；在急性期患者主要表现为恐惧和心理失衡，待危险期过后，因治疗效果不满意，其心理反应和行为由焦虑逐步发展为抑郁，常伴有人格改变，表现为悲观、失望、失眠等；了解家属对患者的关心程度和支持能力。

（二）护理诊断

1. 意识障碍　与脑血管疾病的急性发作有关。

2. 清理呼吸道无效　与意识障碍有关。

3. 语言沟通障碍　与神经功能障碍有关。

4. 知识缺乏　与患者缺乏所患疾病相关的康复知识有关。

5. 营养失调：低于机体需要量　与呕吐、高热和应用脱水剂有关。

6. 焦虑/恐惧、预感性悲哀　与疾病的诊断和担心治疗结果有关。

7. 潜在并发症　有颅内压增高、脑疝、颅内出血和感染等。

（三）护理目标

（1）患者意识逐渐恢复。

（2）患者呼吸道通畅，无缺氧表现。

（3）患者能正确对待语言障碍和学会用肢体语言交流。

（4）患者能复述与疾病相关的注意事项，并遵从指导，配合治疗。

（5）患者体液平衡和营养得到维持。

（6）患者心态平稳，焦虑和恐惧状态减轻。

（7）患者无并发症发生或护士能够及时发现和处理并发症。

（四）护理措施

1. 一般护理

（1）体位。急性出血者应绝对卧床休息。术后取半卧位，全身麻醉未醒者取侧卧位或仰头偏向一侧；意识清醒者可抬高床头 15°~30°。搬动患者时应保持头颈部成一直线。

（2）营养和补液。为患者提供充足的营养支持。术后第 1 天即可进流质饮食，第 3 天给予半流质饮食，并逐渐过渡至普食。病情严重或有恶心、呕吐者，应适当延长禁食时间。因术后脑水肿反应，应适当控制输液量，定期检测电解质和血气分析，准确记录 24 小时液体出入量，维持水、电解质与酸碱平衡。

（3）加强生活护理。注意口腔卫生，帮助患者排便、排尿，训练患者定时排便功能，保持会阴部清洁。注意与患者沟通，了解并满足患者生活需要。急性期患者应绝对卧床休息，避免咳嗽和用力排便。定期翻身、拍背，防止肺部感染和压疮的发生，帮助家属学会对患者的护理方法和技巧。

2. 病情观察　常规观察患者生命体征、意识状况、瞳孔、肢体活动等情况，保持切口敷料清洁、干燥，注意有无颅内出血、颅内压增高及脑疝等症状，避免引起颅内压增高的因素。定期观察患者皮肤情况，预防压疮的发生。

3. 疼痛护理　了解和分析头痛的原因、性质和程度，并做出相应处理。切口疼痛多发生于术后 24 小时内，一般镇痛剂有效。颅内压增高性头痛常在术后 2~4 天出现，常为搏动性头痛，多伴有呕吐，需降低颅内压方可镇痛。血性脑脊液性疼痛于术后即可发生，多伴有脑膜刺激征，需行腰椎穿刺引流血性脑脊液。为防止颅内压增高及颅内出血，术后患者必须保持安静，可适当应用氯丙嗪、地西泮、水合氯醛等镇静剂。

4. 呼吸道护理　及时清除呼吸道分泌物，并保持通畅，注意患者有无呼吸困难、烦躁不安等呼吸道梗阻症状；视呼吸情况给予吸氧，以及气管内插管或气管切开术。

5. 防止意外发生　对于有意识障碍、偏瘫和吞咽功能障碍者应防止发生坠床、跌碰伤和进食时食物误入气管等意外情况。

6. 术前练习　对于有颅内动脉瘤和颈动脉海绵窦瘘行封闭术的患者，应在术前进行颈动脉压迫试验和练习，以建立侧支循环。试验方法：手指按压患侧颈总动脉，直至同侧颞浅动脉搏动消失，开始时每次压迫 3 分钟，逐渐延长时间，直至持续 20~30 分钟。如患者仍能耐受，无头晕、黑矇等表现时，方可实施手术。

7. 心理护理　给予患者适当的心理支持，使患者及其家属能够面对现实。护士要耐心地倾听患者的诉说，提供正确易懂的健康指导，使患者明白情绪激动可导致颅内血管痉挛和出血等。护士要告知患者疾病的类型、治疗计划及如何配合，帮助患者产生康复动机，促使患者向健康角色转换，帮助患者重新设计自我形象和生活方式。

8. 健康教育　指导患者进行康复训练，待病情稳定后即可开始，包括肢体的被动和主动训练，语言能力及记忆力的恢复训练；告知患者如何避免再出血的诱发因素，高血压患者应注意气候变化和规律服药，将血压控制在适当水平；告知患者要保持心态平稳，避免情绪激动；嘱患者多食富含粗纤维的饮食，保持排便通畅；患者外出时须有人陪护，防止发生意外。

（五）护理评价

（1）患者的意识是否恢复。
（2）患者呼吸道是否通畅，有无缺氧表现。
（3）患者是否能正确对待语言障碍和学会用肢体语言交流。
（4）患者能否复述与疾病相关的注意事项，是否能遵从指导和配合治疗。
（5）患者体液平衡和营养是否得到维持。
（6）患者心态是否平稳，焦虑和恐惧状态是否减轻。
（7）护干是否能及时发现和处理并发症。

本章要点

（1）颅内压增高患者的诊断和主要护理措施。
（2）头皮损伤、颅骨骨折、颅脑损伤患者的诊断和主要护理措施。

笔记

思 考 题

（1）什么是颅内压增高？简述颅内压增高患者的主要身心状况改变。

（2）简述颅内压增高患者的护理措施。

（3）简述颅底骨折患者的身心状况。

（4）简述脑脊液漏患者的主要护理措施。

（5）简述脑震荡及脑挫裂伤患者的身心状况。

第十一章　颈部疾病患者的护理

学习目标

（1）掌握甲状腺癌的主要特点；甲状腺功能亢进的临床表现及外科治疗原则。

（2）运用相关知识对颈部疾病患者进行常规护理。

（3）学会对甲状腺癌和甲状腺功能亢进患者的护理。

第一节　甲状腺肿瘤患者的护理

引导案例

患者，男，65 岁。因颈部肿块 3 个月余入院。查体：颈部有鸡蛋大小肿块，质硬，活动度差，不能随吞咽动作上下移动，无压痛。患者近 1 个月来体重下降 5 kg。查体：体温36.2 ℃，心率 86 次/分，呼吸 22 次/分，血压 102/80 mmHg，红细胞计数 3.5×10^{12}/L。

案例思考：该患者最可能的医疗诊断和术后的护理要点是什么？

一、甲状腺腺瘤

甲状腺腺瘤（thyroid adenoma）是最常见的甲状腺良性肿瘤。

（一）病理

甲状腺腺瘤呈膨胀性生长，有完整包膜，分为滤泡状腺瘤和乳头状囊性腺瘤。

（二）临床表现

患者常在无意中发现颈部结节。多为单发结节，呈圆形或椭圆形，表面光滑，边界清，生长缓慢，无压痛，活动度好。当乳头状囊性腺瘤因囊壁血管破裂发生囊内出血时，肿瘤可在短期内迅速增大，局部出现胀痛。

（三）辅助检查

1. 放射性 ^{131}I 扫描　多呈温结节，若囊性变时可为冷结节。

2. B 超检查　可发现单个、边界清晰的结节，为首选检查方法。

3. 细针穿刺细胞学检查。

（四）处理原则

因甲状腺腺瘤引起甲状腺功能亢进（发生率约为 20%）和恶变（发生率约为 10%）

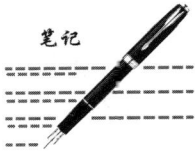

的可能，故应早期手术（包括患侧甲状腺大部分或部分切除术），切除标本立即送病理检查，以判断有无恶变。

（五）健康教育

教会患者自行检查颈部的方法，注意观察肿块的生长情况。

二、甲状腺癌

甲状腺癌（thyroid cancer）是甲状腺最常见的恶性肿瘤，约占全身恶性肿瘤的1%。

（一）病理分类

不同病理类型的甲状腺癌，其发展过程、转移途径相差很大，治疗方法也各不相同。根据病理分类可分为乳头状腺癌、滤泡状腺癌、未分化癌和髓样癌。

（二）临床表现

1. 颈部肿块　患者可于无意中或体检时发现，肿块质硬、表面高低不平、边界不清、生长迅速、活动性小。

2. 晚期以压迫症状和转移症状为主

（1）压迫症状。压迫喉返神经、气管食管而出现声音嘶哑、呼吸困难、吞咽困难，如压迫颈交感神经节可引起 Horner 综合征（主要表现为同侧瞳孔缩小、上眼睑下垂、眼球内陷、同侧头面部无汗等）。

（2）转移症状。局部转移常在颈部出现硬而固定的淋巴结。远处转移多见于扁骨（如颅骨、椎骨和骨盆）和肺。有些患者的甲状腺肿块可不明显，而以颈部、肺部、骨骼的转移癌为突出症状。因此，当颈部、肺部、骨骼有原发灶不明的转移癌存在时，应仔细检查甲状腺。

3. 甲状腺髓样癌　其特点为有家族史，患者可表现为顽固性腹泻、心悸、面色潮红、血钙降低。

（三）辅助检查

1. 放射性核素扫描　大多数为冷结节。

2. B超检查　可用于区别甲状腺结节是囊性，还是实质性包块。如果是实质性包块，并呈不规则反射，则多有甲状腺癌的可能。

3. 细针穿刺细胞学检查　不但有助于鉴别肿瘤的良性、恶性，还能进一步明确恶性肿瘤的病理类型。

4. 病理切片检查　是甲状腺癌的确诊方法。每一个切除的甲状腺结节标本，均应常规做病理切片检查。如果术前怀疑甲状腺癌时，应在术中做冷冻切片检查，以便明确诊断，选择恰当的手术方法。

（四）护理评估

1. 健康史　了解患者既往健康情况，有无放射性物质接触史、手术史及相关疾病的家族史。

2. 身体状况　详细查体，明确肿块的位置、大小、与吞咽的关系、生长速度；是否有颈部淋巴结肿大；是否有压迫症状，如吞咽困难、声音嘶哑、呼吸困难、Horner 综合征等；有无骨转移和肺转移征象；有无血清钙降低等。

3. 心理-社会评估　由于甲状腺癌的治疗是创伤性的，患者术后颈部的瘢痕可影响其躯体形象，因此应评估患者对自我形象变化的心理反应。

（五）处理原则

手术切除是除未分化癌以外各型甲状腺癌的主要治疗方式，而未分化癌通常采用外放射治疗。

（六）护理诊断

1. 焦虑/恐惧　与患者担心肿瘤的良性、恶性有关。

2. 有窒息的危险　与手术部位血肿、喉头水肿、气管塌陷等因素有关。

（七）护理措施

1. 术前护理

（1）加强患者心理护理，减轻其思想负担。

（2）指导患者练习手术时的体位：将软枕垫于患者肩部，保持头低、颈过伸位。

（3）急救物品的准备，包括床旁准备气管切开包、手套、纱布、12 号针头、气管插管盘、咽喉镜、手电筒、氧气、吸痰器等。

2. 术后护理

（1）一般外科术后护理常规。

（2）注意患者呼吸变化，一旦发现有窒息的危险，应立即配合行气管切开及床旁抢救。

（3）患者回病室病情稳定后取半卧位，以利于呼吸和切口渗液引流。

（4）观察患者切口出血情况，注意伤口处敷料和引流量。

（5）患者病情平稳或麻醉清醒后，可给予少量饮水。若无不适，鼓励进流质饮食，并逐步过渡为半流质饮食及软食。

（6）卧床期间鼓励患者床上活动，术后若无其他并发症，可早期下床活动。

（八）健康教育

（1）拆线后若发现伤口红肿、硬结、疼痛或发热应及时就诊。

（2）拆线后进行颈部活动训练，防止出现瘢痕收缩，促进患者颈部的功能恢复。

（3）帮助患者面对现实，配合后续治疗，遵医嘱按时服药。

（4）如有喉返神经损伤出现声音嘶哑者，应请耳鼻喉科医生会诊；如有喉上神经损伤应嘱患者缓慢进餐，以免发生呛咳。

（5）嘱患者出院 1~2 个月后随访。

第二节　甲状腺功能亢进患者的外科治疗和护理

引导案例

患者，女，33 岁。因怕热多汗，体重下降 7 个月余入院。患者自发病以来表现为情绪易激动、烦躁、失眠、月经紊乱、食欲亢进，体重下降 3 kg。查体：体温 37.2 ℃，心率 113 次/分，呼吸 22 次/分，血压 112/70 mmHg，红细胞计数 $4.5×10^{12}$/L。

案例思考：该患者最可能的诊断及依据和术前及术后护理要点是什么？

甲状腺功能亢进（甲亢）是由各种原因导致正常甲状腺素分泌的反馈控制机制丧失，引起循环中甲状腺素异常增多而出现以全身代谢亢进为主要特征的疾病总称。

（一）分类

本病按引起甲亢的原因可分为原发性甲亢、继发性甲亢、高功能腺瘤 3 类。

（二）病因

以上 3 类甲亢的病因均尚未完全明确。在原发性甲亢患者血中发现了 2 类刺激甲状腺的自身抗体［长效甲状腺刺激素（LATS）和甲状腺刺激免疫球蛋白（TSI）］，因此认为原发性甲亢是在遗传的基础上，由于精神刺激导致免疫机制紊乱而诱发的。

（三）临床表现

（1）高代谢表现，包括怕热、多汗、皮肤温暖潮湿、低热、消瘦。

（2）神经系统表现，包括多语、性情急躁、激动、失眠、双手颤动。

（3）心血管系统表现，包括心悸、脉快有力（脉搏常在 100 次/分以上，休息及睡眠时仍快）、脉压增大，其中脉搏加快及脉压增大常可作为判断病情程度和治疗效果的重要标志。

（4）消化系统表现，包括多食易饥、排便次数增加。

（5）肌肉软弱无力、骨质疏松、月经失调等。

（6）甲状腺肿大。

（7）突眼症。

（四）辅助检查

1. 基础代谢率（BMR）测定　简便的方法是根据脉压和脉搏计算。常用的计算公式为：BMR（%）=（脉搏+脉压）−111（清晨未起床、空腹静息状态下测定）。正常值：±10%。轻度甲亢：>+20%~30%。中度甲亢：>+30%~60%。重度甲亢：>+60%。

2. 甲状腺摄 ^{131}I 率测定　正常甲状腺 24 小时内摄取的 ^{131}I 量为人体总量的 30%~40%，如果在 2 小时内甲状腺摄取的 ^{131}I 量超过人体总量的 25%或在 24 小时内超过人体总量的 50%，且吸 ^{131}I 高峰提前出现，均可诊断为甲亢（图 11-1）。

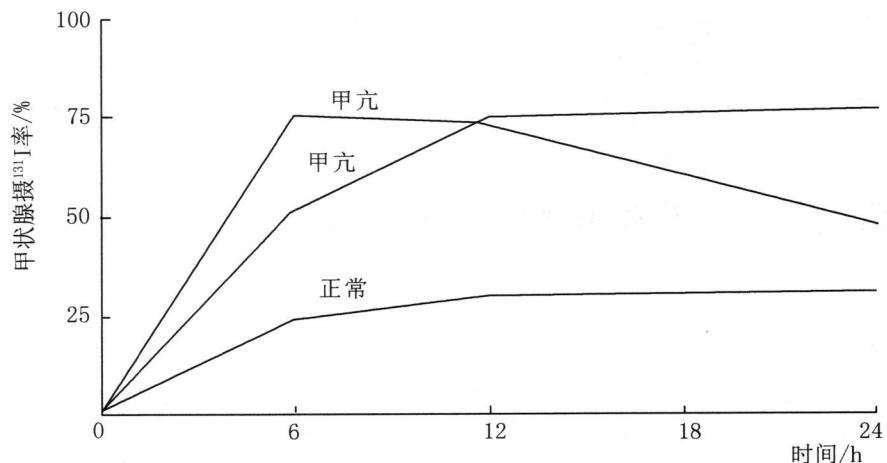

图 11-1　甲状腺摄 ^{131}I 率测定

3. 血清 T_3 和 T_4 含量的测定 甲亢时，患者血清 T_3 水平可高于正常值的 4 倍左右，T_4 水平高于正常值的 2.5 倍。

（五）处理原则

1. 甲状腺大部切除术 对中度以上的甲亢仍是目前最常用且有效的疗法，通常需要切除 80%~90% 的腺体，并切除峡部，保留两叶腺体背面以免损伤喉返神经和甲状旁腺。

2. 手术指征

（1）中度以上原发性甲亢。

（2）继发性甲亢或高功能腺瘤。

（3）腺体较大且伴有压迫症状，有胸骨后甲状腺肿。

（4）药物或放射碘治疗后复发者。

（5）妊娠早、中期具有上述指征的甲亢患者。

3. 手术禁忌证 青少年、症状较轻、老年人或有严重器质性疾病不能耐受手术者。

（六）护理评估

1. 术前评估

（1）健康史。了解患者发病的过程及治疗经过；了解患者的既往史，如有无其他自身免疫性疾病，有无手术史等。

（2）身体状况。了解患者甲状腺肿块的大小、形态、质地、活动度，扪诊有无震颤感，听诊是否可闻及杂音。

（3）心理-社会评估。评估患者情绪是否稳定，是否了解甲状腺疾病的相关知识，能否掌握康复知识；了解患者家庭经济承受能力。

2. 术后评估

（1）手术情况。了解患者麻醉方式、手术方法、术中出血量、补液量和性质、放置引流管情况、麻醉及手术经过是否顺利。

（2）术后恢复情况。了解患者生命体征、切开引流等情况，是否出现并发症。

（3）心理和认识状况。评估患者是否出现不适的心理反应，以及患者及其家属对术后康复过程及出院健康知识的掌握程度。

（七）护理诊断

1. 营养失调：低于机体需要量 与代谢率增高有关。

2. 社交障碍 与体内激素失衡、情绪易激动有关。

3. 自我形象紊乱 与甲状腺肿大使颈部增粗、突眼或手术引起瘢痕有关。

4. 有窒息的危险 与甲状腺肿大压迫气管及术后并发症发生，如切口积血、喉头水肿、气管软化塌陷、痰液堵塞、双侧喉返神经损伤等有关。

5. 知识缺乏 与患者缺乏自我护理的相关知识有关。

6. 潜在并发症 有呼吸困难或窒息、喉返神经损伤、喉上神经损伤、甲状旁腺损伤、甲状腺危象等。

（八）护理措施

1. 一般护理

（1）病情观察。每日监测患者的体温、脉搏、呼吸、心率、心律；出汗、皮肤状况；排便次数，有无腹泻、脱水症状，体重变化；突眼症状的改变、甲状腺肿大情况及有无精神、神经-肌肉症状；准确记录患者每日饮水量、进食量、尿量及液体出入量。

（2）提供安静、轻松的环境。病室要保持安静、室温稍低、色调和谐，必要时可给患者提供单间；患者的盖被不宜太厚，衣服应轻便宽松，定期沐浴，勤更换内衣；为患者提供一些活动，分散其注意力。

（3）饮食护理。鼓励患者进食高蛋白质、高能量、高维生素的食物，如瘦肉、鸡蛋、牛奶、水果等；不要进食增加肠蠕动和易导致腹泻的食物，如刺激性食物、粗纤维多的食物；每天监测体重；多饮水（严重突眼症患者应限制水及盐的摄入），忌饮浓茶、咖啡等对中枢神经有兴奋作用的饮料。

（4）心理护理。首先要建立良好的护患关系，取得患者的信任；其次指导患者自我调节，如采取自我催眠、放松训练、自我暗示等；同时护士应向患者家属和室友说明患者的情绪和行为是由于疾病造成的，以取得他们的谅解。

（5）突眼的护理。对严重突眼征者应帮助其树立治疗疾病的信心，睡眠时应抬高头部；对眼睑不能闭合者经常滴眼药水、涂抗生素眼膏，外出时佩戴太阳镜或使用眼罩。

2. 术前护理

（1）协助医生完善患者的各项术前检查，如胸部透视、心电图、喉镜、基础代谢率（BMR）测定、T_3 测定、T_4 测定、血清钙磷含量测定等。

（2）药物准备是术前用于降低基础代谢率的重要环节。

1）方法：①硫脲类药物+碘剂，可先用硫脲类药物，待甲亢症状得到基本控制后，改服 1~2 周的碘剂再进行手术。②开始即用碘剂，2~3 周后甲亢症状得到基本控制便可进行手术。③对于常规应用碘剂或合并应用硫氧嘧啶类药物不能耐受或无效者，有学者主张单用普萘洛尔或与碘剂合用做术前准备。普萘洛尔的剂量为每 6 小时口服给药 1 次，每次 20~60 mg，连用 4~7 天，于术前 1~2 小时再口服 1 次。

2）碘剂的作用及服用方法：碘剂的作用在于抑制蛋白水解酶，减少甲状腺球蛋白的分解，从而抑制甲状腺素的释放。碘剂还能减少甲状腺的血流量，使腺体充血减少，因而缩小变硬。常用的碘剂是复方碘化钾溶液，每日 3 次口服，第 1 天每次 3 滴，以后逐日每次增加 1 滴，至每次 16 滴为止，维持此量。

注意：凡不准备施行手术者，不要服用碘剂；服用碘剂应把药液滴在饼干或面包片上吞服，以减少对口腔和胃黏膜的刺激。

3）甲亢症状得到基本控制的标准：患者情绪稳定，睡眠良好，体重增加，脉搏<90 次/分以下，脉压恢复正常，基础代谢率<+20%。

4）其他准备：避免各种不良刺激，消除患者恐惧心理；指导患者练习手术时的头颈过伸体位和术后头部转动的方法；术日晨准备床单位，床旁备气管切开包等抢救物品。

3. 术后护理

（1）病情观察和体位。

1）病情观察：定时测体温，每 30 分钟监测脉搏、呼吸、血压各 1 次，直至患者状态平稳，以便及时发现术后并发症。

2）体位：术后患者清醒和生命体征平稳后，取半卧位，有利于渗出液的引流。

3）保持呼吸道通畅：帮助患者及时排出痰液。

4）观察切口处敷料与引流管或引流条的情况：保持引流通畅，预防术后气管受压。引流管或引流条一般于术后 24~48 小时拔除。

（2）特殊药物的应用。患者术后要继续给予复方碘化钾溶液，每日 3 次，每次

10 滴，共用 1 周左右；或由每日 3 次，每次 16 滴开始，逐日每次减少 1 滴，至每次 3 滴时止。术前用普萘洛尔做准备者，术后继续服用 4~7 天。

（3）饮食与营养。术后 6 小时若患者清醒、无呕吐，可进温、凉流质饮食，随着病情的恢复逐渐过渡至正常饮食。患者若有呛咳，可给予静脉补液或协助其坐起进食。

（4）术后并发症的防治与护理。

1）术后呼吸困难和窒息：是术后最危急的并发症，多发生于术后 48 小时内。

常见原因：①切口内出血压迫气管。②喉头水肿。③术后气管塌陷。④痰液堵塞。⑤双侧喉返神经损伤，临床表现为进行性呼吸困难、烦躁、发绀甚至窒息。如因出血引起者，可有颈部肿胀、切口渗出鲜血等表现。

护理措施：①术后应严密观察患者呼吸、脉搏、血压及伤口渗血情况。②若发现患者有颈部压迫感、呼吸困难、气急烦躁、心率加速、发绀等，应立即在床旁拆除缝线，敞开伤口，迅速去除血肿；如情况仍无改善，应立即做气管切开，待患者情况好转后，再送手术室做进一步处理。③术后痰多而不易咳出者，应让患者保护好伤口后，鼓励和帮助患者咳痰，进行雾化吸入以保持呼吸道通畅。

2）喉返神经损伤：主要是手术操作直接损伤引起；少数是由于血肿压迫或瘢痕组织牵拉而引起。一侧喉返神经损伤可引起声嘶，两侧喉返神经损伤可发生两侧声带麻痹，引起失声或呼吸困难。

护理措施：①患者清醒后应诱导患者说话，以了解有无喉返神经损伤。②如发生损伤应认真做好安慰解释工作。一侧喉返神经损伤所引起的声嘶，可由声带过度向患侧内收而好转；两侧喉返神经损伤引起的失声或呼吸困难，须做气管切开。护士应做好气管切开的护理工作。

3）喉上神经损伤：若损伤喉上神经外支，会使环甲肌瘫痪，引起声带松弛，音调降低；若损伤喉上神经内支，患者进食时，特别是饮水时，可引起误咽而出现呛咳。

护理措施：护士应注意观察患者的发音和进食情况，如发生呛咳应协助患者进食，并做好解释工作。一般经针刺、理疗等治疗后可自行恢复。

4）手足抽搐：手术时甲状旁腺误被一并切除、挫伤或其血液供应受累时，都可引起甲状旁腺功能不足，导致低钙血症。症状多在手术后 1~2 天出现。轻者仅有面部或手足的针刺感、强直感或麻木感；重者可发生面肌和手足部疼痛感的持续性痉挛。严重病例还伴有喉和膈肌痉挛，可引起窒息而死亡。

护理措施：①指导患者合理饮食，适当限制肉类、乳制品和蛋类等食品，多食绿叶蔬菜、豆制品、海味。②抽搐发作时注意保证患者安全，避免受伤；遵医嘱立即静脉注射 10% 葡萄糖酸钙或氯化钙 10~20 ml；症状轻者可口服葡萄糖酸钙或乳酸钙 2~4 g，每日 3 次；症状较重或长期不能恢复者，可同时加用维生素 D 每日 5 万~10 万 U，以促进钙在肠道吸收；口服双氢速甾醇（DT 10）油剂，能迅速提高血钙，从而降低神经-肌肉的应激性。③每周监测血钙或尿钙各 1 次。

5）甲状腺危象：是甲亢术后的严重并发症。甲状腺危象的发生与术前准备不充分、甲亢症状未能很好控制及手术应激有关。

临床表现：患者多于术后 12~36 小时内发生高热（体温 >39.0 ℃），脉快而弱（120 次/分以上），患者表现为烦躁、谵妄，甚至昏迷，并常有呕吐和水样泻。若不积极治疗，患者往往迅速死亡。

治疗要点：一旦出现上述症状，应及时采取吸氧、降温、静脉滴注葡萄糖溶液等措施，根据医嘱应用碘剂、糖皮质激素、肾上腺素阻滞剂等药物。

护理措施：①患者应绝对卧床休息，对烦躁不安者应防止意外损伤。②监测患者生命体征变化。③根据医嘱应用药物，注意观察用药效果。④记录 24 小时液体出入量。⑤高热者给予物理降温。

（九）健康教育

（1）保持患者心情愉快，避免劳累。

（2）加强患者颈部功能锻炼。

（3）注意患者有无甲亢复发或甲状腺功能不足的症状。

（4）定期复查。

本章要点

（1）甲状腺癌的主要临床特点。

（2）甲状腺功能亢进患者的临床表现及外科治疗原则。

思考题

（1）试述甲状腺癌的主要临床特点。

（2）试述甲状腺功能亢进患者的临床表现。

（3）甲亢术后常见的并发症有哪些？

第十二章 胸部疾病患者的护理

学习目标

（1）掌握乳腺良性、恶性病变的临床特点；乳腺癌患者的心理护理；乳腺癌患者的术后护理。

（2）运用相关知识对乳腺癌患者术后伤口进行护理；对术后并发症进行防治与护理。

（3）学会乳腺的自查方法；胸腔闭式引流的护理；指导乳腺癌患者术后患侧上肢功能康复锻炼。

第一节 急性乳腺炎患者的护理

引导案例

患者，女，26岁。因右侧乳房胀痛1周伴有发热2天入院。4周前产一子，母乳喂养。1周前出现右侧乳房胀痛，患处质硬，未予处理。近2天来出现寒战、发热等不适，右侧乳房呈搏动性疼痛，哺乳时疼痛加剧。查体：乳房肿胀、皮肤潮红、触痛，乳头有皲裂，穿刺抽出黏稠脓液。右侧腋窝淋巴结肿大。化验检查：白细胞计数 $11.0 \times 10^9/L$。脓液培养：金黄色葡萄球菌。既往体健。婚育史：25岁结婚，G_1P_1。

案例思考：该患者可能的诊断及主要护理措施是什么？

急性乳腺炎（acute mastitis）是乳房的急性化脓性炎症，患者大多是产后哺乳期的妇女，以初产妇更为多见。往往发生在产后3~4周。

（一）病因及发病机制

1. 乳汁淤积 利于入侵细菌的生长繁殖。乳汁淤积的常见原因如下。

（1）乳头发育不良、乳腺导管不通畅，影响排乳。

（2）母亲授乳经验不足，不能将乳汁充分排出，导致乳汁淤积。

2. 细菌入侵 乳头破损或皲裂是造成细菌入侵的主要途径。细菌也可直接经乳头开口侵入乳房。致病菌大多为金黄色葡萄球菌，少数为链球菌。

（二）临床表现

患者自觉乳房胀痛，可触及痛性硬块，表面皮肤红肿、发热，腋窝淋巴结肿大、压痛。深部脓肿的表面皮肤红肿不明显，肿块触之不清，但有深压痛。随着炎症的发展，患者可有寒战、高热、脉搏加快等全身表现。数日后形成脓肿，浅部脓肿有波动感，如果未及时切开引流，脓肿可自行破溃。

（三）辅助检查

1. 血常规　白细胞计数及中性粒细胞百分比升高。

2. B超检查　帮助了解乳腺炎性肿块是否液化成脓。

3. 脓肿穿刺　深部脓肿不能确诊时可进行穿刺，抽出脓液表示脓肿已形成，脓液可做细菌培养及药物敏感试验。

（四）处理原则

（1）应用抗生素，多首选青霉素。

（2）改善乳汁淤积。采用抽吸方法促进乳汁排出。对于感染严重或脓肿引流后并发乳瘘者，可口服己烯雌酚，停止乳汁分泌。

（3）乳腺炎症早期进行热敷，脓肿形成后及时切开引流。

（五）护理评估

1. 健康史　询问患者是否为初产妇，有无乳腺炎病史，既往乳房发育情况如何，有无乳房肿块、乳头异常溢液病史。

2. 身体状况　观察患者乳房局部炎症进展状况，是否形成脓肿，是否有乳汁淤积；了解患者发热、出汗程度、疼痛及镇痛效果等。

3. 心理-社会评估　观察患者情绪变化，包括是否担心婴儿的喂养与发育，以及乳房的功能及形态改变等；注意家庭其他成员对患者生活和情绪的影响。

（六）护理诊断

1. 体温过高　与细菌或细菌毒素入血有关。

2. 疼痛　与乳汁淤积、炎症肿胀有关。

3. 皮肤完整性受损　与手术切开引流或脓肿破溃有关。

4. 焦虑/恐惧　与担心婴儿喂养及乳房形态改变有关。

5. 知识缺乏　与患者缺乏哺乳卫生和预防乳腺炎的相关知识有关。

（七）护理目标

（1）患者乳腺炎症状得到控制。

（2）患者体温恢复正常。

（3）患者的疼痛减轻。

（4）患者情绪稳定。

（5）患者能够了解哺乳卫生及乳腺炎预防知识。

（八）护理措施

1. 积乳的处理　教会或协助患者使用吸乳器。健侧乳房允许哺乳时，注意保持乳头清洁，观察乳汁颜色。必要时检测乳汁内是否存在细菌，以避免婴儿患胃肠炎。

2. 控制感染　炎症早期进行热敷，避免挤压，遵医嘱应用抗生素，高热时行物理或药物降温。

3. 脓肿切开引流的护理　脓肿切开后，注意观察脓汁的量、色泽及气味变化，纱布浸湿后应及时更换。

4. 疼痛护理　为患者提供舒适的环境，协助患者翻身及日常生活料理，避免撞击乳房，疼痛显著时给予镇痛剂。

5. 产妇生活护理　保持室内清洁，注意空气流通，关注个人卫生，让产妇充分休息。了解产妇阴道分泌物的情况，是否存在产褥热等。

6. 心理护理　鼓励患者克服疼痛、生活不便、睡眠不利等因素，尽可能满足患者生活上的要求。需让患者及其家属明白，当炎症消退后，乳房的形态和功能是不会受明显影响的。如果患者再次怀孕，需做好产前预防工作，可以避免乳腺炎的再次发生，并能够进行母乳喂养。

7. 健康教育　产妇要了解婴儿喂养知识，养成良好的喂养习惯，做到定时哺乳。每次哺乳时尽量让婴儿吸净乳汁，如有淤积可用吸乳器或采取按摩方法帮助乳汁排出。哺乳前后清洗乳头，勿让婴儿含乳头睡觉，注意婴儿口腔卫生。预防急性乳腺炎应从妊娠期开始，经常用温水、肥皂洗净两侧乳头。如发生乳头内陷，可经常挤、捏、提拉乳头，使内陷得到矫正。积极治疗乳头皲裂。

（九）护理评价

（1）患者乳腺炎症状是否得到控制。

（2）患者乳房积乳是否有效排出，切口引流是否通畅。

（3）患者体温是否恢复正常，是否有产褥热发生。

（4）患者的疼痛是否最大限度得到缓解。

（5）患者是否能够掌握哺乳卫生和预防急性乳腺炎的知识。

第二节　乳腺囊性增生症患者的护理

引导案例

患者，女，34 岁。因双侧乳房胀痛 2 年入院。2 年来患者时有乳房胀痛，于月经前加重，月经后减轻。查体：双侧乳腺可触及多处圆形肿块，大小不一，质地韧，与周围组织界限不清。B 超检查显示乳腺弥漫性增生。口服逍遥散后症状逐渐缓解。

案例思考：该患者可能的诊断及主要的护理措施是什么？

乳腺囊性增生症是乳腺实质的良性增生，也称慢性囊性乳腺病（mastopathy，乳腺病），是中年妇女的多发病和常见病。

（一）病因

乳腺囊性增生症的发生与内分泌障碍有关：一是体内女性激素代谢障碍，尤其是雌激素、孕激素比例失调；二是部分乳腺组织中女性激素受体异常，使乳房各部分的增生程度不一。

（二）临床表现

本病主要表现为乳房胀痛和肿块。疼痛往往在月经来潮前加重，经期后减轻或消失。体检时可发现一侧或双侧乳腺弥漫性增厚，可局限于乳腺的一部分，也可分散于整个乳腺。肿块呈圆形结节或片状，大小不一，质地韧而不硬，增厚区与周围组织界限不清。

本病病程较长，发展缓慢。

（三）处理原则

根据患者临床表现可明确诊断，乳腺钼靶 X 线摄片用于本病与乳腺癌的鉴别有一定意义。治疗主要以对症为主，可口服逍遥散、小金丹等中草药。乳腺囊性增生症有无恶性病变的可能尚存有争议，应每隔 2~3 个月到医院复查。对怀疑有恶性病灶者，应切除病灶并进行病理检查。

（四）护理诊断

知识缺乏　与患者缺乏乳房自检的相关知识有关。

（五）护理措施

学会自我乳房检查方法，具体详见本章第四节乳腺癌患者的护理。嘱患者随时注意乳房的变化，发现有异常增生的肿块时，应尽早去医院诊治。

第三节　乳腺纤维腺瘤患者的护理

引导案例

患者，女，23 岁。因发现右侧乳房肿块 1 周入院。患者 1 周前于洗澡时发现右侧乳房肿块，无疼痛、发热等不适。查体：右侧乳房外上象限触及圆形肿块，大小约 3 cm×2 cm，质硬、光滑，易推动。B 超检查显示右侧乳房实质性包块，与周围组织无粘连。

案例思考：该患者可能的诊断及主要的护理措施是什么？

乳房纤维腺瘤（breast fibroadenoma）是乳腺小叶内纤维细胞的良性增生。

（一）病因

本病的发病原因是小叶内纤维细胞对雌激素的敏感性异常增高。由于雌激素是发病的刺激因子，所以纤维腺瘤好发于卵巢功能期。

（二）临床表现

本病是女性常见的乳房肿瘤，发病年龄在 15~30 岁，以 20~25 岁最常见，很少发生于月经初潮前或绝经后。肿块多为单发，呈圆形或卵圆形，表面光滑，质地较硬，与周围组织无粘连，易于推动。肿块一般生长较缓慢。

（三）处理原则

根据患者临床表现一般可明确诊断。乳房纤维腺瘤有恶性变的可能，应尽早手术切除。手术应将肿瘤连同包膜整块切除，肿块必须常规做病理检查。

（四）护理诊断

疼痛　与手术有关。

（五）护理措施

手术患者多不需要住院，术后早期局部可有肿痛现象，可进行局部热敷或其他物理方法治疗。

第四节　乳腺癌患者的护理

引导案例

患者，女，63 岁。因左侧乳房肿块半年伴有溃破 2 天入院。患者于半年前发现左侧乳房外上象限肿块，大小约 2 cm×2 cm，无触痛，未予处理。近 3 个月来肿块增长至 9 cm×8 cm，且皮肤溃破。查体：左侧乳房外上象限肿块大小约 9 cm×8 cm，质硬，与周围组织粘连，不易推动；局部皮肤溃破，渗出血性液体；左侧乳房腋下淋巴结可触及肿大。辅助检查：彩超显示肿块大小约 9 cm×8 cm，血供丰富，边缘不光滑，凹凸不平，与周围组织浸润。诊断：乳腺癌。治疗：行乳腺癌改良根治切除术，术后 10 天行化疗。

案例思考：该患者主要的护理措施是什么？

乳腺癌（breast cancer）是女性常见的恶性肿瘤，占全身各种恶性肿瘤的 7%～10%，发病率为 23/10 万。多发生于 40～60 岁的女性，其中以围绝经期和绝经期前后的女性尤为多见，男性很少见。

（一）病因

乳腺癌的发病原因目前尚不完全清楚。较易发生乳腺癌的高危女性群体有以下几种。

1. 生育与哺乳　未生育、晚生育或未哺乳者。

2. 初潮与绝经年龄　月经初潮早于 12 岁，绝经晚于 52 岁者。

3. 遗传因素　家族有乳腺癌倾向者，如母亲或姐妹曾患乳腺癌，其发病率比一般女性高 2～3 倍。

4. 肥胖　脂肪的摄入与乳腺癌有明显关系，尤其是绝经后肥胖的女性。

5. 肿瘤史　有卵巢或子宫原位癌病史者。

（二）病理生理

乳腺癌多数起源于乳腺管上皮，少数发生于腺泡，可归纳为以下几种类型。

1. 非浸润性癌　是指癌细胞生长局限于末梢乳管或腺泡的基底膜内，无间质浸润的癌，又称原位癌。非浸润性癌包括导管内癌和小叶原位癌及乳头湿疹样乳腺癌（不伴发浸润生长者）。该类型属于早期乳腺癌，预后较好。

2. 早期浸润性癌　是指癌细胞穿破基底膜开始向间质浸润的癌。早期浸润性癌包括早期浸润性导管癌和早期浸润性小叶。该型仍属于早期癌，预后较好。

3. 浸润性特殊癌　包括乳头状癌、髓样癌（伴有大量淋巴细胞浸润）、黏液腺癌、小管癌、腺样囊性癌、大汗腺癌、鳞状细胞癌等。此型分化一般较高，预后尚好。

4. 浸润性非特殊癌　包括浸润性小叶癌、浸润性导管癌、硬癌、髓样癌（无大量淋巴细胞浸润）、单纯癌、腺癌等。此型乳腺癌最常见，占 80% 左右，分化低，预后较上述类型差。

5. 其他罕见癌　分泌型（幼年型）癌。

癌细胞沿导管或筋膜间隙蔓延，可侵及皮肤、胸肌，也可早期经淋巴、血液转移，其中以淋巴转移最常见。腋下、锁骨下淋巴结转移多见，位于乳房内侧和中央区的乳腺癌常首先转移至胸骨旁淋巴结。

（三）临床表现

1. 乳房肿块　无痛性单发乳房肿块是最常见的症状，小的肿块边界清楚，活动度良好，进一步增大时，表面不光滑，质硬且与周围组织分界不是很清楚，活动度差。癌肿增长速度较快，晚期可破溃呈菜花状。

2. 乳房外形改变　癌肿较大时可表现为局部凸起。若癌肿侵及 Cooper 韧带，可使表面皮肤凹陷，呈"酒窝征"。如果癌肿表面皮肤因皮内和皮下淋巴管被癌细胞阻塞，皮肤可出现"橘皮样"改变。乳头深部癌肿侵及乳管可使乳头内陷。炎性乳腺癌（inflammatory carcinoma of the breast）的特征为乳房明显增大，伴有急性炎症改变，但肿块不易触及。乳头乳晕湿疹样癌（Paget disease）在乳头和乳晕区呈湿疹样改变，如病变继续发展，可触及肿块。

3. 乳头溢液　少数患者可出现乳头溢液，液体以血性分泌物多见。

4. 淋巴结肿大　乳腺癌淋巴结转移最初多见于同侧腋窝，早期为散在、质硬、无痛、活动的结节，后期相互粘连、融合。

（四）辅助检查

1. 钼靶 X 线摄片　可显示乳房软组织结构。乳腺癌肿块可呈密度增高阴影，边缘呈针状、蟹状改变，肿块内或旁出现微小钙化灶，局部皮肤增厚。

2. B 超检查　高频 B 超可显示肿瘤边缘不光滑，凹凸不平，无明显包膜，周围组织或皮肤呈蟹足样浸润等。

3. 病理学检查　对于不能确立诊断者可进行肿块穿刺针吸细胞学检查，该方法诊断迅速。对于性质不能确定的肿块可在手术室局部麻醉下，连同肿瘤周围少许正常组织整块切除，快速送病理学检查，同时做好进一步手术的准备。

（五）处理原则

近年来，人们已经认识到乳腺癌是一种全身性疾病，应采取早期手术为主，再辅助化疗、内分泌治疗、放疗等综合措施的治疗原则。

1. 手术治疗　乳腺癌改良根治切除术是常用的术式。手术的切除范围包括患侧全部乳腺组织、覆盖肿瘤表面的皮肤、腋窝和锁骨下脂肪及淋巴组织，还可采取乳腺癌根治术、全乳房切除术、保留乳房乳腺癌切除术等。

2. 化疗　术后化疗可提高患者生存率，一般认为术后早期即应开始进行化疗。常用的化疗药物有环磷酰胺、氨甲蝶呤、氟尿嘧啶、阿霉素等。

3. 内分泌治疗　雌激素受体（ER）、黄体酮受体（PGR）检测阳性的患者应用雌激素拮抗剂他莫昔芬（TAM）有较好的抑癌效果。

4. 放疗　通常作为手术后的辅助治疗，以减少局部复发。

（六）护理评估

1. 术前评估

（1）健康史。询问患者的月经、妊娠、生育史；了解患者有无乳腺肿瘤手术、长期应用雌激素病史，有无乳腺癌家族史。

（2）身体状况。除确认肿瘤部位、生长状况、淋巴转移、分期外，还需要了解患侧胸部皮肤、胸肌及肩关节的活动状况。

（3）心理-社会评估。了解患者对乳腺癌的治疗，特别是对手术的认知程度和情绪变化；了解患者的工作、家庭经济状况和角色关系等。

2. 术后评估　了解患者的术式、术中情况，观察伤口引流、包扎固定、上肢血液循环状况；了解患者术侧上肢功能锻炼和康复状况，以及患者及其家属对乳腺癌手术健康内容的掌握程度和出院前的心理状态。

（七）护理诊断

1. 焦虑/恐惧　与担心手术造成身体外观改变和预后有关。

2. 皮肤完整性受损　与手术和放疗有关。

3. 身体活动障碍　与手术影响手臂和肩关节的活动有关。

4. 自我形象紊乱　与乳房切除及化疗致脱发等有关。

5. 知识缺乏　与患者缺乏乳腺癌自我检查及预防的相关知识有关。

6. 潜在并发症　有皮下积液、皮瓣坏死和上肢水肿等。

（八）护理目标

（1）患者的焦虑减轻，情绪稳定。

（2）患者伤口愈合良好，无感染发生。

（3）患者能够掌握术后上肢康复训练的方法。

（4）患者能够适应乳房切除后的身体改变。

（5）患者能够掌握乳房自查技能，以减少疾病复发的危险因素。

（6）护干能及时发现并处理并发症。

（九）护理措施

1. 术前护理

（1）心理护理。对于女性来讲，除了癌症带来的恐惧外，切除乳房意味着将失去部分女性象征，所以应多关心患者，解除患者及其家属对切除乳房后的忧虑，使患者相信术后不但不会影响工作与生活，而且切除的乳房可以重建。

（2）控制感染。晚期乳腺癌患者术前应注意保持病灶局部清洁，应用抗生素控制感染。

（3）皮肤准备。手术前1日备皮，对切除范围大、考虑植皮的患者需做好供皮区的准备工作。

（4）妊娠与哺乳可致乳腺癌生长。因激素作用活跃可加速乳腺癌生长，对于妊娠期及哺乳期患者，应立即终止妊娠或停止哺乳。

2. 术后护理

（1）病情观察。

1）注意观察患者血压、心率的变化，防止发生休克。对于行胸骨旁淋巴结清除术的患者需观察其呼吸变化，注意有无气胸发生。

2）观察患者术侧上肢远端血液循环，若出现皮肤发绀、皮肤温度降低、脉搏不能扪及等症状，则提示有腋部血管受压，应及时调整胸带或绷带的松紧度。

（2）伤口护理。术后进行沙袋压迫时，需注意保持有效压迫与合适的体位。定时调整胸带的松紧度，如压迫过紧可引起皮瓣、术侧上肢的血供障碍；如压迫松弛则易出现皮瓣下积液，致使皮瓣或植皮片与胸壁分离，不利愈合。皮瓣下引流管妥善固定，保持持续性负压吸引。注意观察引流液的颜色和量。患者下床活动时，应将引流瓶（袋）低于上管口高度。创面愈合后，可清洗局部，以柔软毛巾轻轻吸干皮肤上的水分，避免进行粗暴地擦洗。可用护肤软膏轻轻涂于皮肤表面，以促进血液循环，防止皮肤干燥脱屑。

（3）术侧上肢康复训练。手术后24小时鼓励患者做腕部、肘部的屈曲和伸展运动，但避免外展上臂。48小时后可下床活动，活动时应用吊带将患肢托扶，需他人扶持时不要扶持术侧，以免发生腋窝皮瓣滑动而影响愈合。术后1周开始做肩部活动。10~12天后鼓励患者用术侧上肢进行自我照顾，如刷牙、梳头、洗脸等，并进行上臂各关节的活动锻炼，如爬墙运动、转绳运动、举杠运动或滑绳运动等。

（4）并发症的防治与护理。

1）皮下积液：乳腺癌术后皮下积液较为常见，发生率在10%~20%。除手术因素外，术后要特别注意保持引流通畅，积液要早发现，及时穿刺或引流排出。包扎胸带松紧度要适宜，避免过早外展术侧上肢。

2）皮瓣坏死：乳腺癌切除术后皮瓣坏死率为10%~30%。皮瓣缝合张力大是坏死的主要原因。术后需注意观察胸带，勿加压包扎过紧，及时处理皮瓣下积液。

3）上肢水肿：主要原因是上臂淋巴回流不畅、皮瓣坏死后感染、腋窝积液等。术后避免在术侧上肢静脉穿刺、测量血压，及时处理皮瓣下积液。患者卧床时抬高术侧手臂以预防或减轻肿胀。出现明显水肿时，可采用按摩术侧上肢、进行适当的手臂运动、腋区及上肢热敷等措施。

（5）乳房外观矫正与护理。选择与健侧乳房大小相似的义乳，固定在内衣上。当癌症复发率很低时，可实施乳房重建术。重建的方法有义乳植入术、背阔肌肌皮瓣转位术、横位式腹直肌皮瓣转位术等。

（6）综合治疗与护理。放疗时患者皮肤可能发生鳞屑、脱皮、干裂、瘙痒、红斑等，此时应加强局部护理，可用温和的肥皂和清水清洗照射部位，并保持局部干燥；选择穿着柔软的内衣，减少对局部皮肤的摩擦；不要戴胸罩；局部避免冷、热刺激；化疗时常可致恶心、呕吐、食欲减退，以及脱发、白细胞及血小板计数降低等不良反应，对这些药物的副作用应进行对症治疗及采取预防措施。

3. 健康教育

（1）乳腺自我检查。由于绝大部分乳腺癌是由患者自己首先发现乳房肿块，所以要大力宣传、指导、普及妇女乳房自查技能。每月定期施行乳房自我检查（图12-1）。停经前的妇女在月经结束后4~7天进行检查为宜。乳房自我检查法：洗澡时站立位对着镜子观察更易于发现肿块。平时检查取直立或仰卧两种姿势，将四指合并，从乳房外周开始，以圆圈状触诊方式，向内移动，直至触到乳头处。或者将乳房分为4个象限，在每一个象限内，以合并的四指移动触诊。也可采用先触诊内周一半，再触诊外周的方式。

（2）术后患者应定期进行另一侧乳房及手术区域的自我查体，或请医生进行检查，以便早期发现复发、转移病灶，及早治疗。患者还应定期来医院复诊。

（3）使用雄激素治疗者，会出现多毛、面红、粉刺增多、声音低哑、头发减少、性欲增强等副作用，应鼓励患者坚持用药，完成治疗。

（4）患者出院后术侧上肢仍不宜搬动、提拉重物，避免测血压和静脉穿刺，坚持术侧上肢的康复训练。

（5）嘱患者遵医嘱坚持放疗或化疗，术后5年内避免妊娠。

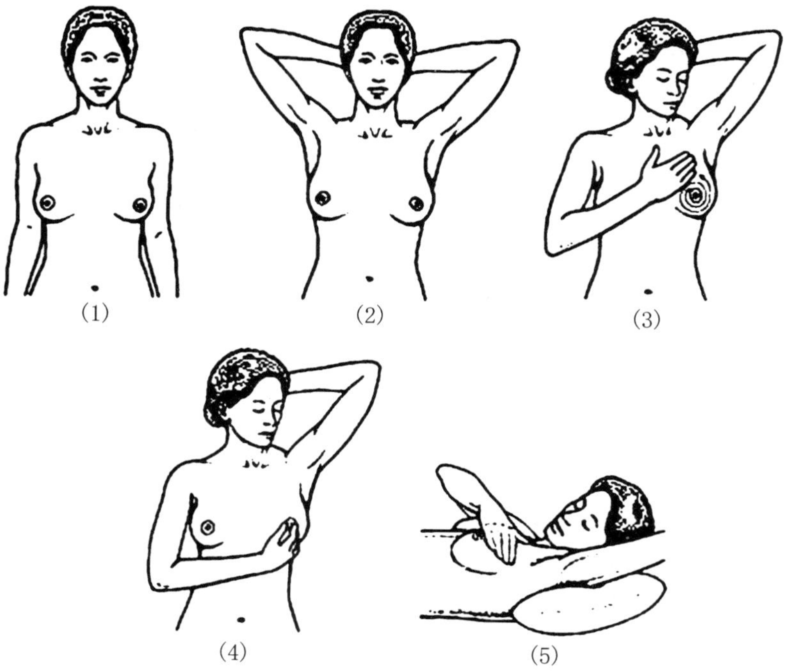

图 12-1　乳房自我检查法

（1）观察乳房外形、轮廓有无异常；（2）举起双臂，再次观察双乳房外形、皮肤、乳头、轮廓及双侧腋窝有无异常；（3）抬起左手臂，用右手触诊左侧乳房，同样方法用左手触诊右侧乳房；（4）挤压乳头，观察是否有液体流出；（5）取卧位，再次触诊双侧乳房和双侧腋窝。

（十）护理评价

（1）患者的焦虑是否减轻，情绪是否稳定。
（2）患者是否接受治疗方案并获得心理护理。
（3）患者术后并发症是否得到预防或及时处理。
（4）患者术侧上肢活动是否达到正常范围。
（5）患者是否了解避免乳腺癌复发的危险因素。
（6）患者是否学会定期自我乳房检查方法。
（7）患者是否了解其他疗法的重要性，并配合治疗。

第五节　胸部损伤患者的护理

引导案例

　　患者，男，26岁。因车祸致头部、腹部、右手、双下肢多处出血、疼痛，面色苍白1小时入院。患者于1小时前在高速公路上发生车祸后，出现头部、左胸部、腹部出血、疼痛，伴有胸闷。头部多处出血，出血量不详，伴有头晕，非旋转性，面色苍白，肢体冰冷，无明显呼吸困难、心悸，无二便失禁，腹痛、进行性腹胀，无恶心、呕吐，无人事不省、肢体抽搐，由120急诊送来本院。行头颅CT检查示未见明显异常；X线胸片报告"左胸外带阴影，肋膈角变钝"；B超报告"左侧胸腔积液，腹部未见明显异常"；腹部2次穿刺各抽出约10 ml不凝固血液，未见脓球等。急诊行紧急输注羟乙基淀粉氯化钠液1000 ml及平衡盐溶液后，患者转至手术室抢救。诊断：全身多处严重复合伤，创伤后失血性休克，左肺挫伤，左侧胸腔积血，腹部闭合性损伤，头皮多处裂伤。术后患者由平车转入ICU继续治疗。患者受伤以来精神差，二便未解，未饮水或进食，体重无明显改变。后续经治疗患者痊愈出院。

案例思考：该患者主要的护理措施是什么？

一、常见的胸部损伤

胸部损伤无论是平时还是战时，其发生率和危害程度在创伤中均占有重要的地位。由于胸部占人体的比例较大，而且包括许多重要器官，因此一旦遭受外力极易造成伤害，对生命构成相当大的威胁。严重创伤导致的心肺受损也会危及患者生命。

胸部损伤按胸壁结构的完整性与否，可分为闭合伤和开放伤两大类。按受伤器官和组织不同分为：①胸壁、肋骨和胸骨损伤。②肺和支气管损伤。③食管损伤。④心脏和大血管损伤。⑤膈损伤。⑥胸导管损伤。

胸部损伤合并腹部损伤，称为胸腹联合伤。

胸部损伤患者的症状和体征主要包括胸痛、呼吸困难、咳嗽、咯血、气胸、血胸、休克、皮下气肿、反常呼吸运动等。

（一）肋骨骨折

肋骨骨折（rib fracture）在胸部损伤中最常见，可分为单根和多根骨折，同一根肋骨可有一处或多处骨折。肋骨骨折以第4~7肋骨多见，老年人因骨质疏松，骨骼脆性较大，胸部损伤时易发生骨折。

1. 病因　肋骨骨折的原因为暴力或钝器撞击胸部，使受伤部位的肋骨向内弯曲折断；胸部挤压的间接暴力，使肋骨向外过度弯曲折断（图12-2）。骨折时尖锐的肋骨断端向内移位，可刺破胸膜、肋间血管或胸腔内组织、器官。相邻多根多处肋骨骨折时，该处胸壁因失去完整的肋骨支撑而软化，出现反常呼吸运动，即吸气时软化的胸壁内陷，呼气时外突，这类胸廓称为连枷胸。胸壁软化时由于两侧胸膜腔压力不平衡，可出现纵隔左右扑动，引起体内缺氧和二氧化碳潴留，并影响静脉血液回流。严重时可发生呼吸循环衰竭（图12-3）。

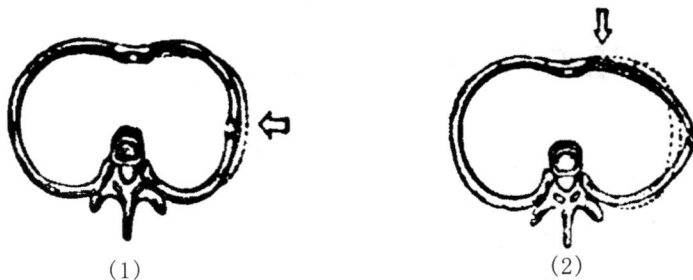

（1）　　　　　　　　　　（2）

图12-2　挤压伤肋骨骨折发生机制
（1）直接暴力；（2）间接暴力。

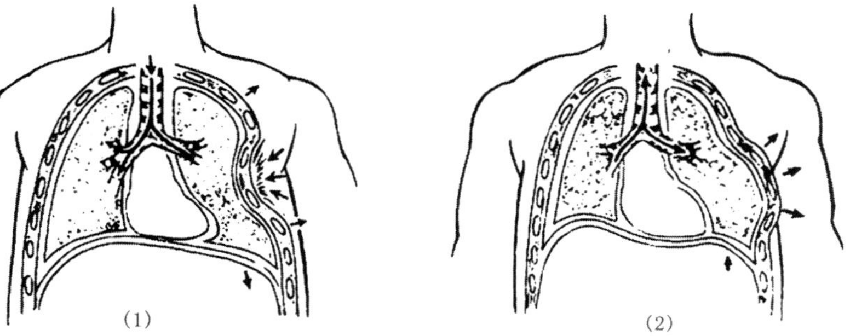

图 12-3　胸壁软化区的反常呼吸运动

（1）吸气；（2）呼气。

2. 临床表现　肋骨骨折部位可出现疼痛，深呼吸、咳嗽或转动体位时疼痛加剧。受伤处胸壁肿胀、压痛、挤压胸部时疼痛加重。骨折移位时可触及骨摩擦音。连枷胸患者出现胸壁反常呼吸运动时，常伴有明显的呼吸困难，如果骨折端刺破肺部可出现血、气胸的表现。

3. 辅助检查　胸部 X 线检查可显示骨折断裂线和断端错位，但肋软骨骨折并不显示骨折线征象。如并发血、气胸时可出现胸膜腔积气、积液征象。

4. 处理原则

（1）闭合性单处肋骨骨折。治疗的重点是镇痛、固定胸廓和防治并发症，可采用药物或肋间神经阻滞镇痛。固定胸部应使用多头胸带或宽胶布。鼓励并协作患者咳嗽、排痰，以减少呼吸系统并发症的发生。

（2）闭合性多根多处肋骨骨折　现场急救可用坚硬的垫子或手掌施压于胸壁软化部位。病情危重者要保持呼吸道通畅，对咳嗽无力、不能有效排痰或呼吸衰竭者，需要行气管插管或气管切开，以利于吸痰、给氧和施行呼吸机辅助呼吸。软化的胸壁应予以固定，胸壁固定的方法有以下几种。

1）包扎固定法：适用于小范围的胸壁软化。

2）牵引固定法：适用于范围较大的胸壁软化。用无菌巾钳夹住中央处游离端肋骨，另一端通过滑轮重力牵引，使浮动的胸壁复位。

3）内固定法：用于骨折错位较大的患者。

（3）开放性肋骨骨折。对胸壁伤口进行清创，固定骨折断端。若骨折端已穿破胸膜腔，需行胸腔闭式引流术。手术后常规应用抗生素。

（二）气胸

胸膜腔内积气称之为气胸（pneumothorax）。气胸的形成多由于肺组织、气管、支气管、食管破裂，空气逸入胸膜腔或因胸壁伤口穿破壁胸膜，使外界空气进入胸膜腔所致。一般将气胸分为闭合性、开放性和张力性 3 类。

1. 病因

（1）闭合性气胸。胸膜腔内压力低于大气压。肺萎陷的程度与胸膜腔内压力改变相一致。气胸形成后，随着胸膜腔内积气增加，肺裂口缩小、封闭。吸气时也不开放，气胸趋于稳定。

（2）开放性气胸。胸膜腔积气，且气体经体表伤口随呼吸自由出入胸膜腔。当体表伤口大于气管口径时，空气入量多，胸膜腔内压力几乎等于大气压。伤侧肺完全萎陷，纵隔向健侧移位，出现纵隔扑动，影响静脉血液回流，最终引起呼吸和循环障碍（图12-4）。

（3）张力性气胸。由于气管、支气管或肺损伤裂口呈活瓣状，使进入胸膜腔的空气不断增多，之后压力逐渐升高而超过大气压。患侧肺严重萎陷，纵隔显著向健侧移位，健侧肺受压，产生呼吸、循环功能的严重障碍。高压气体经支气管、气管周围疏松结缔组织或壁胸膜裂伤处，进入纵隔及面、颈、胸部皮下形成气肿。

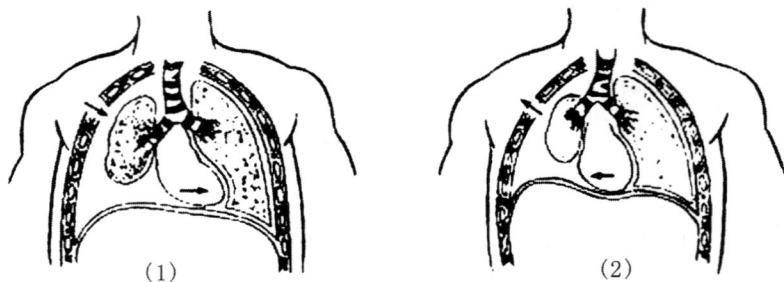

图12-4　开放性气胸的纵隔扑动

（1）吸气；（2）呼气。

2. 临床表现

（1）闭合性气胸。患者胸膜腔内有少量积气，肺萎陷在30%以下者，多无明显症状。大量积气常有明显的呼吸困难，查体可见气管向健侧移位，伤侧胸部叩诊呈鼓音，呼吸音减弱或消失。

（2）开放性气胸。患者常有明显的呼吸困难、发绀，甚至休克。胸壁伤口处能听到空气出入胸膜腔的吹风声。查体可见伤侧胸部叩诊呈鼓音，听诊呼吸音减弱或消失。

（3）张力性气胸。患者表现为严重或极度呼吸困难、发绀、大汗淋漓、意识障碍等。查体可见伤侧胸部饱满，常触及皮下气肿，叩诊呈高度鼓音，听诊呼吸音消失。

3. 辅助检查　胸部X线检查：闭合性气胸时，可显示不同程度的胸膜腔积气征象；开放性气胸时，可见大量积气征象，纵隔移向健侧；张力性气胸时，可见胸膜腔内大量积气，胸膜腔穿刺有高压气体冲出。

4. 处理原则　根据临床表现，结合胸部X线检查结果，一般可明确诊断。

（1）闭合性气胸。少量积气患者无须特殊处理。大量气胸应行胸膜腔穿刺，抽净气体，或行胸腔闭式引流术。

（2）开放性气胸。急救要点：立即封闭伤口，将开放性气胸转变为闭合性气胸。紧急时利用手边任何物品，如围巾、衣服或手掌紧密盖住伤口。在转运过程中，若患者呼吸困难加重或有张力性气胸表现，需暂时打开敷料，放出高压气体。将患者送达医院后，应采取吸氧、补充血容量、清创缝合胸壁伤口、胸腔闭式引流、应用抗生素预防感染等治疗措施。如有胸内器官损伤或进行性出血，须行开胸探查术。

（3）张力性气胸。它是可迅速致死的危急重症，抢救要争分夺秒，须立即进行胸膜腔排气减压。可用一个或几个粗针头，在伤侧锁骨中线第2肋间刺入胸腔。在转送患者过程中于插入针头的接头处，绑缚一个橡胶指套，将指套顶端剪开1 cm，可起到活瓣作用（图12-5）。将患者送达医院后采取吸氧、胸腔闭式引流措施。

（三）血胸

胸膜腔积血称为血胸（hemothorax）。血胸常与气胸同时存在，称为血气胸。

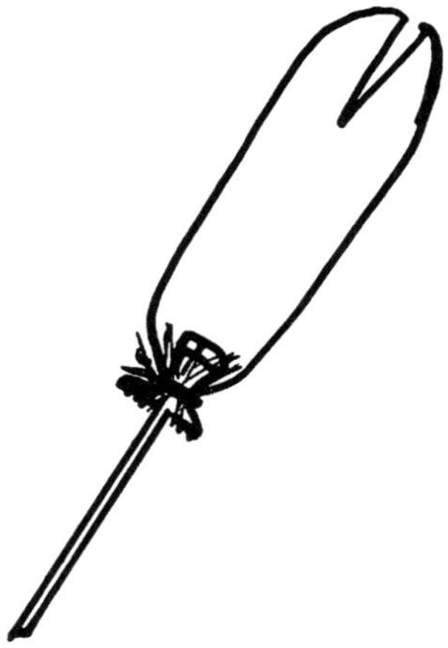

图 12-5　针头橡胶指套排气

1. 病因　胸膜腔内血液多来自肺、肋间或胸廓内血管、心脏和胸内大血管损伤。血胸一方面造成血容量减少，另一方面使肺受压萎陷，对呼吸和循环功能均造成危害。心脏、大血管损伤时，出血量多而急，往往来不及救治，患者可在短时间内因失血性休克而死亡。

2. 临床表现　患者病情可根据出血量、出血速度和患者体质而有所不同。少量血胸（成人在 0.5 L 以下），可无明显症状，中量血胸（0.5～1.0 L）和大量血胸（1.0 L 以上），尤其急性失血时，患者可出现气促、脉搏加快、血压下降等低血容量性休克症状，以及气管向健侧移位、伤侧胸部叩诊浊音、呼吸音减弱的胸膜腔积液体征。

3. 辅助检查　胸部 X 线检查显示有大片的密度增高阴影，血气胸时可见气-液平面。胸膜腔穿刺时可抽出不凝固血液。

4. 处理原则　非进行性血胸可根据患者积血量的多少，行胸膜腔穿刺或胸腔闭式引流术。出现下列征象提示胸腔内有进行性出血，应及时开胸探查。

（1）患者脉搏逐渐增快、血压降低，或虽经补充血容量，但血压仍不稳定。

（2）胸腔闭式引流出血液每小时超过 200 ml，且连续 3 小时。

（3）患者血红蛋白、红细胞计数和血细胞比容指标呈进行性降低。

（四）心脏损伤

心脏损伤分为心脏挫伤和心脏破裂两种。

1. 病因　心脏挫伤（cardiac contusion）多由胸部撞击、挤压、减速或冲击的钝性伤所致。轻者可表现为心外膜或心内膜下出血，以及少量心肌纤维断裂；重者可表现为大面积心肌出血甚至坏死，导致心功能紊乱或衰竭。心脏破裂（cardiac rupture）多由刃器、锐器或火器穿透伤所致，少数见于钝性暴力伤。心脏裂伤可引起急性大量失血和（或）急性心脏压塞而迅速导致死亡。

2. 临床表现和处理原则

（1）临床表现。

1）心脏挫伤：轻者多无明显症状；较重者可出现心前区疼痛、心悸、呼吸困难、休克等症状。心电图检查可出现 ST 段、T 波变化、心律失常等。超声心动图检查可显示心脏结构和功能的变化。血清心肌酶活性测定指标升高。

2）心脏破裂：心脏裂伤伴随心包裂口较大，并保持通畅时，心脏出血外溢，可从前胸伤口涌出或流入胸膜腔。患者表现为面色苍白、呼吸浅快、脉搏细速、血压下降，迅速陷入休克，甚至死亡。心包无裂口或裂口较小不甚通畅时，血液积聚心包腔内，压迫心脏，出现心脏压塞。患者表现为心前区闷胀疼痛、呼吸困难、烦躁不安，有时可扪及奇脉，并出现 Beck 三联征：①静脉压升高，大于 1.47 kPa（15 cmH$_2$O）。②心跳微弱，心音遥远。③动脉压降低，甚至难以测出。

（2）处理原则。心脏挫伤的处理原则主要是休息、严密监护、吸氧、镇痛等。特殊的治疗是针对可能致死的并发症，如心律失常、心力衰竭等。心脏破裂时患者病情进展迅速，抢救成功的关键是尽早行开胸手术。对于穿透性心脏损伤，术前不应采用其他治疗措施而延误手术时间，疑有心脏压塞或失血性休克者应立即施行急诊开胸手术。心脏破裂患者抢救存活后，常遗留残余病变，如心内异物存留、室间隔缺损、瓣膜损伤、室壁瘤等，应注意患者出院后的随访。

（五）胸腹联合伤

同一种病因造成的胸部和腹部内脏损伤，同时伴有膈肌破裂，称为胸腹联合伤（thoraco-abdominal injuries）。

1. 病因　车祸碾压伤、碰撞、高处坠落等钝性暴力及枪弹、锐器等造成的锐性暴力是造成胸腹联合伤的常见原因。胸腹联合伤可分为开放性损伤和闭合性损伤，其中开放性损伤又可分为穿透性和非穿透性。

2. 临床表现　胸部损伤患者可有胸痛、胸闷、气短、咳嗽、呼吸急促、咯血等症状，查体可有皮下气肿、气胸、血胸、肋骨骨折等相关体征。如患者膈肌破裂，腹内脏器疝入胸腔，可形成膈疝，在患者胸部可听到胃肠蠕动音。腹部损伤时，可有腹部膨隆、压痛、反跳痛、肌紧张等体征。有时腹部器官受伤初期患者的临床表现可不明显，容易漏诊。因此，在处理下胸部损伤时，要高度警惕存在腹腔内器官损伤和（或）膈肌破裂的可能。

3. 辅助检查　胸腹部 X 线检查是常用的确诊手段。肺损伤患者常表现为胸腔积气、积液；胃肠破裂患者在膈下可发现游离气体；胃、肠疝进入胸腔患者可以通过钡餐试验观察到胃型或肠型；胸腔或腹腔积血、积液时，可通过床旁 B 超或胸腔及腹腔穿刺而迅速得到证实。

4. 处理原则　胸腹联合伤应行急诊手术探查。根据患者胸腔、腹腔损伤程度，首先处理威胁生命的损伤，如张力性气胸、开放性气胸。对于胸腔、腹腔内活动性出血者，在补充血容量纠正休克的同时，应迅速开展手术探查。胸腹联合伤根据病情可选择经胸或经腹的手术径路。

二、常见胸部损伤疾病的护理

（一）护理评估

1. 健康史　向患者或目击者询问受伤时间，了解受伤机制及伤后病情；了解患者有无昏迷、恶心、呕吐、咯血等情况，以及已经采取了哪些抢救措施；如果患者病情允许时应查看现场；注意了解患者既往有无心、肺疾病史，特别是慢性支气管炎、肺气肿、哮喘、冠心病、风湿性心脏病等。

2. 身体状况　观察患者生命体征是否平稳，有无意识障碍、肢体活动受限，特别需注意呼吸、循环功能的变化；对有胸部闭合性损伤患者观察判断有无内脏损伤，是否存在活动性出血、空腔器官破裂；对有开放性损伤患者注意观察损伤的部位、胸壁缺损、损伤通道，有无异物存留，是否有胸腔、腹腔器官损伤等。

3. 心理-社会评估　评估患者胸部损伤后的情绪变化，有无焦虑或恐惧；了解患者及其家属对损伤及预后的认知程度，以及治疗费用的来源、家庭经济情况及工作环境状况等。

（二）护理诊断

1. 气体交换受损　与呼吸道梗阻、肺萎陷、肺损伤及胸廓活动受限有关。

2. 心排血量减少　与大量失血、心律失常、心力衰竭、心脏压塞有关。

3. 体液不足　与外伤后失血、摄入量减少有关。

4. 疼痛　与损伤、放置引流管有关。

5. 焦虑/恐惧　与突然遭遇强烈的外伤打击、害怕手术的因素有关。

6. 潜在并发症　有肺不张、肺内感染、呼吸功能衰竭。

（三）护理目标

（1）患者呼吸道保持通畅，气体交换状态得到改善。
（2）患者心功能和有效循环血量维持正常。
（3）患者恐惧心理消除。
（4）患者的疼痛得到缓解。
（5）患者伤后并发症得到预防或及时处理。
（6）患者能够掌握恢复期的康复要点。

（四）护理措施

1. 严密观察病情　由于胸腔器官损伤后病情变化迅速，因此，必须密切观察患者的呼吸、血压、心率、意识等变化。

2. 保持呼吸道通畅　病情稳定者取半卧位，以利于呼吸；鼓励患者深呼吸及有效咳嗽；及时清除呼吸道血液、呕吐物、异物；对咳嗽无力、不能有效排痰或呼吸衰竭者，行气管插管或气管切开给氧、吸痰或辅助呼吸。

3. 维持患者正常换气功能

（1）疼痛可限制患者的深呼吸及有效咳痰，从而影响气体交换，需采取有效的镇痛措施，并定时给予镇痛剂。

（2）对于采用胸带包扎胸廓的患者，需注意调整胸带的松紧度。对于范围较大的软化胸壁采用体外牵引固定时，需定时观察并保持有效的牵引。

（3）血气胸患者需定时观察胸腔内积气、积血变化。张力性气胸需用粗针头立即行胸膜腔穿刺排气减压。大口径的开放性气胸应局部封闭严密，做好清创手术的准备。胸腔闭式引流时，需观察漏气程度，并记录引流血量、引流液色泽变化等。

4. 维持患者心血管功能　动态观察患者病情变化，发生低血容量性休克时，迅速建立静脉通道，补充血容量。进行性血胸患者在补液及输血的同时，需做好剖胸手术的准备。

5. 咯血患者的护理　患者痰中带血丝为轻度肺、支气管损伤，安静休息数日后可自愈。咯血或咳大量泡沫样血痰，常提示有肺、支气管严重损伤。对此类患者首先要稳定情绪，鼓励咳出支气管内积血，以减少肺不张的发生。患者大量咯血时，需行体位引流以防止窒息，并做好剖胸探查的准备。

6. 胸腹联合伤患者的护理　对于下胸部、上腹部损伤的患者，需注意胸腔及腹腔脏器有无损伤，诊断未明确前患者应禁饮食、留置胃管行胃肠减压，也可同时经胃管注入硫酸钡造影剂来协助诊断。观察胸腔引流管中有无胃肠液，并做好术前各项准备。

7. 心理护理　胸部损伤者易产生紧张、焦虑情绪，心肺损伤严重时患者常表现出极度窘迫感。此时要尽量使患者保持镇静，树立信心，积极配合治疗。

8. 并发症的预防及护理

（1）患者卧床期间，每小时协助或鼓励患者施行深呼吸及有效咳痰，以促进肺膨胀，减少感染的发生。呼吸困难者尽早做气管切开，定时吸痰，改善低氧状态。

（2）严重失血者除积极止血外，还应进行输血及补液治疗以保障肾灌流，尽早应用利尿剂，预防肾衰竭。

（3）严重肺损伤者需记录液体出入量，避免输液过快、过量而引发肺水肿。

9. 胸腔闭式引流术及护理　胸腔闭式引流术又称水封闭式引流术。胸腔内插入引流管，管的下方置于引流瓶水中，利用水的作用，维持引流单一方向，避免逆流，以重建胸膜腔负压。

（1）胸腔闭式引流术的适应证。①气胸、血胸或脓胸需要持续排气、排血、排脓。②胸部手术切开胸膜腔者。

（2）胸腔闭式引流术的方法。根据患者体征和胸部 X 线检查，明确胸膜腔内气体、液体的部位。气体大部分积聚在胸腔上部，液体大部分位于胸腔下部。引流气体一般选在锁骨中线第 2 肋间或腋中线第 3 肋间插管；引流液体选在腋中线和腋后线的第 6~8 肋间。排液的引流管选用质地较硬、管径为 1.5~2.0 cm 的硅胶或橡胶管，不易折叠堵塞，利于通畅引流；排气的引流管可选用质地较软、管径为 1 cm 的橡胶管，既能达到引流的目的，又可减少局部刺激，减轻患者疼痛。

置管时患者取坐位或半卧位，局部消毒后，用 2% 利多卡因溶液 3~5 ml 于胸壁定位处逐层浸润麻醉。做一长约 2 cm 的切口，插入止血钳逐层分开，沿肋骨上缘刺入胸膜腔，将有侧孔的胶管经切口插入至胸膜腔内 4~5 cm，其外端连接于无菌引流瓶。术毕缝合切口，固定引流管。

（3）胸腔引流的种类及其装置。①单瓶水封瓶闭式引流，一个容量为 2000~3000 ml 的广口无菌引流瓶，内装无菌盐水，上面有两个空洞的紧密橡皮塞，两根中空的管由橡皮塞上插入，短管为空气通路，长管插至水平面下 3~4 cm，另一端与患者的胸腔引流管连接（图 12-6）。当引流液逐渐增多时，应倒掉水封瓶内部分液体，否则深入水下的管子会越来越长，对患者加大压力才能将胸膜腔内的气体或液体排出。②双瓶水封瓶闭式引流，一个空瓶子收集引流液，而另一个瓶子则是水封瓶。空引流瓶介于患者和水封瓶之间，引流瓶的橡皮塞上插入两根短管，一根管子与患者胸腔引流管连接，另一根管子用一短橡皮管连接到水封瓶的长管上。

（4）胸腔引流装置的固定。引流管的长度约为 100 cm，可垂直降到引流瓶内，应避免引流管盘曲。如引流液积聚于环圈处可使引流中断并造成回流压，从而阻碍引流。引流管可用橡皮筋或胶带条环绕，用别针穿过橡皮筋或胶带条再固定于床上。或将引流管两端的床单拉紧形成一凹槽，再用别针固定。引流瓶的放置应低于胸腔引流出口 60 cm 以上，并妥善安置，以免意外踢倒。搬运患者前先用止血钳夹住引流管，并将引流瓶放在病床上以利于搬运。在松开止血钳前需先将引流瓶放置低于胸腔的位置。

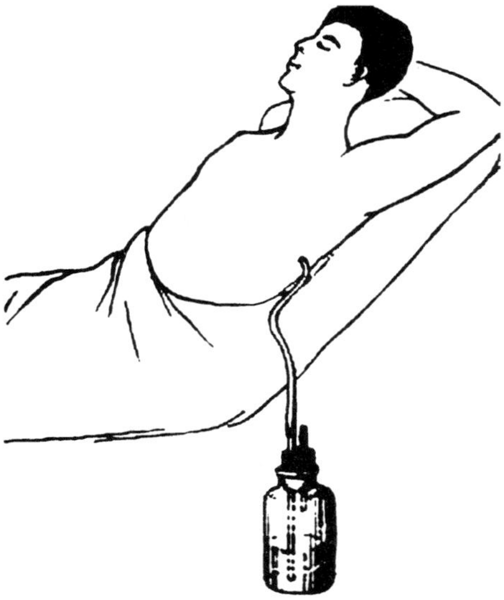

图 12-6　单瓶水封瓶闭式引流

（5）维持引流通畅。注意检查引流管是否受压、折曲、阻塞、漏气等，引流管通畅时可有气体或液体排出，或引流瓶长管中的水柱会随患者的呼吸上下波动。如引流液黏稠、有块状物时，须定时挤压引流管。机械抽吸时，抽吸控制瓶内的液体中有气泡逸出，而水封瓶长管内的液体不会随患者的呼吸而升降。

（6）体位与活动。最常用的体位是半卧位。如果患者躺向插管侧，可在引流管两旁垫以沙袋或折叠的毛巾，以免压迫引流管。鼓励患者经常深呼吸与咳嗽，以促进肺膨胀及促使胸膜腔气体与液体的排出。当患者病情稳定时，可在床上或下床活动。护士应告知患者，在活动时如发生引流瓶意外打破，立即将胸侧引流管折曲。患者在病房发生引流管脱落时，首先应迅速用无菌敷料堵塞、包扎胸壁引流管处的伤口。搬动患者时要用2把止血钳交叉夹紧胸腔引流管。

（7）胸腔引流液的观察与记录。观察引流液的量、性状。创伤后若出血已停止，引出胸腔积液多呈暗红色。如引流液呈鲜红色，并伴有血凝块，需考虑胸腔内有进行性出血，应当即通知医生，并准备行剖胸手术。

（8）胸腔引流管的拔除及注意事项。当24小时引流液<50 ml，脓液<10 ml，无气体逸出，患者无呼吸困难，听诊呼吸音恢复，X线检查肺膨胀良好时，可去除胸腔引流管。方法：安排患者坐在床边缘或躺向健侧，嘱患者深吸一口气后屏气拔管，并迅速用凡士林纱布覆盖，再盖上纱布，以胶布固定。对于引流管放置时间较长、直径较粗时，拔管前需留置缝合线，去管后结扎封闭引流管口。拔管后最初几小时应观察患者有无呼吸困难、引流管口处有无渗液、漏气，管口周围有无皮下气肿等。

10. 健康教育

（1）胸部损伤患者需做胸膜腔穿刺、胸腔闭式引流术，操作前需向患者或家属说明治疗的目的、意义，以取得配合。

（2）向患者说明深呼吸、有效咳嗽的意义，鼓励患者在胸痛的情况下积极配合治疗。

（3）告知患者肋骨骨折愈合后，在损伤恢复期间胸部仍会有轻微疼痛，活动或不适时疼痛可能会加重，但不影响患侧肩关节的锻炼及活动。

（4）胸部损伤后出现肺容积显著减少或严重肺纤维化的患者，活动后可能会出现气短症状，嘱患者戒烟并减少或避免刺激物的吸入。

（5）心肺损伤严重者应定期来医院复诊。

（五）护理评价

（1）患者呼吸道是否保持通畅。

（2）患者换气功能是否改善，血氧是否维持在正常范围。

（3）患者心功能是否维持正常。

（4）患者的胸痛是否得到有效缓解。

（5）患者情绪是否平静，恐惧是否消除。

（6）患者伤后并发症是否得到预防或及时处理。

（7）患者是否了解康复期可能出现的问题及注意事项。

第六节　脓胸患者的护理

引导案例

患者，女，45岁。因发热、咳嗽数日，伴有腹痛入院。查体：体温39.0 ℃，血压113/53 mmHg。实验室检查：白细胞计数（WBC）19.7×10^9/L，中性粒细胞（N）96.1%，血红蛋白（Hb）98 g/L，红细胞沉降率（ESR）50 mm/h。入院诊断为粘连性肠梗阻伴大叶性肺炎，给予对症治疗。3天后，患者右肺湿啰音加重，X线片显示有胸腔积液。抽取胸腔积液100 ml，标本呈黄色脓性，有凝块。李凡他试验（+）。同时做细菌培养，鉴定为肺炎链球菌；敏感药物为青霉素。根据患者药敏结果，给予抗感染治疗。患者于14天后痊愈出院。

案例思考：该患者可能的诊断及主要的护理措施是什么？

脓胸（empyema）是指脓性渗出液积聚于胸膜腔内的化脓性感染。脓胸按感染的病体菌可分为化脓性脓胸、结核性脓胸、真菌脓胸和阿米巴脓胸；按病变波及的范围分为全脓胸和局限性脓胸；按病理发展过程分为急性脓胸和慢性脓胸。

（一）病因

1. 急性脓胸　多为继发感染，最常见的原发感染灶来自胸腔内脏器或身体其他部位的病灶。常见的致病菌为金黄色葡萄球菌，其次是肺炎球菌、大肠埃希菌等。

2. 慢性脓胸

（1）急性脓胸就诊过迟或未及时治疗。

（2）急性脓胸处理不当，如引流太迟，引流管过细，引流位置不当致使排脓不畅，或引流管拔除过早。

（3）脓腔内存留异物，如引流管残端、棉球等。

（4）与脓腔相通或毗邻的感染灶未去除，如食管瘘、膈下脓肿、肋骨骨髓炎等。

（5）有特殊病原体存在，如结核分枝杆菌、放线菌等引起的慢性炎症。

（二）临床表现

急性脓胸常有高热、脉快、呼吸急促、胸闷、咳嗽、胸痛、全身乏力、食欲减退等症状。体格检查时可见患侧触觉语颤减弱，胸部叩诊呈浊音，呼吸音减弱或消失。严重者可出现发绀和休克。慢性脓胸患者多有长期低热、食欲减退、消瘦、贫血、低蛋白血症等慢性全身中毒表现，还可有气促、咳脓痰等表现。体格检查可见患侧胸廓肋间隙变窄、呼吸音减弱或消失、脊柱侧弯等。

（三）辅助检查

1. 急性脓胸

（1）X线检查。患侧胸腔显示有积液所致的大片密度增高阴影。

（2）血常规检查。可有白细胞计数和中性粒细胞百分比升高。

（3）B超检查。可用于探及胸腔积液的部位和积液量。

（4）胸腔穿刺。常可抽出脓液。

2. 慢性脓胸

（1）X线检查。X线检查可显示患侧胸廓内陷，肋间隙变窄，纵隔移向患侧，患侧有大片密度增高阴影。

（2）CT检查。CT检查可显示脓腔的范围和部位。

（3）血常规。可有血红蛋白和红细胞计数降低。

（4）生化检查。可有血浆蛋白、清蛋白降低。

根据原发感染性疾病的病情变化，患者可有胸闷、气短、全身中毒表现，通过胸腔内积液体征和胸部B超检查结果可做出诊断。如胸腔穿刺抽出脓液即可确诊。

（四）处理原则

1. 急性脓胸

（1）根据脓液细菌培养和药敏试验结果，选用有效抗生素。

（2）彻底排净脓液，早日促进肺复张。

（3）控制原发感染病灶。

（4）全身支持治疗，如补充营养，纠正水及电解质失衡。

排净脓液的方法有：尽早、反复实施胸腔穿刺抽出脓液；若脓液黏稠、量多或有脓气胸者，应及早施行胸腔闭式引流术。

2. 慢性脓胸　根据患者既往有急性脓胸病史，胸廓内陷及肺膨胀受限，以及胸部X线、CT检查结果，很容易确诊。治疗的原则主要是消除致病原因，消除脓腔；尽量使受压的肺复张，恢复肺功能；改善患者全身症状，消除中毒症状和营养不良状态。常用的手术方式有：①改进引流术。②胸膜纤维板剥脱术。③胸廓成形术。④胸膜全肺切除术。

（五）护理评估

1. 健康史　了解患者发病情况及诊治经过，既往有无肺部疾病史。

2. 身体状况　急性期注意观察患者有无中毒症状，胸腔积液对呼吸和循环的影响，抗感染治疗、胸腔引流治疗的效果等。慢性期患者注意观察营养状态，有无贫血，心肺功能状况，胸廓内陷程度，有无脊柱侧弯、上肢运动障碍等。术后了解患者的术式、术中出血量，观察有无血容量不足、呼吸功能障碍、胸壁反常呼吸运动，胸带是否固定良好等。

3. 心理-社会评估　评估患者的不良心理反应；需要手术治疗时，了解患者对手术带来的胸廓畸形的认知程度，患者术后的心理状态；了解家属对患者的关心照顾程度，以及患者家庭、社会经济支持等情况。

（六）护理诊断

1. 气体交换受损　与胸腔积液压迫肺、胸廓使活动受限有关。

2. 体温过高　与感染有关。

3. 营养失调：低于机体需要量　与营养摄入不足、消耗增加有关。

4. 疼痛　与炎症刺激、手术有关。

5. 焦虑/恐惧　与高热、患者担心手术结果等因素有关。

（七）护理目标

（1）患者呼吸功能改善。

（2）患者胸腔感染得到控制，体温恢复正常。

（3）患者的疼痛减轻或消失，营养状况逐步改善。

（4）患者心理状态稳定。

（八）护理措施

1. 改善呼吸功能

（1）保持胸腔引流管通畅，定时更换敷料，保证引流管周围局部皮肤清洁。急性脓胸患者大量积液引流时，脓液应缓慢引出，同时注意观察患者呼吸和循环功能的变化。

（2）患者常取半卧位，以利于呼吸和引流。有支气管胸膜瘘者，需根据脓腔部位采取合适的体位，避免脓液流向健侧或发生窒息。

（3）术后鼓励患者有效咳嗽、排痰，采用深呼吸及吹气球等方法进行肺功能训练，以增加通气容量。

（4）胸廓成形术患者术后定时检查、调整胸带的松紧度，使胸带起到治疗作用，并减少胸腹矛盾运动。

2. 降温　对高热患者采用药物或物理方法降温。

3. 疼痛护理　指导胸廓成形术患者做腹式深呼吸，减少胸廓运动，并采取镇痛措施。

4. 改善患者营养状况　对于营养状况差的患者合理调配饮食，鼓励患者进食高蛋白、高能量和富含维生素的食物。同时注意纠正贫血、低蛋白血症。

5. 心理护理　急性期的患者发病急、病情重，在严密观察病情变化的同时，注意消除患者的紧张情绪。慢性期的患者一般情况较差，常表现为情绪低落、顾虑重重，应使患者了解手术的作用和意义，建立战胜疾病的信心。

6. 健康教育

（1）教会急、慢性脓胸患者自我保健知识和方法，合理安排休息、活动、饮食等，预防上呼吸道感染。患者出院后应逐步进行增加肺活量的锻炼。

（2）指导胸廓成形术患者在生活、工作中注意保持直立姿势，以减少脊柱侧弯和术侧肩下垂的发生。

（九）护理评价

（1）患者呼吸功能是否改善。

（2）患者体温是否恢复正常。

（3）患者的疼痛是否减轻。

（4）患者营养状况是否得到改善。

（5）患者心理状态是否平稳。

（6）患者出院后是否掌握自我保健知识和方法。

第七节　肺癌患者的护理

引导案例

患者，男，44 岁。因体检时发现双肺占位性病变 10 天入院。患者于当地医院行胸部 CT 检查提示：双侧肺尖后段各见一结节灶，右边大小约为 2.8 cm×3.0 cm，周缘可见散在病灶；左边大小约为 3 cm×3 cm，为孤立性可见分叶及毛刺；纵隔淋巴结不大。患者既往有吸烟史，40 支/天，共 20 年。患者入院后经正电子发射断层显像（PET）检查提示：①左上肺团块病灶代谢异常增加，考虑为恶性肿瘤性病变可能性大。②全身其余探测部位未见明显恶性肿瘤病变或转移征象。择期行左上肺叶切除术（右侧病灶定期复查暂不手术处理）。术后病理检查报告：左上肺中-低分化腺癌，无淋巴结转移。患者术后恢复顺利，无并发症发生。

案例思考：该患者主要的护理措施是什么？

肺癌（lung cancer）大多数起源于支气管黏膜上皮，也称原发性支气管肺癌。目前在我国肺癌是发病率增长速度较快的恶性肿瘤之一，在某些欧美国家和我国大城市中，肺癌发病率已跃居首位。肺癌患者以男性居多，男女比例为（3~5）：1，目前女性肺癌的发病率增长速度要快于男性。男性发病年龄多在 40 岁以上。

（一）病因

肺癌的病因目前尚未完全明确，但多与下列因素密切相关。

1. 吸烟　流行病学调查结果显示，随着烟草消费量的明显增长，肺癌发病率也与日俱增。吸烟与鳞癌、小细胞肺癌的发生关系更为密切。

2. 工业粉尘　某些工业部门和矿区的职工肺癌的发病率较高。

3. 大气污染　城市居民肺癌的发病率要高于农村。

4. 其他　如遗传因素、免疫状态、病毒等可能对肺癌的发展有一定的影响，尚有待进一步的研究。

（二）病理生理

肺癌主要包括 4 种病理类型。

1. 肺鳞状细胞癌（肺鳞癌）　在肺癌中最常见，男性占多数。大多起源于较大的支气管。由于癌肿生长速度较缓慢，一般病程较长。通常先经淋巴结转移，血行转移发生较晚。

2. 小细胞肺癌（未分化小细胞肺癌）　一般起源于较大支气管。小细胞肺癌的恶性程度高，发病率低于肺鳞癌，发病年龄较轻，多见于男性。小细胞肺癌生长速度快，较早即可出现淋巴和血行的广泛转移。

3. 肺腺癌　以女性相对多见。多数起源于较小的支气管上皮，该型肿瘤生长缓慢，

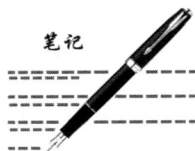

淋巴转移发生较晚，但有些癌肿灶较小时即可发生血行转移。

4. 大细胞肺癌　此型肺癌少见，约半数起源于大支气管。大细胞肺癌的分化程度低，易发生血行转移。

此外，少数病例是不同类型的肺瘤组织并存的混合型肺癌。

（三）临床表现

肺癌的症状与肺瘤的部位、大小、是否压迫和侵犯邻近器官及有无转移等情况有关。

1. 咳嗽　为肺癌最常见的症状。肿瘤可刺激支气管引起咳嗽，易被认为是普通感冒而延迟就医。

2. 咳血　为肿瘤溃烂引起，咳血量一般不多，常可持续数周。

3. 胸痛　常与肺或胸膜受累有关。

4. 肿瘤引起的支气管阻塞　可为完全性阻塞，也可为部分性阻塞。患者可表现为胸闷、气短，致远端肺引流不畅时，可引起阻塞性肺炎导致患者发热。

5. 晚期转移症状　肺癌晚期可侵犯邻近的器官、组织或发生远处转移而出现相应的症状。

（四）辅助检查

1. X线检查　是诊断肺癌的一个重要手段。早期中心型肺癌 X 线检查可以无异常改变，当癌肿阻塞支气管后出现肺不张、肺炎征象。X 线片上可辨认直径>0.5 cm 的周围型肺癌。

2. CT 和 MRI 检查　这两项检查容易发现微小病灶和 X 线检查不易发现的隐蔽区（如肺尖、横膈上、脊柱旁、心脏后、纵隔等处）的病变。

3. 痰细胞学检查　中心型肺癌，特别是伴有血痰者，痰细胞学检查易发现癌细胞。

4. 纤维支气管镜检查　对中心型肺癌的诊断非常有价值。纤维支气管镜可以直观地看到肿瘤及管腔外受压狭窄等部位，同时还可以夹取病变组织、刷取肿瘤表面的细胞或吸取支气管内分泌物进行检查。

5. 经胸壁肺穿刺　主要适用于周围型肺癌的诊断。在胸部 X 线或 CT 监视下穿刺容易确定病灶的位置。

6. PET　对于鉴别肺内肿瘤的良、恶性及纵隔淋巴结是否转移有帮助。

（五）处理原则

处理原则主要有 3 种：手术、放疗和化疗。

1. 手术　适用于肺癌病灶较小、局限在支气管肺内、尚未发现远处转移的患者，一般需切除病变所在的肺叶或整个一侧肺及其局部区域的淋巴结。

2. 放疗　是消灭局部肺癌病灶的一种手段。主要用于术后残留病灶的处理或配合化疗的疗效较好，对于晚期肺癌患者可减轻症状及缓解病情进展。

3. 化疗　目前，对肺癌患者大多采用与手术或与放疗相结合的综合疗法。

（六）护理评估

1. 术前评估

（1）健康史。询问患者年龄，有无吸烟史，以及吸烟年限、数量等；了解患者有无身体其他部位肿瘤病史或手术治疗史等；了解患者家族中有无肺部疾病者；了解患者有无其他伴随疾病，如糖尿病、冠心病、高血压、慢性支气管炎等。

（2）身体状况。术前观察患者有无咳嗽、咳痰，有无继发肺炎、呼吸困难、发绀、杵状指（趾）；了解患者营养状况，有无贫血、低蛋白血症；了解患者心肺功能。

2. 术后评估　了解患者肺切除术式、术中失血、补液等情况；观察患者生命体征变化、胸腔引流液的量，注意有无血容量不足、心肺功能不全及潜在并发症等；了解患者术后所担心的问题，是否配合进行早期活动和康复训练，对出院后的继续治疗是否清楚。

（七）护理诊断

1. 气体交换受损　与肺不张、切除肺组织、胸腔积液有关。

2. 清理呼吸道无效　与术后疼痛、痰液黏稠不易咳出有关。

3. 心排血量减少　与心功能不全或咳血有关。

4. 焦虑/恐惧　与久咳不愈、咳血及担心预后有关。

5. 疼痛　与手术、癌症晚期有关。

6. 潜在并发症　有肺不张、急性肺水肿、心律失常。

7. 知识缺乏　与患者缺乏肺癌治疗、护理、康复的相关知识有关。

（八）护理目标

（1）患者呼吸道功能恢复正常。

（2）患者有效循环血量和心功能维持正常。

（3）患者顾虑消除，接受诊断与治疗。

（4）患者的疼痛得到缓解。

（5）护士及时发现和处理并发症。

（6）患者能够了解肺癌相关知识，术后愿意配合各种综合治疗。

（九）护理措施

1. 术前护理

（1）一般护理。吸烟患者术前应戒烟，咳痰量多者需记录痰量。

（2）用药护理。伴有慢性支气管炎、肺部感染、肺气肿的患者，结合痰液及咽部分泌物细菌培养结果，应用抗生素、支气管扩张剂、祛痰剂等药物。

（3）稳定情绪。随时观察患者的情绪变化，多与患者交流，给予患者发问的机会和心理上的支持，以减轻患者焦虑情绪和对手术的担心。

（4）腹式呼吸与有效咳嗽训练。

1）腹式呼吸是以膈肌运动为主的呼吸。患者采用鼻吸气，吸气时将腹部向外膨起，屏气1~2秒，以使肺泡张开，呼气时让气体从口中慢慢呼出。开始训练时，护理人员可同患者一起练习。护士将双手放在患者腹部肋弓之下，患者吸气时将双手顶起，呼气时双手轻轻施加压力，使膈肌尽量上升。以后让患者自己练习，并逐渐除去手的辅助作用。术前每天均应坚持训练数次。

2）咳嗽训练时，患者应尽可能地坐直，进行深而慢的腹式呼吸。患者咳嗽时口型呈半开状态，于吸气后屏气3~5秒后再用力从肺部深处咳嗽，不要采用口腔后部或咽喉部咳嗽的方式，可用两次短而有力的咳嗽将痰液咳出。对术后胸痛、呼吸肌疲劳的患者，可先轻轻地进行肺深处咳嗽，将痰液引至气管后，再用力咳出。咳嗽后要休息片刻，以恢复体力。

2. 术后护理

（1）安排合适的体位。待患者麻醉清醒、血压平稳后改为半卧位，肺叶切除术患者可采取侧卧位，一侧全肺切除术患者应避免完全侧卧，防止纵隔移位压迫健侧肺，可采取1/4侧卧位。

（2）观察患者生命体征。术后密切观察患者血压、心率、呼吸等的变化，注意有无血容量不足和心功能不全的表现。

（3）呼吸道护理。

1）术后携带气管插管返回病房的患者，应严密观察导管的位置，防止滑出或移向一侧支气管，造成通气不足。观察患者呼吸深度、频率、动脉血氧饱和度是否正常。

2）对于术前心肺功能差、术后动脉血氧饱和度过低患者，术后早期可短时间使用呼吸机辅助呼吸。机械通气时，应及时清除呼吸道分泌物。护士进行吸痰操作时，动作宜轻柔、敏捷，每次吸痰不超过15秒，吸痰前应将氧浓度调至70%以上。

3）鼓励并协助患者深呼吸及咳嗽，每1~2小时叩背排痰1次，术后早期由护士协助患者完成。方法如下：①护士站在患者健侧，双手环抱在患者伤口部位，以支托固定胸部伤口。固定患者胸部时，护士手掌伸直，手指并拢。指导患者先慢慢轻咳，再用力将痰咳出。②护士站在患者患侧，一只手放在患者术侧肩膀上并向下压，另一只手置于伤口下支托胸部协助。当患者咳嗽时，护士的头部应在患者身后，以保护自己避免被咳出的分泌物溅到。

4）雾化吸入疗法：当患者痰液黏稠时可采用超声雾化吸入治疗，可在吸入的液体中加入抗生素、激素效果更佳。

（4）胸腔闭式引流管的护理。定时观察患者胸腔引流是否通畅，术后早期应特别注意观察引流量。当患者翻身时，应注意保护引流管以避免牵拉、受压或外脱。

（5）术后上肢功能康复训练。适时早期活动可促进患者呼吸运动、防止肺不张和患侧肩关节僵硬及手臂挛缩。

（6）术后并发症的预防及护理。

1）肺不张与肺部感染：此类并发症大多发生于术后48小时内，预防的主要措施是术后早期协助患者做深呼吸、咳痰及床上运动，避免进行限制呼吸的胸廓固定和绑扎。发生肺不张或感染后，协助患者排痰，给予雾化吸入或应用支气管镜吸痰。

2）急性肺水肿：对于肺切除术后，特别是伴有心、肾功能不全的患者，应避免补液过快、过多，以减少急性肺水肿的发生。一旦出现急性肺水肿，应立即减慢输液速度，迅速采取利尿、强心等治疗措施。

3）心律失常：高龄、冠心病患者胸部手术后心律失常的发生率较高，对此类患者术后要及时消除并发心律失常的诱因，对有严重的心律失常患者应用抗心律失常药物治疗。

3. 放疗肺部并发症的护理 放射量越大或照射体积越大，患者越容易产生放射性肺损伤。肺损伤早期为放射性肺炎阶段，后期为肺纤维化阶段。一旦发现患者出现放射性肺损伤，应减小照射剂量或停止照射，同时应用抗生素预防或控制肺内感染。对于有慢性阻塞性肺疾病、肺结核、硅肺及肺功能障碍的肺癌患者，在选择放疗时应慎重。

4. 肺癌晚期患者的护理 肺癌晚期患者可出现肺不张、大量胸腔积液、骨转移等症状，表现为胸闷、气短或持续性疼痛，此时除了给予相应的治疗及护理措施外，还应注意从细微方面改善患者的呼吸状况。

（1）为患者营造一个安静、空气流通的环境。

（2）减少衣物和被子对患者的压迫。

（3）限制患者过多地谈话。

（4）吸氧。

（5）镇痛。

5. 健康教育

（1）对于术后需要化疗或放疗的患者，应使其理解治疗意义，并愿意配合治疗。

（2）患者出院返家后数周内，活动量应逐渐增加，以不出现心悸、气短、乏力等症状为标准。

（3）患者必须知道预防呼吸道感染的重要性。术后一段时间内应避免出入公共场所或与有上呼吸道感染者接触，避免接触烟雾、化学刺激物。万一发生呼吸道感染时，应尽早返院就医。让患者了解吸烟的危害，鼓励患者戒烟。

（4）告知患者若出现伤口疼痛、剧烈咳嗽及咳血等症状时，应返院治疗。

（十）护理评价

（1）患者气体交换是否恢复正常。

（2）患者术后呼吸道是否通畅。

（3）患者有效循环血量和心功能是否正常。

（4）患者术后疼痛是否有效缓解。

（5）护士是否及时发现术后并发症，并积极处理。

（6）患者是否了解各种疗法的重要性，并愿意配合治疗。

（7）护士是否掌握肺癌晚期患者的特殊护理技巧。

（8）患者是否了解出院后休养的注意事项。

第八节　食管癌患者的护理

引导案例

患者，男，43 岁。因间歇性进食哽噎 14 年加重，伴有胸背部疼痛 2 个月入院。患者既往有吸烟史 10 年。查体：轻度消瘦、贫血貌，颈部淋巴结未触及，心、肺及腹部未见异常。食管钡餐造影：食管中上段有一巨大不规则充盈缺损，黏膜破坏、消失，管壁僵硬，管腔狭窄。内镜检查：距中切牙 22～30 cm 处可见一不规则隆起性病变，下段食管扩张，贲门黏膜光滑，可正常开闭。病理活检报告：鳞癌。入院诊断：食管中上段癌。患者于 2004 年 12 月 24 日经左颈、右后外侧胸腹联合切口入路手术，术中可见胸段食管明显增粗，直径约为 8 cm，肿瘤上缘位于主动脉弓上 3 cm 处，下缘平肺下静脉，胸上食管旁及颈气管旁淋巴结肿大，行食管次全切除术、食管胃底颈部吻合术、区域淋巴结清扫术。术后病理诊断：溃疡型中分化鳞状细胞癌、肿瘤大小为 10.0 cm×3.5 cm×2.0 cm，已侵及食管外膜并伴有颈气管旁淋巴癌转移。

案例思考：该患者主要的护理措施是什么？

食管癌（esophageal carcinoma）是引起食管阻塞最常见的原因之一，我国是世界上食管癌的高发地区之一。患者发病年龄多在 40 岁以上，且男性多于女性。

（一）病因

1. 慢性刺激　患者有长期饮用烈性酒、吸烟、进食速度过快、进食食物过热及过硬等不良习惯。

2. 口腔卫生不良　患者口腔清洁状况不佳或存在口腔慢性疾病如龋齿等。

3. 化学性因素　当地粮食、饮用水中的亚硝酸盐含量过高，其中亚硝胺是一种致癌物质。

4. 生物性因素　在某些食管癌高发地区的粮食、患者的上消化道或切除的食管癌标本中均能分离出多种真菌，其中有些真菌具有致癌作用，而有些真菌可促进亚硝胺的形成，导致癌肿的发生。

5. 食物中缺少某些元素　食管癌高发地区的调查结果显示，当地饮用水、粮食中的钼、锰、铁、氟、溴、氯、锌、钠、硒、磷、碘含量较低，且缺乏维生素 A、维生素 B 族、维生素 C 等物质。

6. 食管自身疾病　如食管黏膜角化、瘢痕狭窄、食管憩室、贲门失弛症等疾病均可引发癌变。

（二）病理

临床上将食管分为颈、胸、腹 3 段，胸段食管又分为上、中、下 3 段。食管癌以胸中段较多见，下段次之，上段较少。90% 以上的食管癌属于鳞状上皮细胞癌，其次是腺癌。食管癌主要经淋巴转移，血行转移通常发生较晚。

（三）临床表现

食管癌早期可无咽下困难症状，但可有咽下食物时的哽噎感、胸骨后针刺样疼痛或烧灼感、食管内异物感。随着病情的进展，症状可逐渐加重。进行性咽下困难是食管癌的典型症状，患者首先表现为难以咽下干的食物，继之为半流食，最后水和唾液也难以咽下。患者可逐渐消瘦、脱水，晚期出现体重减轻、贫血，最后呈恶病质状态。当癌肿侵犯食管外组织和器官时，患者可出现声音嘶哑、持续性胸痛及背痛、呛咳和大呕血等表现。

（四）辅助检查

1. 食管吞钡 X 线检查　早期食管癌表现为局限黏膜破坏，小的龛影或溃疡；中、晚期可见充盈缺损、管腔狭窄和梗阻等。

2. 食管镜检查　食管镜下更容易观察到早期食管黏膜病变，并可以钳取组织进行病理检查。

3. 食管拉网脱落细胞学检查　是我国首创的一种用于普查早期食管癌的检测方法。采用罩有丝网的气囊导管，经患者口腔插入胃内，然后注气膨胀，再缓慢拉出。将黏附于丝网上的黏液或血性液体进行涂片，以查找癌细胞。

（五）辅助检查

对有咽下食物哽噎感、胸骨后针刺样疼痛或烧灼感、食管内异物感的中老年患者，尽早行食管镜检查以确定食管有无病变。对进行性咽下困难患者，通过辅助检查很容易确诊。

（六）处理原则

早、中期食管癌患者首选手术治疗。手术原则是切除癌肿和上下 5 cm 范围内的食管及其所属区域的淋巴结，然后将胃体提升至胸腔或颈部与食管近端吻合或用一段结肠或空肠代替与食管吻合。对于晚期不能切除癌肿的患者，为解决进食，可采取开腹胃造瘘或食管腔内放置钛合金支架；对于术中确定肿瘤不能切除患者，可采用胃–空肠或结肠与肿瘤上方的食管吻合。放疗适用于食管上段癌或晚期癌，以及术后辅助治疗。化疗主要用于术后辅助治疗及缓解晚期患者的病情进展。

（七）护理评估

1. 术前评估

（1）健康史。了解患者家族史、饮食习惯、居住地生活习惯及有无长期酗酒、吸烟史等。

（2）身体状况。确定患者肿瘤的位置及有无扩散和转移；了解患者营养状况，是否有贫血、低蛋白血症等；了解患者能否进食，以何种饮食为主；了解患者是否存在水、电解质平衡失调；了解患者有无发生食物反流及吸入性肺炎。

（3）心理–社会评估。了解患者对疾病的认知程度，对解决进食障碍的要求；了解家属对患者的关心程度、支持力度、家庭经济承受能力等。

2. 术后评估　术后了解患者术式、术中出血量及输血、补液情况；监测患者生命体征是否平稳，心肺功能是否良好，胸腔引流量，有无呼吸功能不全或血容量不足征象；评估患者有无并发症发生；评估患者有无焦虑、紧张等不良心理反应；患者对术后禁食和饮食护理要求是否理解，是否掌握饮食调理的原则。

（八）护理诊断

1. 营养失调：低于机体需要量　与进食减少和癌肿消耗有关。

2. 清理呼吸道无效　与手术麻醉有关。

3. 焦虑/恐惧　与患者对疾病的预后、术后能否正常进食表示担忧有关。

4. 有感染的危险　与食物反流、术后污染有关。

5. 口腔黏膜受损　与食物反流、患者术后一段时间内不能进食有关。

6. 潜在并发症　有水及电解质紊乱、肺部感染、吻合口瘘等。

（九）护理目标

（1）患者营养和全身状况有所改善。

（2）患者呼吸道通畅。

（3）患者及其家属心态平稳，接受其诊断与治疗。

（4）患者口腔黏膜完整。

（5）患者饮食恢复正常，学会各种饮食疗法。

（6）患者术后并发症得到预防或及时处理。

（十）护理措施

1. 术前护理

（1）一般护理。术前评估患者的营养状况，指导患者进食高能量、高蛋白和富含维生素的流食或半流食，纠正低蛋白血症。对不能进流食而营养状况差的患者，采取静脉高营养疗法或空肠造瘘进食以改善患者全身状况。

（2）口腔护理。

1）不能进食的患者每日用淡盐水或其他含漱液漱口数次。

2）患者餐后或呕吐后，应立即给予漱口或口腔清洁。

3）患者术后不能进食期间，应每天检查口腔卫生，观察黏膜有无破损，定期进行口腔护理。

（3）术前准备。

1）呼吸道准备：嘱患者术前戒烟2周以上，学会有效咳痰，并进行腹式呼吸训练。

2）胃肠道准备：①术前3日改为流质饮食，术前1日禁食，对吞咽梗阻明显者给予食管冲洗，应用庆大霉素、甲硝唑加入生理盐水100 ml经鼻胃管冲洗，以减轻梗阻局部充血、水肿，减少术中污染。②结肠代食管手术患者手术前3~5日口服新霉素、庆大霉素或甲硝唑，术前2日进无渣流食，术前晚进行清洁灌肠。③术前放置胃管，如果通过梗阻部位困难时，不能强行置入，以免戳穿食管。可先将胃管留在梗阻上方食管内，待手术中再置入胃内。

（4）心理护理。对于早、中期癌症患者应解释手术治疗的意义及效果，使其接受手术治疗；对于晚期患者在接受综合治疗的基础上，共同商讨解决进食的方法。

2. 术后护理

（1）病情观察。密切观察并记录患者生命体征，开始每15~30分钟记录1次，待病情平稳后每1~2小时记录1次，一般监测36小时。

（2）饮食护理。食管与胃或肠管吻合术后，由于食管血供较差，以及受胸膜腔负压的影响，患者术后进食时间要晚于腹腔内的胃肠吻合术。患者一般要禁食4~7天以上。开始进食后，应先进流质饮食，再逐日增加进食量。一般于术后第8~10天起进半流食。2~3周后患者如无不适可进普通饮食，但短期内仍要遵守少食多餐的原则，防止因进食过多、速度过快、咽下坚硬或大块食物而造成的吻合口瘘。食管-胃吻合术后的患者可能会出现进食后胸闷、气短，应告知患者此与胸腔胃进食后扩张压迫肺部有关，建议患者少食多餐，1~2个月后此症状多可减轻。食管癌术后出现胃液反流者较多，应避免餐后马上卧床睡眠。

（3）胸腔闭式引流术的护理。胸腔闭式引流术后应监测引流量，观察患者有无活动性出血、乳糜胸和吻合口瘘的发生。

（4）维持水、电解质平衡。由于患者术前存在不同程度的进食障碍，通常在术后5~7天内不能进食。术后早期患者即可出现水、电解质平衡失调，应及时补充并纠正。合并低钾血症的患者术后早期也可发生水、电解质平衡失调，应尽早防治。

（5）胃肠减压术。食管癌术后需留置胃肠减压管，目的是减轻腹胀，减少残胃胀气对吻合口的影响。术后胃管应妥善固定，防止脱出，并保证持续减压。同时应注意经常挤压胃管，以防止管腔堵塞。当出现胃管不通畅时，可用少量生理盐水冲洗，但不要强行加压。胃管脱出后不应再盲目插入，以免戳穿吻合部位，造成吻合口瘘。术后胃管应放置2~4天，待患者肛门排气后再去除。

（6）并发症的预防与护理。

1）肺不张和肺部感染：由于胃上提至胸腔使肺部受压、疼痛限制患者呼吸、咳嗽等因素，术后易发生肺不张和肺内感染。患有慢性肺部疾病者，术前应戒烟以控制肺内感染；术后加强呼吸道管理，协助患者叩背排痰。

2）吻合口瘘：是食管癌术后最严重的并发症。发生的原因主要与手术技巧有关，其次是吻合口周围感染、低蛋白血症、进食不当等。发生吻合口瘘时，患者可表现为呼吸困难、胸腔积气或积液、恶寒、高热，严重时可引发休克。吻合口瘘多发生于术后 5~10天。术后应注意以下几方面的治疗与护理：①纠正低蛋白血症。②保证胃管通畅，避免胃排空不畅增加吻合口张力。③加强患者饮食的护理与监控。患者发生吻合口瘘时，应立即禁食禁水，行胸腔闭式引流术、抗感染及营养支持治疗。

3. **放疗和化疗的护理** 患者放疗 2~3 周时易出现放射性食管炎，表现为进食烧灼痛。此时应避免患者进食干、硬食物，以免发生食管穿孔。放疗期间因病变部位水肿使进食困难加重时，应预先向患者做好解释工作。化疗患者常出现恶心、呕吐、脱发、骨髓抑制等不良反应，要鼓励患者坚持完成化疗，并采取降低副作用的措施。

4. **胃造瘘术患者的护理** 对于食管癌后期出现食管完全阻塞，而又不能进行手术切除的患者，实施胃造瘘术是解决进食最简单、有效的方法。胃造瘘术方法：在患者腹部切口，进入腹腔后切开胃前壁，置入一根橡胶管。手术 72 小时后，胃与腹壁的腹膜开始粘连，即可由导管小心灌食。灌食的方法和注意事项如下。

（1）饮食准备。患者及其家属应学会选择合适的食物及配制方法。通常一天需要2000~2500 ml 流质饮食，每 3~4 小时灌食 1 次，每次 300~500 ml，可灌入牛奶、蛋花、果汁、米汤、肉沫汤等。备用的饮食需存放在冰箱内，于灌食前取出，放在热水中加热到与体温相同的温度。

（2）灌食用物及环境准备。治疗盘上放置灌食物品，包括灌食器、温水、导管、纱布、橡皮筋。患者取半卧位，如果患者不能适应这种摄食方式，可用屏风进行围挡。灌食前需评估患者的肠蠕动状况，以便决定灌入量。

（3）灌食的操作方法。

1）将导管一端接在瘘口内的管子上，另一端连接灌食器。

2）借助重力作用使食物缓慢流入患者胃内，进食过程中需防止气体进入胃内。

3）借助灌食器的高度或卡压管子来调节进食的流速，速度勿过快，一次勿灌食过多。

4）灌食完毕后用 20~30 ml 温水冲洗导管，以免残留食物凝固阻塞，并保持灌食导管内清洁，减少细菌滋生。

5）取下灌食器，将瘘口内的管子折曲，以纱布包裹，并用橡皮筋绑紧，再适当地固定在患者腹壁上。

（4）胃造瘘管的护理。灌食初期胃造瘘管可每隔数日更换 1 次，灌食管只要求做到清洁即可，不需要无菌。几周后也可以拔除灌食管，在灌食前插入导管即可。

（5）胃造瘘口周围皮肤的护理。每次灌食后需用温水拭净皮肤，必要时可在瘘口周围涂抹少量氧化锌软膏，以减少胃液对皮肤的刺激。

（十一）健康教育

（1）术后注意患者饮食成分的调配，每天可多摄取一些高营养食物，以保持机体处于良好的营养状态。

（2）告知患者术后进食干、硬食物时可能会出现轻微的哽噎症状，这与吻合口扩张程度差有关。若进食半流食时仍有咽下困难，应来医院复诊。

（3）告知患者应加强口腔卫生护理。结肠代食管的患者可能会嗅到粪便的气味，这与结肠液逆蠕动有关，一般半年后此种状况可逐渐缓解。

（4）对于术后反流严重的患者，睡眠时最好取半卧位，并服用减少胃酸分泌药物。

（十二）护理评价

（1）患者呼吸道是否通畅。

（2）患者水、电解质平衡失调是否及时纠正。

（3）患者是否恢复正常进食，营养不良状况是否得到改善。

（4）患者是否获得心理护理，并接受其诊断与治疗。

（5）患者围手术期口腔黏膜是否完整。

（6）护士是否能及时发现并处理术后并发症。

（7）患者是否掌握术后饮食要点。

本章要点

（1）急性乳腺炎患者的护理要点。

（2）乳腺癌患者的身心状况和整体护理。

（3）肺癌患者的身心状况和整体护理。

（4）食管癌患者的身心状况和整体护理。

思考题

（1）简述急性乳腺炎患者的健康教育。

（2）乳腺癌患者术后常见的并发症有哪些？

（3）简述乳腺癌、肺癌及食管癌患者的主要身心状况改变。

第十三章　腹部疾病患者的护理

学习目标

（1）掌握腹外疝的病理和临床类型、临床表现和护理措施；急性化脓性腹膜炎临床表现和护理措施；肝、脾破裂的临床表现和护理措施；胃及十二指肠溃疡的临床表现、外科手术后并发症和护理措施；急性阑尾炎腹痛的特点和体征、急性阑尾炎术后的护理措施；肠梗阻的临床特点；肠梗阻非手术治疗的护理措施；肠梗阻术后的护理措施；结、直肠癌的临床特点、手术后的护理措施；直肠、肛管疾病的临床特点及护理措施；细菌性肝脓肿的临床特点及处理原则；门静脉高压症的临床特点、术前准备及术后护理措施；急性胰腺炎的临床特点、治疗原则、护理措施；胰腺癌患者的临床表现和治疗要点。

（2）运用相关知识对腹外疝患者进行护理；对急性化脓性腹膜炎患者进行护理；对肝、脾破裂患者进行护理；对胃及十二指肠溃疡患者进行护理；对急性阑尾炎患者非手术期间进行病情观察；对肠梗阻患者进行护理评估；对结、直肠癌患者进行护理评估；对直肠、肛管疾病患者进行护理评估；对原发性细菌性肝脓肿患者进行护理评估；对门静脉高压症患者急性出血期的观察及护理；运用血清淀粉酶、尿淀粉酶的变化及影像学检查对胰腺癌患者进行护理评估。

（3）学会斜疝患者手术前后的护理；急性化脓性腹膜炎患者的护理；腹部损伤患者的护理；胃及十二指肠溃疡患者手术前后的护理；阑尾炎术后的护理措施；肠梗阻非手术治疗的护理措施；肠梗阻术后的护理措施；结、直肠癌患者手术前肠道准备的方法及手术后的护理措施；直肠、肛管疾病检查时患者的体位；肛门坐浴的方法；原发性细菌性肝脓肿患者的护理措施；三腔气囊管的护理、术后的护理措施；急性胰腺炎并发症的观察和护理；胰腺癌患者的护理措施。

第一节　腹外疝患者的护理

引导案例

患者，男，36岁。因体检时发现左侧腹股沟处8 cm×6 cm大小的肿块，质软，入阴囊，不能回纳入院。2年前患者左侧腹股沟出现大小约2 cm×3 cm的肿块，于站立或咳嗽时出现，而平卧后消失。2年来，肿块逐渐增大，肿块突出时患者自觉下腹部坠胀、隐痛。

案例思考：该患者的可能诊断及手术前后的护理要点是什么？

一、概述

体内任何脏器或组织离开其正常的解剖部位，经过先天或后天形成的薄弱点、缺损或孔隙进入另一部位，称为疝。腹腔内脏器或组织连同壁腹膜经腹壁或盆壁的薄弱区或缺损处向体表突出，称为腹外疝。腹外疝根据发生部位可以分为腹股沟斜疝和腹股沟直疝，以腹股沟斜疝发病率最高，占全部腹外疝的75%~90%。

（一）病因

腹壁强度降低和腹内压力增高是腹外疝发病的两个主要原因。

1. 腹壁强度降低　有先天性和（或）后天性因素两种情况。先天性因素如腹膜鞘状突未闭、脐环闭锁不全、腹壁白线发育不全或某些组织穿过腹壁造成腹壁组织强度降低，精索或子宫圆韧带穿过腹股沟管，股动脉、股静脉穿过股管，脐血管通过脐环等；后天性因素则包括手术切口愈合不良、外伤、感染等。

2. 腹内压力增高　慢性咳嗽、长期便秘、腹腔积液、妊娠、婴儿经常啼哭等因素均是引起腹内压力增高的常见原因。

（二）病理

典型的腹外疝由疝环、疝囊、疝内容物和疝被盖组成。

1. 疝环　又称疝门，是疝内容物突向体表的门户，也是腹壁薄弱区或缺损所在。常以疝环所在的解剖部位为疝命名，如腹股沟疝、股疝、脐疝等。

2. 疝囊　是指壁腹膜从疝环向外突出形成的囊袋。由疝囊颈、疝囊体、疝囊底3部分组成。

3. 疝内容物　是指进入疝囊的腹腔内脏器或组织。以小肠多见，大网膜次之，其他如盲肠、阑尾、乙状结肠、横结肠、膀胱等均可进入疝囊，但较少见。

4. 疝被盖　是指疝囊以外的腹壁各层组织。通常由筋膜、肌肉、皮下组织和皮肤组成。

（三）临床类型

1. 可复性疝　凡患者站立、行走、劳动或腹内压骤增时疝内容物进入疝囊，平卧休息或用手向腹腔推送时又可回纳于腹腔内的疝，称为易复性疝。

2. 难复性疝　疝内容物反复突出，摩擦疝囊颈发生损伤并产生粘连使内容物不能完全回纳于腹腔中者，称为难复性疝。此类疝的内容物多为大网膜。乙状结肠、盲肠、膀胱等经较大的疝环滑入疝囊并成为疝囊的一部分，这种疝称为滑动性疝，也属于难复性疝。

3. 嵌顿性疝　疝环较小而腹腔内压力骤然增加，疝内容物强行通过疝环进入疝囊，并随即被弹性回缩的疝环卡住使其不能回纳，称为嵌顿性疝。

4. 绞窄性疝　嵌顿若不能及时解除，引起肠管及其系膜受压情况不断加重，可使动脉血流减少，最后导致完全中断，即为绞窄性疝。

嵌顿性疝和绞窄性疝实际上是一个病理过程的两个阶段，临床上很难截然区分。

（四）处理原则

1. 非手术治疗　大多数腹外疝均应及早采用手术治疗，但 1 岁以内的患儿，其腹壁肌肉可随着生长发育而逐渐增强，腹外疝通常可以自愈。治疗时可采用压迫疝环的方法，以避免疝内容物的脱出。年老体弱或伴有严重疾病、不能耐受手术的患者，可用特制的疝带或用其他压迫法，以阻止疝内容物的脱出。

2. 手术治疗　是治疗腹外疝最有效的方法。常用的手术方法如下。

（1）疝囊高位结扎术。在疝囊颈以上结扎疝囊，同时切除多余的疝囊，以消除腹膜的袋状突出。此法仅适用于婴幼儿及绞窄性疝因肠坏死而引起的局部严重感染，暂不宜行疝修补术者。

（2）疝修补术。在疝囊高位结扎的基础上，使用周围的健康组织修补腹壁缺损或薄弱部位。

（3）疝成形术。对疝环周围组织严重缺损、无法修补的患者，可利用自身的腹直肌前鞘或游离的阔筋膜来缝补腹壁结构，也可采用丝绸片或多种合成纤维网等作为成形材料缝补腹壁。

嵌顿性疝和绞窄性疝的处理原则：嵌顿性疝原则上应立即手术，但如嵌顿时间不长（3~4 小时以内），在确定无绞窄存在的情况下，可先试行手法复位。手法复位时，动作必须轻柔，切忌暴力，若复位失败应立即手术治疗。绞窄性疝则必须采取紧急手术治疗。

二、常见的腹外疝

腹腔内脏器或组织从腹股沟区的间隙或薄弱处突向体表者，称为腹股沟疝。以男性多见。凡从腹股沟管的内环突出，经过腹股沟管，再由外环脱出的疝称为腹股沟斜疝。若经腹股沟三角向腹壁突出者，称为腹股沟直疝。

（一）腹股沟斜疝

1. 病因

（1）先天性因素。胚胎早期，随着睾丸的下降，带动内环处的腹膜下移，形成腹膜鞘状突；在婴儿出生后，若鞘状突仍不能闭锁或闭锁不完全，则与腹腔相通，此时若有引起腹内压增加的因素，如啼哭、用力排便等，则可使未闭锁的鞘状突扩大，肠管、大网膜等即可进入鞘状突形成疝，鞘状突成为疝囊。因为右侧睾丸下降比左侧慢，鞘状突闭锁也较迟，所以右侧腹股沟斜疝多见。

（2）后天性因素。当腹股沟区腹壁肌肉或筋膜发育不全，造成患者腹内压增加时，腹壁不能发挥保护作用，内环处的腹膜则从腹壁薄弱处向外突出形成疝囊，腹腔脏器组织也随之进入疝囊。

2. 临床表现　腹股沟区可出现肿块，斜疝肿块的上界多不清晰，呈带蒂梨形。患者早期多无自觉症状，偶有轻度坠胀感。肿块常在站立、行走、咳嗽或用力时出现，可经腹股沟管降至阴囊或大阴唇处，平卧或用手将肿块送回腹腔后，症状也可以改善。疝内容物若是肠袢，则肿块柔软、光滑，叩之呈鼓音，回纳时常先有阻力，一旦回纳，肿块可迅速消失。内容物若为大网膜，则肿块坚韧呈浊音，回纳缓慢。若疝块不能完全回纳，同时伴有胀痛感则可形成难复性疝。嵌顿性疝的临床表现为疝块突然增大，伴有明显疼痛，且不能回纳，肿块硬且紧张，有明显触痛，内容物若是肠袢，可伴有腹部绞痛、恶心、呕吐、便秘、腹胀等机械性肠梗阻症状。若不及时处理将发展成绞窄性疝。绞窄性疝的内容物若为肠袢，则在肠袢坏死穿孔时，疼痛可因疝内压力骤降而暂时缓解，此时肿块仍然存在。绞窄时间越长，疝内容物越易发生感染，可侵及周围组织引起疝被盖的急性炎症，严重时可发生脓毒症。

（二）腹股沟直疝

1. 病因　老年人腹壁肌肉大多较薄弱，当腹内压增高时，腹内脏器或组织可经腹股沟三角突出。

2. 临床表现　腹股沟直疝常见于年老体弱者，站立时可在腹股沟区出现一半球形肿块，平卧后因疝囊颈宽大，疝块多能自行回位于腹腔而消失，故极少发生嵌顿。

腹股沟斜疝与腹股沟直疝的鉴别见表 13-1。

表 13-1　腹股沟斜疝与腹股沟直疝的鉴别

项目	腹股沟斜疝	腹股沟直疝
发病年龄	多发于儿童及青壮年	多发于老年人
突出途径	经腹股沟管突出可进入阴囊	由腹股沟三角突出不进入阴囊
疝块外形	呈椭圆形或梨形，上部呈蒂柄状	呈半球形，基底较宽
回纳疝块后压迫深环	疝块不再突出	疝块仍可突出
精索与疝囊的关系	精索在疝囊后方	精索在疝囊前外方
疝囊颈的位置	疝囊颈在腹壁下动脉外侧	疝囊颈在腹壁下动脉内侧
嵌顿的发生	较多	较少

（三）股疝

腹腔内脏器通过股环后，经股管向股部卵圆窝突出形成的腹外疝，称为股疝。

1. 病因病理　女性骨盆较宽，联合肌腱和腔隙韧带较薄弱，导致股管上口宽大松弛。因此，股疝好发于中年以上的妇女。妊娠引起腹内压增高也是导致股疝的主要原因。疝内容物常为小肠或大网膜。由于股管几乎是垂直的，疝块在卵圆窝处向前转折时形成锐角，又因股环较小，周围是坚韧的韧带，故易发生嵌顿，而且极易发展为绞窄性疝。

2. 临床表现　疝块一般不大，仅在腹内压增高时，可在腹股沟韧带下方卵圆窝处有一半球形突起，伴有轻度胀痛感，平卧时疝块可消失。易复性股疝的症状较轻，常不被患者注意，尤其是肥胖者更难以觉察。若发生嵌顿，患者可呈持续性腹痛伴有阵发性加重，同时有明显的急性肠梗阻症状。严重者可能掩盖股疝的局部症状而导致漏诊。

3. 处理原则　因股疝容易嵌顿，又可迅速发展为绞窄性疝，一旦确诊后，应及早行手术治疗。股疝较小或年老体弱者可采用经股部股疝修补术。

（四）其他腹外疝

1. 切口疝　是指腹腔内脏器经腹壁手术切口处突出而形成的疝。最常见的是经腹直肌切口疝。

（1）病因。

1）解剖因素：除腹直肌外，腹壁各层肌肉及筋膜、鞘膜等组织的纤维大多为横向走行，而腹部手术若采用纵向切口，必然会切断这些纤维。因此，缝合时缝线易在组织纤维间脱落，使已缝合的组织受肌肉的横向牵引力而发生切口裂开。

2）腹内压增高：术后由于剧烈咳嗽、胃肠胀气、腹腔积液等原因均能导致腹内压增高，引起切口内层裂开，若仅皮肤、皮下组织愈合则形成切口疝。

3）手术因素：切口处留置引流物过久，切口过长及切断肋间神经过多，使腹壁切口缝合不严密或缝合时强拉创缘而致组织撕裂。

4）瘢痕愈合：切口严重感染形成瘢痕愈合。部分瘢痕组织较薄弱，不能承受腹内压力，使腹腔内器官组织在切口瘢痕处膨出形成切口疝。

5）其他：如腹部多次手术、严重创伤、腹壁组织缺损过多、过度肥胖、营养不良等均可形成切口疝。

（2）临床表现。患者腹壁切口处逐渐膨隆，出现肿块。在站立或用力时更明显，平卧休息时缩小或消失。较大的切口疝患者有腹部牵拉感，同时有食欲减退、恶心、便秘、腹部隐痛等症状。切口疝多数无完整疝囊，疝内容物易与腹膜外腹壁组织粘连形成难复性疝。疝内容物若为肠管，可见肠型和蠕动波，可闻及肠鸣音。切口疝的疝环一般比较宽大，很少发生嵌顿。

（3）处理原则。在消除腹内压增高因素的基础上进行疝修补术。对较小的切口疝，可切除原手术切口瘢痕，回纳疝内容物后在无张力的基础上拉拢疝环边缘，并逐层缝合健康的腹壁组织。对较大的切口疝可用自体筋膜组织或置入纤维网片加以修补。若患者全身状况欠佳或无法消除腹内压增高因素，可在疝块回纳后用腹带包扎，以减轻患者的负担和不适感。

2. 脐疝　腹腔内脏器通过脐环突出形成的疝，称为脐疝。以幼儿多见。

（1）病因。患儿脐环闭锁不全或脐部瘢痕组织不够坚强，加之婴儿经常啼哭，使腹内压增高所致。成人脐疝较少见，多发生在中年以上妇女，常因过度肥胖、多次妊娠引起。

（2）临床表现。常见脐部出现肿块。婴儿啼哭、用力排便、站立时肿块增大，紧张，平卧后肿块消失，很少发现嵌顿。成人脐疝因疝环较小，多为难复性疝。若发生嵌顿还可出现腹痛、恶心、呕吐等症状。

（3）处理原则。

1）幼儿脐疝：由于未闭锁的脐环至 2 岁时大多能自行闭锁，因此除了嵌顿或穿孔等紧急情况需施行手术治疗外，2 岁以内的患儿可采用非手术治疗。即在疝内容物回纳后，用一大于脐环、外包纱布的硬币或小木片抵住脐环，然后用胶布或绷带加以固定。6 个月以内的婴儿用此法治疗效果较好。经该法治疗 1 年后未见效或 2 岁后脐环直径仍>1.5 cm时，可行手术治疗。

2）成人脐疝：应尽早进行手术治疗，以切除疝囊和缝合疝环。

三、常见腹外疝的护理

（一）护理评估

1. 健康史　询问患者病史，如有无慢性咳嗽、习惯性便秘、排尿困难、多次妊娠、大量腹腔积液、从事重体力劳动或婴儿经常性啼哭；观察患者有无因手术切口愈合不良、外伤或感染所致的腹壁缺损。

2. 心理–社会评估　评估患者的情绪反应；了解患者对疝的病因和治疗方法的认知程度；了解患者是否有预防疝内容物嵌顿或手术后预防复发的相关知识。

（二）护理诊断

1. 疼痛　与疝块突出或嵌顿有关。

2. 体液不足　与嵌顿性疝或绞窄性疝引起的肠梗阻有关。

3. 知识缺乏　与患者缺乏预防腹内压增高的相关知识有关。

4. 潜在并发症　有术后阴囊血肿、切口感染、膀胱及肠管脏器损伤等。

（三）护理措施

1. 术前护理

（1）健康指导。向患者解释腹外疝的发病原因，以及手术治疗的必要性和手术方案。同时注意消除患者的各种顾虑。

（2）消除腹内压增高的因素。除紧急手术外，患者术前若有咳嗽、便秘、排尿困难等引起腹内压增高的因素均应行相应的处理，待症状控制后再行择期手术，否则易导致疝修补手术失败及术后疝复发。术前 2 周患者应戒烟，注意保暖，防止着凉感冒。多饮水，多食蔬菜等粗纤维食物，以保持排便通畅。

（3）观察腹部情况。患者若出现腹痛，伴有疝块突然增大、紧张、发硬且触痛明显，平卧时不能回纳腹腔，则应警惕嵌顿性疝发生的可能。此时应配合医生给予紧急处理。

（4）灌肠与排尿。手术前 1 日晚应灌肠，排净肠内粪便，以防止术后引发腹胀及便秘。患者进手术室前嘱其排尽尿液，防止术中误伤膀胱。

（5）急诊手术前的护理。嵌顿性或绞窄性疝，尤其是合并急性肠梗阻的患者，应紧急行手术治疗。除一般护理外，还需采取输液、胃肠减压、抗感染，以及纠正水、电解质与酸碱平衡失调等措施。

2. 术后护理

（1）卧位。术后取平卧位，膝下垫一软枕，使膝、髋关节微屈，以松弛切口的张力，减轻腹腔内压力，有利于切口愈合并减轻切口疼痛。次日可改为半卧位。

（2）饮食。术后 6~12 小时若患者无恶心、呕吐症状，可进流质饮食，并逐步改为半流质或普食。行胃肠道手术患者术后应禁食，待肠道功能恢复后才可进流质饮食，再逐渐过渡至半流质饮食。

（3）活动。术后 3~5 天患者可离床活动，这样既能保证手术切口愈合牢固，又可避免腹内压的增高。采用无张力疝修补术的患者可以提早离床活动，但对于年老体弱、复发性疝、绞窄性疝、巨大疝的患者应延长卧床时间。卧床期间应加强进食和排便护理。

（4）预防阴囊血肿。观察患者阴囊有无水肿，必要时可用"丁"字带托起阴囊。若已形成阴囊血肿，则应协助医生进行穿刺抽血，并加压包扎。

（5）预防感染。切口感染是疝复发的主要原因之一，所以应保持敷料清洁、干燥，避免被大小便污染。若发现敷料污染或脱落，应及时更换。绞窄性疝行肠切除术及肠吻合术后易发生切口感染，术后需应用抗生素。注意观察患者体温、脉搏的变化及切口有无红肿、疼痛，一旦出现感染症状应尽早处理。

（6）防止腹内压增高。患者剧烈咳嗽和用力大、小便均可引起腹内压增高。因此，术后应注意保暖，以防受凉引发咳嗽。若患者出现咳嗽，除及时给予药物治疗外，还应指导患者在咳嗽时用手掌按压及保护切口，以免由于腹内压增高不利于切口的愈合。同时嘱患者注意保持排便通畅。

（四）健康教育

（1）患者出院后仍需注意休息，可进行一般性工作或活动，3 个月内应避免重体力劳动或提举重物。

（2）注意避免腹内压增高的因素，如咳嗽、便秘、尿潴留等。

（3）患者若出现疝复发，应及早诊治。

第二节　急性化脓性腹膜炎和腹腔脓肿患者的护理

引导案例

患者，男，42 岁。因上腹部剧痛，渐波及全腹 2 小时入院。恶心、呕吐胃内容物 1 次，量约 200 ml。大、小便正常，既往有溃疡病史 4 年。查体：体温 38.9 ℃，心率 96 次/分，血压 110/70 mmHg。患者腹部平坦，腹式呼吸消失，未见肠型及蠕动波；全腹肌紧张如板状，压痛、反跳痛尤以上腹部最为显著；肝、脾触诊可见肝浊音界消失，移动性浊音可疑；肠鸣音减弱；诊断性腹腔穿刺抽出含有食物残渣的混浊液体约 2 ml。实验室检查：血常规显示白细胞计数 12.0×10^9/L，中性粒细胞 87%，尿常规无异常。

案例思考：该患者的初步诊断及相应的护理措施是什么？

一、急性化脓性腹膜炎

腹膜炎是指腹膜受细菌或消化液、血液、尿液等刺激引起的急性炎症。化脓性腹膜炎是指由化脓性细菌，包括需氧菌和厌氧菌或两者混合所引起的腹腔急性感染。临床上的急性腹膜炎多指继发性化脓性腹膜炎。

（一）病因

1. 继发性腹膜炎　绝大多数腹膜炎是继发的，通常继发于腹腔脏器穿孔、损伤、吻合口漏或手术污染等。继发性腹膜炎主要致病菌是大肠埃希菌，其次为厌氧拟杆菌、链球菌等，大多为混合性感染。腹内脏器穿孔、破裂如胃及十二指肠溃疡急性穿孔、腹部损伤引起的内脏破裂，可先导致化学性腹膜炎，继发细菌感染后形成化脓性腹膜炎。胆囊壁的坏死、穿孔常造成严重的胆汁性腹膜炎。腹内脏器缺血或炎症扩散如绞窄性疝、绞窄性肠梗阻、急性阑尾炎、急性胰腺炎、女性生殖器官化脓性感染或产后感染等，均能将含有细菌的渗出液扩散至腹腔而引起腹膜炎。另外，腹部手术时污染腹腔及胃肠道吻合口瘘也可引发腹膜炎（图 13-1）。

2. 原发性腹膜炎　是指腹腔内无原发病灶，细菌经血液循环、直接扩散等途径扩散至腹腔引起的腹膜炎，临床上较为少见。原发性腹膜炎的主要致病菌为溶血性链球菌、肺炎双球菌或大肠埃希菌等，好发于儿童，尤其是 10 岁以下的女孩，常于肾病、营养不良或抵抗力下降时并发上呼吸道感染后发生。

（二）病理生理

当腹膜受细菌、胃肠液、血液、尿液刺激后，可立即产生炎症反应，表现为腹膜充血、水肿、失去原有的光泽，并产生大量的内含免疫球蛋白、补体、纤维蛋白的浆液性

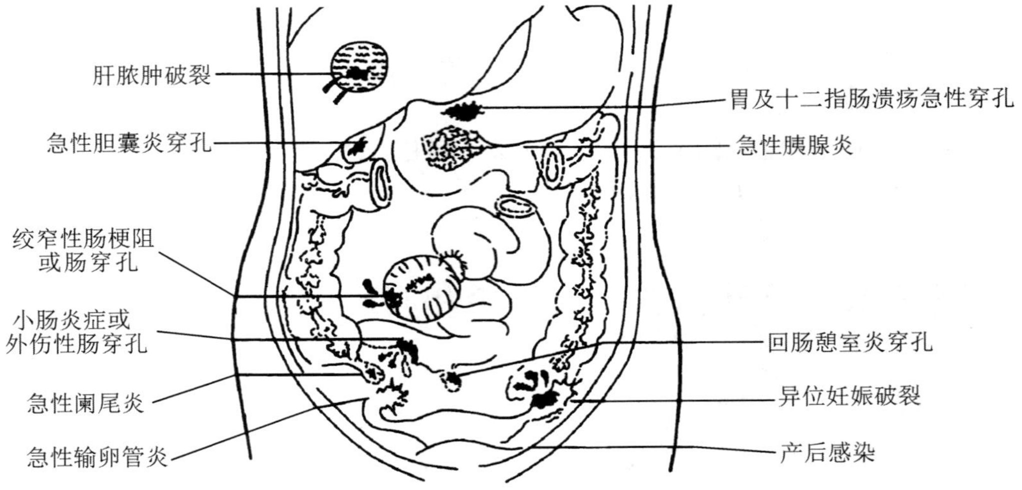

图 13-1　急性腹膜炎的常见原因

渗出液，以稀释毒素和减轻炎性刺激。之后，渗出液中大量的吞噬细胞、中性粒细胞，加上坏死组织、细菌和凝固的纤维蛋白，使渗出液逐渐变为脓性。细菌性脓液多呈黄绿色，质地黏稠，有粪臭味。

当腹膜炎发生后，根据患者的抵抗力、感染的严重程度和治疗效果，可产生不同的后果。若机体抵抗力强、细菌致病力弱或治疗及时，可使炎症局限，形成局限性腹膜炎。若腹膜炎治愈后，患者腹腔内会出现不同程度的粘连，可导致肠管成角、扭曲或成团块，进而引起粘连性肠梗阻使渗出液不能完全被吸收，最终形成局限性脓肿。若机体的抵抗力低下、细菌致病力强，则感染迅速扩散，引起水、电解质平衡失调及低蛋白血症和麻痹性肠梗阻。当患者肠腔内有大量积液时，使血容量明显减少，当细菌进入血液循环后大量毒素被吸收，可导致患者出现感染性休克。若肠管扩张，使膈肌上移而影响患者心肺功能，可加重休克最终导致患者死亡。

（三）临床表现

起病初期多有原发病的表现，以后才逐渐出现腹膜炎症状。

1. 腹痛　为最主要的临床表现。疼痛始于原发病变部位，呈持续性、剧烈、难以忍受。当患者深呼吸、咳嗽、改变体位时均会使疼痛加重，故患者不愿移动体位。腹痛随着炎症的扩散可波及全腹，但仍以原发病灶处最为显著。

2. 恶心、呕吐　是常见的早期症状。疾病初期患者可因腹膜受刺激引起反射性恶心、呕吐，呕吐物多为胃内容物。若形成麻痹性肠梗阻则可引起频繁呕吐，呕吐物中可含有黄绿色胆汁，甚至是粪样肠内容物。

3. 全身症状　初期患者体温可正常，以后逐渐升高，出现高热、大汗、口渴，但年老体弱者体温可不升高。随着体温的升高，患者脉搏常可加快。若脉搏逐渐加快，体温反而下降则为病情恶化的征兆。随着病情的发展，患者可出现皮肤干燥、眼窝凹陷、口渴、少尿等缺水表现。严重者还可出现面色灰白、呼吸急促、脉搏细速、血压下降、神志不清等一系列感染中毒的症状。

4. 腹部体征　腹式呼吸减弱或消失、腹胀加重多是病情恶化的标志，麻痹性肠梗阻患者可表现为全腹膨隆。腹部压痛、反跳痛、腹肌紧张（即腹膜刺激征）是腹膜炎的标志性体征，尤以原发病灶处最明显。腹肌紧张程度与病因及机体状态有关。胃肠、胆囊穿孔引起的腹肌紧张可使腹部呈"木板样"强直，而幼儿、老年人、肥胖、妊娠晚期患者腹肌紧张多不明显，易被忽视。空腔脏器穿孔可有肝浊音界缩小或消失，大量的腹腔积液可有移动性浊音，听诊时可闻及肠鸣音减弱或消失。若直肠指诊发现前壁隆起、触痛，则说明盆腔已发生感染或形成盆腔脓肿。

（四）辅助检查

1. 实验室检查　白细胞计数及中性粒细胞百分比均有不同程度的增高。

2. X 线、B 超、CT 检查　可有助于原发病的诊断。

3. 诊断性腹腔穿刺和腹腔灌洗　可根据抽出液性状、气味、混浊度、细菌培养、涂片，以及胰淀粉酶测定来帮助诊断及确定病变部位。若腹腔穿刺无结果时，可进行腹腔灌洗。

（1）诊断性腹腔穿刺。穿刺点定位。①脐与髂前上棘连线的中、外 1/3 交界处为穿刺点。②经脐水平线与腋前线相交处，常规消毒，术者戴无菌手套，铺无菌洞巾，局部麻醉。在选定的穿刺点用针从垂直皮肤方向缓缓刺向腹腔，通过腹膜时有落空感，提示针尖已进入腹腔，停止进针，用注射器抽吸腹水标本送检。按抽出液的性质来判断病因，结核性腹膜炎抽出液是草绿色透明的腹腔积液；胃及十二指肠急性穿孔的抽出液为黄色混浊液，含胆汁及食物残渣，无臭气；急性阑尾炎穿孔抽出液是略带臭气的稀脓性液；绞窄性肠梗阻则可抽出有很脓臭味的血性液；出血性坏死性胰腺炎抽出液为血性液，胰酶含量较高。若抽出的是全血，要考虑是否误刺入脏器或血管。

（2）腹腔灌洗。对腹腔穿刺无结果的患者可进行诊断性腹腔灌洗。插入有侧孔的硅胶管置入腹腔直达盆底，注入温生理盐水 500~1000 ml，2~3 分钟后将瓶放低，使腹腔内灌洗液借虹吸作用反流入瓶内，并送灌洗液进行检查。

（五）处理原则

消除病因，改善全身情况，控制感染并纠正因感染引起的病理生理改变。

1. 非手术治疗　对病情较轻或病程较长已超过 24 小时、腹部体征已减轻或炎症已有局限趋势和原发性腹膜炎患者可行非手术治疗。

（1）禁食、胃肠减压。本方法可减轻患者消化道积气，促使其功能的恢复及炎症的局限和吸收。同时改善患者的呼吸、循环功能。

（2）取半卧位。此体位适用于无休克的患者。脓液由于重力作用流向盆腔，使感染局限，能有效地防止引起膈下脓肿，同时膈肌下降有利于改善患者的呼吸和循环。

（3）纠正水、电解质平衡失调。可根据患者液体的丢失量和生理需要量来补充，以维持液体出入的平衡。病情严重者应注意纠正低蛋白血症和贫血。

（4）抗生素的应用。继发性腹膜炎多为混合性感染，需根据细菌培养及药敏结果选择抗生素。

（5）营养支持。急性腹膜炎患者的机体处于高代谢状态及能量补充不足时，体内大量蛋白质被消耗，患者的抵抗力及愈合能力均下降。长期禁食者可经肠外途径补充人体所需的营养素。若患者胃肠功能逐渐恢复可经口服、鼻饲管或空肠造瘘给予肠内营养。

（6）其他。根据病情给予镇定、镇痛、吸氧等处理。对于诊断不明或病情处于观察期的患者暂不用镇痛剂，以免掩盖病情。若已确诊的患者可用哌替啶类镇痛剂。

2. 手术治疗

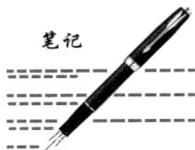

（1）手术适应证。

1）腹膜炎病因不明及病情逐渐恶化者。

2）非手术治疗6~8小时后，病情不缓解，甚至加重者。

3）腹内原发病加重，且需行手术治疗者，如胃肠道及胆囊穿孔、绞窄性肠梗阻、腹内脏器破裂等。

4）腹腔积液多、腹膜炎严重或合并休克者。

（2）手术原则。探查并确定病因，处理原发病灶，清理腹腔积液，充分引流等；术后保证引流管通畅，密切观察患者病情变化，防止并发症的发生。

（六）护理评估

1. 询问患者健康史，既往有无胃及十二指肠溃疡病史、慢性阑尾炎发作史、腹部外伤史、其他腹内脏器疾病史及手术史；对儿童应重点询问近期有无呼吸道、泌尿道感染病史或有无导致抵抗力下降的各种因素。

2. 心理-社会评估　了解患者对本病的认知程度和心理承受能力，有无焦虑、恐惧等心理，对医院环境是否适应，家属及亲友的态度、经济承受能力等。

（七）护理诊断

1. 疼痛　与炎症刺激、腹腔感染有关。

2. 体温过高　与腹腔感染、毒素吸收有关。

3. 有体液不足的危险　与呕吐、禁食、高热和腹腔内大量积液有关。

4. 组织灌注量不足　与炎症渗出、有效循环血量降低有关。

5. 焦虑/恐惧　与疼痛、病情严重、患者担心预后等因素有关。

6. 潜在并发症　有感染性休克、腹腔脓肿、粘连性肠梗阻等。

（八）护理目标

（1）患者腹痛、腹胀等不适程度减轻或缓解。

（2）患者体温可控制，可降至正常范围。

（3）患者血容量维持正常，各器官血供正常。

（4）患者水、电解质平衡得到维持。

（5）患者情绪稳定，能够配合治疗和护理。

（九）护理措施

1. 一般护理

（1）心理护理。做好患者及其家属的解释、安慰工作；向患者介绍腹膜炎的有关知识，提高其认知水平，使患者的情绪稳定、减轻焦虑、主动配合治疗和护理，并增强战胜疾病的信心和勇气。

（2）密切观察病情。定时测量患者生命体征，必要时监测尿量，记录24小时液体出入量，观察有无水、电解质与酸碱平衡失调；定时询问患者腹痛情况，检查腹部体征。

（3）对症护理。无休克的患者宜取半卧位，给予禁食、胃肠减压；高热的患者应采取降温措施，合理使用抗生素，控制感染。

2. 手术护理

（1）手术前的护理。除上述一般护理外，还应进行手术前的常规准备，如备皮、备血、药物过敏试验和麻醉前给药。

（2）手术后的护理。

1）卧位：患者回病室后一般取去枕平卧位，待生命体征平稳后改为半卧位，并鼓励患者多翻身活动，预防发生肠粘连。

2）禁食、胃肠减压：术后继续禁食和胃肠减压；做好患者口腔护理，待肠蠕动恢复后拔除胃管，逐渐恢复经口饮食。

3）观察病情：密切监测患者生命体征，注意腹部体征的变化；若有膈下或盆腔脓肿表现时，应尽早处理；对危重患者尤应注意循环、呼吸、肾功能的监测和维护。

4）补液、给药和营养支持：遵医嘱合理补充水、电解质和营养，必要时可输入新鲜全血或血浆；给予患者肠内外营养支持，促进合成代谢，提高防御能力；术后继续使用有效的抗生素，以预防及控制腹腔内感染。

5）切口和引流管的护理：密切观察切口情况，保持切口敷料的清洁、干燥，发现有感染征象时应及早处理；正确连接各引流装置，妥善固定引流管，保证引流通畅，观察引流液的量、颜色、性状；若引流液量减少、色清，患者体温和白细胞计数恢复正常，可考虑拔管。

（十）健康教育

（1）使患者明确非手术期间禁食、胃肠减压、半卧位的意义，学会观察腹部症状和体征。

（2）对患者进行饮食指导，鼓励其循序渐进、少食多餐，进食易消化、高蛋白、高能量、高维生素饮食，以促进手术创伤的修复和切口愈合。

（3）解释术后早期活动的重要性，鼓励患者卧床期间进行床上活动，病情允许时尽早下床活动，以促进肠功能的恢复，防止发生术后肠粘连。

（4）嘱患者出院后定期门诊随访，若突然出现腹痛加重，应及时到医院就诊。

二、腹腔脓肿

腹腔内脓液积聚在某一部位，由肠袢、内脏、肠壁、网膜或肠系膜等粘连包裹，形成局限性脓液积聚。腹腔脓肿可为一个或数个，常继发于急性化脓性腹膜炎或腹部手术后，多位于原发病灶附近，分为膈下脓肿、盆腔脓肿、肠间脓肿。

（一）病因

膈下脓肿位于膈肌以下，横结肠及其肠系膜以上间隙。膈下脓肿可发生在一个或两个以上间隙内，小的膈下脓肿经非手术治疗可被吸收，大的脓肿可因长期感染，而引起反应性胸腔积液、胸膜炎，穿破胸腔时可发生脓胸；穿透消化道管壁可引起出血或内瘘，如肠瘘、胃瘘，也可扩散全身并发脓毒症。

盆腔位于腹腔最低位，腹腔内炎性渗出物及脓液易积聚于此形成盆腔脓肿，是最常见的腹腔脓肿。脓液被包围在肠管、肠系膜与网膜之间，形成单个或多个大小不等的脓肿，称为肠间脓肿。

（二）临床表现

1. 膈下脓肿 早期常被原发病或手术后的反应所掩盖，多在原发病好转后又出现感染症状。

（1）局部表现。肋缘下或剑突下可有持续性钝痛，咳嗽、深呼吸时加重，可有颈肩部的牵涉痛，脓肿刺激膈肌可引起呃逆。感染影响至胸膜、肺时，患者还可有胸腔积液、气促、咳嗽、胸痛等表现。患侧胸部的呼吸音减弱或消失，可闻及湿啰音。右膈下脓肿可使肝浊音界升高。

（2）全身症状。发热，初起为弛张热，脓肿形成后为中等热或持续高热，伴有脉搏加快、乏力、厌食、消瘦等症状。

2. 盆腔脓肿　常发生在急性腹膜炎治疗过程中，患者的体温可先下降后上升。有典型的直肠或膀胱刺激征，如里急后重，大便次数增多但量少，含有黏液，尿频、排尿困难等。直肠指诊可感觉肛门括约肌松弛，有触痛，有时有波动感。因盆腔腹膜面积小、吸收毒素能力较低，所以全身中毒症状较轻。

3. 肠间脓肿　若脓肿周围广泛粘连，可发生不同程度的肠梗阻。此时患者有化脓感染症状，并伴有腹胀、腹痛，可触及包块。

（三）辅助检查

1. 血常规　白细胞计数和中性粒细胞百分比升高。

2. X线检查　膈下脓肿可见患侧膈肌升高，活动度受限，肋膈角模糊。

3. B超检查　可确定脓肿的部位、大小、与周围脏器的关系，并可在其引导下穿刺抽脓或穿刺引流。

4. 直肠指诊　可用于盆腔脓肿的诊断。

5. 其他　已婚妇女也可做阴道检查或经阴道后穹隆穿刺术抽脓，以协助诊断。

（四）处理原则

（1）在积极进行营养支持和全身应用抗生素的基础上，充分引流脓液，术后根据细菌培养及药敏结果指导应用抗生素。

（2）盆腔脓肿未形成或较小，还可辅以热水坐浴、温盐水保留灌肠治疗；脓肿较大者需经手术切开引流，可经直肠前壁切开排脓，已婚女性也可经阴道后穹隆切开引流。

（五）护理诊断

1. 腹痛　与腹膜炎刺激、毒素吸收有关。

2. 体温过高　与腹膜炎毒素吸收有关。

3. 焦虑/恐惧　与患者病情严重、躯体不适、担心预后等因素有关。

（六）护理目标

（1）患者的腹痛得到缓解，不适感降低。

（2）患者体温得到控制，恢复正常。

（3）患者情绪稳定，配合治疗。

（七）护理措施

（1）急性腹膜炎患者均有形成腹腔脓肿的可能，应让患者取半卧位，能有效地预防膈下脓肿的发生。

（2）若已形成盆腔脓肿，则遵医嘱应用有效抗生素，同时用温盐水保留灌肠（40.0～43.0 ℃），每次200 ml，保留20分钟以上，每日2～3次，可促使脓肿吸收，也可用温水坐浴。

（3）对切开引流的腹腔脓肿患者应加强引流管的护理，避免管道脱落、阻塞，观察引流液的量和性状，注意有无继发性出血。其余基本同急性化脓性腹膜炎的护理措施。

第三节 腹部损伤患者的护理

引导案例

患者，男，25 岁。因 3 小时前车祸入院。患者上腹部被方向盘撞伤，出现腹部剧痛，不能站立和行走，出现头晕、心悸，并伴有呕吐。检查：体温 36.0 ℃，心率 136 次/分，呼吸 26 次/分，血压 90/65 mmHg，神志清，痛苦面容，面色苍白，出冷汗；腹式呼吸弱，全腹压痛、反跳痛，肌紧张以左上腹明显，移动性浊音（+），肠鸣音减弱，诊断腹腔穿刺抽出不凝血 18 ml。实验室检查：血红蛋白 50 g/L，红细胞计数 2.0×10^{12}/L。

案例思考：该患者可能的诊断和主要的护理诊断及护理措施是什么？

腹部损伤是常见的外科急症。多数腹部损伤因涉及内脏而伤势严重，病死率高达 10%。因此早期、正确地诊断，及时、准确地处理是降低腹部损伤患者病死率的关键。腹部损伤可分为开放性和闭合性两大类。开放性腹部损伤又可分为穿透伤和非穿透伤。腹壁伤口穿破腹膜者为穿透伤（多伴有内脏损伤）；无腹膜破损者为非穿透伤（偶伴有内脏损伤）。由于腹部开放性损伤者腹壁有伤口，多数须行剖腹探查术，比较容易发现伴随的内脏损伤；而闭合性腹部损伤由于体表无伤口，确定是否伴有内脏损伤有一定的难度，故治疗闭合性腹部损伤更具有临床意义。

（一）病因

开放性损伤多由锐器或火器所致，闭合性损伤常由钝性暴力引起。无论是开放性还是闭合性腹部损伤均可累及腹内脏器，开放性损伤部位受损率由高至低依次为脾、肾、肝、胃、结肠等。而胰、十二指肠、膈、直肠等，由于解剖位置较深，腹部损伤发生率较低。

（二）临床表现

根据致伤原因、受损脏器及损伤的严重程度和是否伴有合并伤等，患者可有不同的临床表现。轻微的腹部损伤，临床上可无明显的症状和体征，合并腹腔内脏损伤时症状严重、体征明显。其表现可因受伤器官的性质不同而异。

1. 实质性脏器破裂 如肝、脾、胰、肾等或大血管破裂时，腹腔内或腹膜后出血是主要的临床表现。患者面色苍白，脉搏细弱，脉压变小，严重时可出现休克；腹痛呈持续性；无明显的腹肌紧张和反跳痛，但可伴有明显腹胀和移动性浊音；若肝损伤伴有肝内、外胆管的断裂，或胰腺的破裂伴有胰管断裂时，因胆汁或胰液进入腹腔而出现剧烈的腹痛和腹膜刺激征；泌尿系统损伤时可有血尿。

2. 空腔脏器破裂 如肠、胃、胆囊、膀胱等破裂时，主要以局限性或弥漫性腹膜炎的症状和体征为主要表现。上消化道损伤时，因胃液、胆汁或胰液对腹膜产生强烈的化学刺激，可立即出现典型的腹膜炎症状。下消化道损伤时，腹膜炎体征出现较晚，程度也较轻，但造成的细菌污染较重。随着腹膜炎的发展，可出现肠麻痹、腹胀，甚至感染性休克。

若实质性脏器和空腔脏器同时破裂，则腹腔内出血和腹膜炎表现可同时出现。

（三）辅助检查

对腹部损伤的患者根据病情需要，可选择实验室检查、腹腔穿刺、影像学检查。

1. 实验室检查　腹腔内实质性脏器破裂出血时，红细胞计数、血红蛋白量、血细胞比容等明显下降，白细胞计数略有升高；白细胞计数和中性粒细胞百分比明显上升时则见于空腔脏器的损伤；胰、十二指肠损伤时，血、尿淀粉酶多有升高；若尿常规检查发现血尿，则提示泌尿系统的损伤。

2. 影像学检查　B超检查可发现脏器内直径为1~2 cm的血肿，对肝、脾、肾等实质性脏器的损伤有较高的确诊率。胸、腹部X线检查可发现有无气胸、膈下积气、腹腔积液等，若有条件时可行CT检查，能清晰地显示肝、脾、肾等脏器的大小、形态结构、包膜是否完整、出血量等。

3. 诊断性腹腔穿刺和腹腔灌洗　诊断性腹腔穿刺通常采用局部麻醉下在脐与髂前上棘连线的中、外1/3交界处穿刺，穿刺抽得的液体若为不凝固血液，则提示有实质性脏器或大血管破裂所致的内出血，因腹膜脱纤维作用使血液不凝固。若抽得的血液迅速凝固，多为误入血管所致。根据抽出液的性质（胃肠内容物、混浊的腹腔积液、胆汁或尿液）可提示相应脏器的损伤。胰腺或胃及十二指肠损伤时，穿刺液中淀粉酶含量增高，如果肉眼观察不能确定抽出液的性质，可对标本做实验室检验。必要时采用腹腔灌洗。

（四）处理原则

1. 非手术治疗　适用于轻度的单纯实质性脏器损伤、生命体征稳定或仅轻度变化、暂时不能确定有无内脏损伤者。治疗措施：①使用广谱抗生素、注射TAT，防治腹腔感染和破伤风。②输血、输液，防治休克。③禁食，疑有空腔脏器破裂或有明显腹胀者进行胃肠减压。④营养支持。

2. 手术治疗　对已确诊有腹腔内脏器破裂或经非手术治疗、经观察后仍不能排除腹腔内脏器破裂者应进行剖腹探查术，及时处理。对于腹壁的非穿透性损伤可清创缝合，穿透性损伤需另行切口剖腹探查术。

（五）护理评估

1. 健康史　评估患者腹部损伤的原因、程度，有无合并伤。

（1）询问患者受伤的原因、时间、部位、姿势、暴力强度，注意有无合并其他部位损伤。

（2）询问患者伤情、受伤至就诊这段时间的病情变化，就诊前的急救措施及伤后是否接受过治疗、有何效果，既往有无其他慢性疾病史及不良嗜好。

（3）对严重或昏迷患者，应询问陪同人员或现场目击者。

2. 心理-社会评估　腹部损伤绝大多数是在意外情况下突然发生，尤其是腹壁有伤口、出血时，因此内脏脱出或被通知紧急手术者大多有紧张、痛苦、恐惧等心理变化；了解患者及其家属对腹部损伤相关知识的认知程度和心理、经济承受能力。

（六）护理诊断

1. 疼痛　与腹部损伤有关。

2. 焦虑/恐惧　与意外创伤的刺激、出血及内脏脱出的视觉刺激有关。

3. 体液不足　与损伤致腹腔内出血、渗出及呕吐有关。

4. 潜在并发症　有腹腔感染、腹腔脓肿等。

（七）护理目标

（1）患者的疼痛得到缓解或消失。

（2）患者情绪平稳。

（3）患者体液充足。

（4）患者并发症的发生减少。

（八）护理措施

1. 急救　首先应处理直接威胁患者生命的情况，如窒息、呼吸及心脏骤停、张力性气胸、明显的出血等；其次是恢复患者气道通畅、止血、补液、抗休克。如患者腹部有开放性伤口且内脏脱出者，应用清洁的器皿覆盖脱出物，初步包扎伤口后迅速转送。不能将脱出物直接送回腹腔，以免加重腹腔污染。全身损伤情况未明者禁用镇痛剂，以免掩盖病情，贻误诊断。

2. 严密观察病情　对于一时不能明确有无腹腔内脏器损伤的患者应严密观察病情。例如：每15~30分钟测量1次生命体征；每30分钟检查1次腹部体征，注意腹膜刺激征的程度和范围变化；每30~60分钟进行1次实验室检查，以判断腹腔内有无活动性出血；尿量是反映内脏组织血液灌注的良好指标，若尿量>30 ml/h，则说明患者组织血液灌注良好，体液不足得以纠正。

注意事项如下。

（1）不得随意搬动患者，以免伤情加重。

（2）诊断未明确之前禁用镇痛剂。

（3）禁食。因腹部损伤患者可能有胃肠道穿孔或肠麻痹可能，这样可避免其内容物进一步溢出，而造成腹腔内感染或加重病情。

观察期间出现以下情况，应高度警惕腹内脏器损伤的存在：①腹痛和腹膜刺激征进行性加重或范围继续扩大。②肠鸣音减弱、消失或出现明显腹胀。③全身情况有恶化趋势，出现休克的症状。④便血、呕血或尿血，直肠指诊示前壁有压痛或波动感或指套染血。⑤诊断性腹腔穿刺阳性。⑥红细胞计数呈进行性下降。⑦有膈下游离气体。此时，应立即通知医生，并做好术前准备。

3. 休息　患者需绝对卧床休息，若病情稳定可取半卧位。

4. 输液和饮食　禁食期间需补充足量的液体，防止水、电解质与酸碱平衡失调，待胃肠功能恢复后可进流质饮食。

5. 抗生素的使用　患者腹部损伤后应给予足量的广谱抗生素，以预防腹腔感染。

6. 手术前后的护理　一旦决定手术，应尽快完成术前常规准备。术后护理同急性化脓性腹膜炎术后的护理措施。

7. 关心、体贴、同情患者　向患者及其家属解释腹部损伤后可能出现的并发症和相关的医疗、护理知识，以消除患者的紧张和恐惧感。同时注意与家属、医院加强沟通，以取得各方面的良好配合。

（九）健康教育

（1）加强宣传劳动保护、安全生产、遵守交通规则的知识，以避免意外损伤的发生。

（2）向患者普及各种急救知识，若突发意外事故，能够进行简单的急救或自救。当损伤发生后应经专业医务人员检查，以免贻误诊治。

（3）患者病情恢复期间应注意饮食的调节，避免暴饮暴食，同时应保持排便通畅。

（4）患者出院后要适当休息，增强营养，合理锻炼，促进早日恢复健康。若出现腹痛、腹胀，肛门停止排气、排便等不适，应及时就诊，以防粘连性肠梗阻的发生。

（十）护理评价

（1）患者的疼痛是否缓解或消失。

（2）患者的焦虑、恐惧是否减轻或消失。

（3）患者体液是否充足，能否维持机体正常循环。

（4）患者是否发生并发症。

第四节　胃及十二指肠溃疡患者的护理

引导案例

患者，男，35岁。因餐后4小时上腹部疼痛3年余，进食后缓解入院。患者2个月来疼痛频繁，8小时前上腹部疼痛加重，突然蔓延全腹部。屈膝弯腰，强迫体位。查体：全腹呈板状腹，压痛、反跳痛明显，以上腹部为最重。体温37.2℃，心率86次/分，呼吸22次/分，血压102/80 mmHg。

案例思考：该患者的可能诊断和依据及术后的护理要点是什么？

（一）病因

胃及十二指肠溃疡是常见的消化道疾病。由于溃疡形成的基本原因是酸性胃液对黏膜的消化，又称消化性溃疡，以男性青壮年发病率较高，其中十二指肠溃疡：胃溃疡的发生比例为3：1~4：1，约5%的胃溃疡可发生癌变。大部分胃及十二指肠溃疡患者经内科治疗可痊愈。

胃及十二指肠溃疡外科治疗的适应证：①胃及十二指肠溃疡急性穿孔。②急性消化道大出血。③瘢痕性幽门梗阻。④胃溃疡恶变及可疑恶变者。⑤内科治疗无效的顽固性溃疡。

（二）临床表现

1. 胃及十二指肠溃疡急性穿孔　急性穿孔是胃及十二指肠溃疡常见的并发症。溃疡穿孔是活动期胃及十二指肠溃疡向深部侵蚀、穿破浆膜层的结果。消化性溃疡穿孔有以下3种后果。

（1）溃疡穿透浆膜层达腹腔引起弥漫性腹膜炎，称为游离性穿孔。

（2）溃疡穿透并与附近的实质性脏器相连，称为穿透性溃疡。

（3）溃疡穿孔入空腔脏器形成瘘管。

多数患者有较长的溃疡病史，穿孔前溃疡症状复发或加重。溃疡穿孔主要有以下3种表现。

1）腹痛：穿孔发生后，有强烈刺激性的胃液、十二指肠液及食物进入腹腔，患者可感到突发的腹部剧痛，呈刀割或烧灼样，迅速蔓延至全腹，但以上腹部为重。随后消化液可沿右结肠旁沟向下流至右下腹，引起右下腹疼痛，患者常伴有恶心、呕吐、面色苍白、出冷汗、表情痛苦、身体蜷曲、不愿改变体位等表现。

2）休克：患者表现为面色苍白、出冷汗、肢体发冷、呼吸浅快、脉搏细速等。

3）腹部体征：腹式呼吸减弱或消失。触诊时，腹肌强烈收缩，呈"木板样"强直，全腹有明显压痛和反跳痛，以上腹部最为显著。肝浊音界缩小或消失，肠鸣音减弱或消失，随后由于大量腹腔渗出液的稀释，腹痛可略有减轻。若继发细菌感染，腹痛可再次加重，甚至形成肠麻痹和感染性休克。X线检查多数患者有膈下游离气体。腹腔感染后，有血白细胞计数及中性粒细胞百分比增高的现象。

2. 胃及十二指肠溃疡大出血　胃及十二指肠溃疡是上消化道出血最常见的原因之一，有15%~25%的患者会并发出血，其中十二指肠溃疡比胃溃疡更容易发生出血，在并发出血的患者中，5%~10%的患者需进行外科手术治疗。胃溃疡出血多来自胃左、右动脉分支，十二指肠溃疡出血多来自胰十二指肠上动脉或胃十二指肠动脉及其分支。

胃及十二指肠溃疡大出血主要症状为呕血或便血，多数患者可仅有柏油样便，但若出血迅猛量大，也可表现为鲜红色便。出血引起的临床表现取决于出血量及速度，便血前多突然有便意，呕血前出现心悸、恶心。呕血或便血后有头晕、无力、心悸，甚至昏厥现象。若在短期内失血量超过400 ml，则患者有循环系统代偿征象，如面色苍白、口渴、脉搏快速有力，血压正常或略偏高等；若失血量超过800 ml，则可出现低血容量休克的表现。对于消化性溃疡并发出血症状者，可在出血24小时内用纤维胃镜探查出血部位，阳性率可达70%~80%，超过48小时则阳性率下降。

3. 瘢痕性幽门梗阻　大多由十二指肠球部溃疡或幽门管溃疡在愈合过程中形成瘢痕收缩引起，该梗阻是持久性的，必须经手术治疗。幽门附近炎症水肿或幽门括约肌反射性痉挛所致的梗阻是暂时性的，可随炎症好转而缓解。

临床表现：梗阻初期患者胃的排空受阻，机体通过加强胃蠕动促进内容物排出而出现胃壁肌肉的代偿性增厚。随着病情加剧，胃的代偿功能减退并呈高度膨大，最终因蠕动减弱，胃内容物潴留而致剧烈呕吐，引起水、电解质和营养失衡。患者感觉上腹饱胀不适，进食后疼痛加重，随之出现食欲减退、恶心。随着病情发展，患者剧烈呕吐，常发生在下午或晚间，呕吐物多为有酸臭味的宿食，不含胆汁，呕吐量1次可达1000~2000 ml，呕吐后自觉胃部舒适。腹部检查可见患者上腹部隆起，有时可见胃型和蠕动波，手拍上腹部可闻及振水音。若呕吐过于频繁和剧烈，患者会出现脱水及电解质紊乱，导致低氯、低钾代谢性碱中毒。

（三）辅助检查

1. X线钡餐检查　可见胃及十二指肠溃疡部位显示周围光滑、整齐的龛影。若出现梗阻者可见胃高度扩大，胃张力减低，24小时仍有钡剂存留。

2. 纤维胃镜检查　可直接观察溃疡的部位、病变大小，并可取活体组织做病理检查和幽门螺杆菌检查，其诊断的准确性高于X线钡餐检查。

3. 胃液分析　可用于了解胃的分泌情况。十二指肠溃疡患者胃酸分泌大多增多，但胃溃疡患者胃酸分泌多在正常范围或低于正常范围。

（四）处理原则

1. 手术治疗

（1）胃大部切除术。胃大部切除术是最常用的手术治疗方法，切除范围是胃的远侧

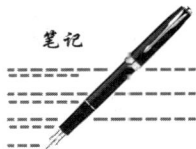

2/3～3/4，包括胃体的远侧部分、胃窦、幽门和十二指肠球部的近侧。胃大部切除术治疗溃疡的原理如下。

1）切除胃窦，以消除由于促胃液素引起的胃酸分泌。

2）切除大部分胃体，减少分泌胃酸、胃蛋白酶的壁细胞和主细胞的数量。

3）切除胃小弯附近及胃窦和十二指球部等溃疡的好发部位。

4）切除溃疡本身。

胃大部切除后，根据胃肠道重建方式不同，可将其术式分为以下两大类。

1）胃与十二指肠吻合术（即毕Ⅰ式胃大部切除术）：切除远端胃体大部分后，将残胃与十二指肠吻合。该术式的优点是重建后的胃肠道接近正常解剖生理状态，术后因胃肠道功能紊乱而引起的并发症较少；缺点是在十二指肠溃疡较大，炎症、水肿较重或粘连较多时手术困难。因此，毕Ⅰ式手术多适用于胃溃疡。

2）毕Ⅱ式胃大部切除术：切除远端胃体大部分后，封闭十二指肠残端，将残胃与上段空肠吻合。它适用于各种胃及十二指肠溃疡，特别是十二指肠溃疡。该种方法的优点是即使胃切除较多，也不至于使吻合口张力过大。但胃空肠吻合改变了正常的解剖生理关系，术后发生胃肠功能紊乱的可能性比毕Ⅰ式胃大部切除术要大。

（2）迷走神经切断术。迷走神经切断术效果与胃大部切除术相似，其治疗溃疡的原理在于消除了迷走相胃酸的分泌，同时也能消除迷走神经引起的促胃液素的分泌，阻断胃相胃酸的分泌。迷走神经切断术有以下 3 种类型。

1）迷走神经干切断术：在食管裂孔水平切断左、右腹腔迷走神经干，使肝、胆、胰、胃和小肠完全失去迷走神经的支配，又称全腹腔迷走神经切断术。术后可引起胃张力和胃蠕动减退、排空延迟、胆囊舒缩功能减退，易形成胆结石；小肠吸收、运动功能减退，可出现顽固性腹泻等多种后遗症。

2）选择性迷走神经切断术：在迷走神经前干分出肝支以下，后干分出腹腔支以下切断迷走神经，又称全胃迷走神经切断术。患者术后胃蠕动减慢，可引起胃潴留，应同时加做幽门成形术或胃空肠吻合术、胃窦切除胃空肠吻合术。

3）高选择性迷走神经切断术：仅切断迷走神经分布于胃底、胃体的分支，保留肝支、腹腔支及分布至胃窦的"鸦爪"，又称胃近端迷走神经切断术。该术式能消除迷走相胃酸的分泌，不会引起胃潴留，不需额外进行引流术，可保留幽门括约肌的功能，减少胆汁反流的机会，但术后有较高的复发率。

（五）护理评估

1. 健康史　了解患者的年龄、性别、性格特征、职业、饮食习惯、用药（特别是非甾体抗炎药和皮质类固醇用药史）及既往有无慢性溃疡病史等。

2. 身体状况　了解患者是否有上消化道出血症状；了解患者腹痛的性质、程度，是否周期性发作，是否有呕血、黑便等症状，是否有腹膜刺激征及程度和范围。

3. 心理-社会评估　评估患者对疾病的认知情况，对治疗及护理是否配合和接受；了解家属心理、经济承受能力等。

4. 了解患者麻醉方式、手术方法及引流管放置情况。

5. 了解患者胃肠道恢复情况，是否有并发症。

（六）护理诊断

1. 焦虑/恐惧　与急性穿孔、大出血和患者对手术危险性的担忧有关。

2. 疼痛　与胃及十二指肠溃疡、穿孔后胃肠内容物对腹膜的刺激及手术切口有关。

3. 营养失调：低于机体需要量　与呕吐、疼痛导致摄入减少及消化吸收障碍有关。

4. 有体液不足的危险　与急性穿孔后禁食、腹膜大量渗出炎性物质及幽门梗阻患者呕吐致水、电解质丢失有关。

5. 知识缺乏　与患者缺乏疾病治疗和康复的相关知识有关。

6. 潜在并发症　有吻合口出血、切口感染、十二指肠残端瘘、消化道梗阻、倾倒综合征等。

（七）护理目标

（1）患者的焦虑、恐惧减轻或缓解。

（2）患者的疼痛减轻或缓解。

（3）患者的营养状况得到改善。

（4）患者体液维持平衡。

（5）患者并发症得到预防，护士能及时发现和处理并发症。

（八）护理措施

1. 术前护理

（1）心理准备。医务人员应态度和蔼地将该疾病的相关知识及术前、术后的配合告知患者，解答他们的各种疑问，减轻患者的焦虑和恐惧，增强对治疗的信心，使患者能积极地配合治疗和护理。

（2）择期手术患者的护理。饮食宜少食多餐，给予高蛋白、高能量、富含维生素、易消化和无刺激性食物。拟行迷走神经切断术的患者，术前应行基础胃酸分泌量和最大胃酸分泌量的测定，以便于手术前后对比及了解手术效果。

（3）急性穿孔患者的护理。密切观察患者病情变化。休克者取平卧位，禁食，持续胃肠减压，防止胃肠内容物继续漏入腹腔，减轻腹膜刺激征。输液以维持水、电解质平衡，应用抗生素防治感染。

（4）急性大出血患者的护理。患者取平卧位，暂禁食，每小时测量 1 次生命体征，观察和记录呕血及便血量。注意观察患者的神志变化及有无头晕、心悸、冷汗、口渴、晕厥等表现，同时记录每小时尿量。情绪紧张者可给予镇静剂。酌情输液、输血，按时使用止血药物。若继续出血应做好急诊手术的准备。

（5）瘢痕性幽门梗阻患者的护理。积极纠正患者脱水、低钠、低氯、低钾和代谢性碱中毒。若完全梗阻者术前应禁食，非完全梗阻者可给予无渣半流质饮食，以减少胃内潴留量。术前 2~3 日行胃肠减压，每日用温生理盐水洗胃，可减轻因长期梗阻所致的胃黏膜水肿，有利于术后吻合口的愈合。

（6）其他。手术当日应留置胃管，防止麻醉及手术过程中发生呕吐及误吸，以便于术中操作，减轻手术时腹腔的污染。

2. 术后护理

（1）一般护理。术后患者取平卧位，密切观察患者的生命体征、神志、尿量、切口等情况。待患者血压稳定后取半卧位。

（2）禁食、胃肠减压。此方法可减轻胃肠道张力，促进吻合口的愈合。妥善固定胃肠减压管防止松动和脱出；保持引流通畅，观察引流液的性质和量，术后 3~4 日引流液的量逐渐减少，在肠蠕动恢复后可拔除胃管。在此期间，应加强患者的口腔护理，同时给予超声雾化吸入，以减轻患者的咽痛并使黏痰易于咳出。

（3）输液、抗生素的使用。禁食期间静脉补充人体所需的水、电解质和营养素，并使用足量抗生素预防感染。详细记录 24 小时液体出入量，为合理输液提供依据。

（4）腹腔引流管的护理。应将引流管接上无菌引流瓶（袋），保持引流管的通畅，并记录每日引流液的性状和量，保持引流管周围皮肤的清洁、干燥。

（5）饮食。胃管拔除的当日可给予少量水或米汤，每 1~2 小时 1 次；第 2 天给予少量流质饮食；若患者进食后无腹痛、腹胀等不适，第 4 天可进半流质饮食。术后应少食多餐，避免进食生、冷、硬、辛辣及不易消化或产气食物。

（6）活动。术后应鼓励患者尽早活动。卧床期间每 2 小时翻身 1 次，一般患者术后第 1 天可由他人协助坐起，并在床上轻微活动，第 2 天可在床边活动，第 3 天可进行室内活动。活动量应随患者的个体差异有所不同，但年老体弱或病情严重者除外。早期活动可促进肠蠕动，预防肠粘连，促进呼吸和循环，减少术后并发症的发生。

（7）术后并发症的观察与护理。

1）术后胃出血：术后 24 小时内可从胃管流出少量暗红色或咖啡色引流液，一般不超过 300 ml，量逐渐减少而颜色变淡属正常现象。若术后不断从胃管引流出鲜血，甚至呕血或黑便，尤其是 24 小时后仍继续出血，患者无论有无血压下降，均应视为术后出血。此时应采取止血药、抗酸药、输注新鲜血等治疗措施，以使患者出血停止。若经非手术治疗不能制止出血时，需再次手术止血。

2）十二指肠残端破裂：多发生在术后 3~6 天。由于十二指肠溃疡面积大，瘢痕水肿严重，使缝合处愈合不良或因胃肠吻合口输入段梗阻，使十二指肠肠腔内压力增高导致残端破裂。患者表现为右上腹突发剧痛、局部明显压痛、腹肌紧张等急性弥漫性腹膜炎症状，症状酷似十二指肠溃疡穿孔，此时需立即行手术治疗。术中妥善放置引流管，术后持续负压吸引保持引流通畅。观察并记录引流液的量、性质和颜色，维持水、电解质平衡，可给予全胃肠外营养或行空肠造瘘术，以管饲方式补充必要的营养素。应用抗生素、氧化锌软膏保护引流管周围皮肤。

3）胃肠吻合口破裂或瘘：大多由于吻合口处张力过大、低蛋白血症、组织水肿等原因使组织愈合不良而发生。早期吻合口破裂可引起典型的腹膜炎症状，出现腹膜炎症状者须立即手术处理。若吻合口破裂发生在后期，因腹腔内局部形成粘连，可形成局限性脓肿。此时除行局部引流外，还应进行胃肠减压和支持疗法。

4）术后梗阻：根据梗阻部位可分为吻合口梗阻、空肠输入段梗阻、空肠输出段梗阻。这些梗阻的发生与胃大部切除术后吻合口狭窄、水肿或空肠端扭曲、压迫等因素有关，表现为大量呕吐、不能进食。吻合口梗阻的呕吐物为食物、不含胆汁。输入段梗阻如为急性完全性梗阻，可表现为突发上腹剧痛、频繁呕吐、不含胆汁，量少；如为不完全性梗阻，可有餐后上腹饱胀，轻则反胃，重则呕吐，呕吐物内含胆汁。输出段梗阻的呕吐物为食物和胆汁。经禁食、胃肠减压、输液等治疗无效者，需再次手术。

5）倾倒综合征：分为早期和晚期两种。早期倾倒综合征通常发生于患者进食后30 分钟内，患者可突感剑突下不适、心悸、乏力、头晕、恶心、呕吐，伴有肠鸣音亢进和腹泻等。发生的原因是胃大部切除术后丧失了幽门括约肌，大量未经胃液稀释的高渗液体和食物快速排入上段空肠，使大量的细胞外液转移至肠腔，导致循环血量骤减、肠管膨胀、蠕动亢进、排空加速。同时肠道受刺激后释放多种激素，如 5-羟色胺、血管活性肽、神经紧张素等，引起血管舒缩功能的紊乱。应指导患者采取正确的进食方式，少食多餐，多进食高蛋白食物，避免过甜、过咸、过浓流质饮食的刺激，同时进餐时限制饮水，进食后平卧 20 分钟左右。多数患者在术后半年至 1 年可自愈，极少数症状严重而持久者应考虑再次手术。晚期倾倒综合征又称餐后血糖过低症，症状出现在餐后 2~4 小时，由于高渗食物迅速进入小肠后被快速吸收，引起高血糖，导致胰岛素大量释放，继而发生反应性低血糖。患者可有心悸、无力、眩晕、嗜睡等症状，此时稍进饮食，尤其是糖类食物即可缓解。

6）迷走神经切断术：术后可出现吞咽困难、胃潴留、腹泻或胃小弯坏死穿孔等并发症，除胃小弯坏死穿孔后患者出现急性弥漫性腹膜炎症状须立即进行手术治疗外，其余症状在术后数周或数月均可逐渐减轻或消失。

（九）健康教育

（1）教育患者在生活中保持积极乐观的心态，注意劳逸结合，特别是术后 6 周内不能进行重体力劳动，养成良好的生活习惯，如戒酒、戒烟等。

（2）指导患者合理安排饮食，宜少食多餐，多进高蛋白、高能量、营养丰富的饮食，以后逐渐过渡至均衡饮食。饮食应定时、定量，少食腌熏食品，避免进食过凉、过烫、过辣及油煎炸食物。

（3）指导患者按正确的时间、剂量服药，向患者说明药物的副作用，避免使用对胃黏膜有损害的药物，如阿司匹林、吲哚美辛、皮质类固醇等。

（4）指导患者注意术后的远期并发症，如术后数月或数年内出现剑突下持续性烧灼痛，进食后加重，应用制酸剂治疗无效；频繁呕吐，呕吐物内含胆汁，呕吐后疼痛不减轻；体重持续性下降，甚至出现贫血或原有溃疡病症状加重；发生消化道出血时，应及时就医。

（十）护理评价

（1）患者的焦虑、恐惧是否减轻或缓解，情绪是否稳定。
（2）患者的疼痛是否减轻或缓解。
（3）患者的营养状况是否改善。
（4）患者水、电解质是否维持平衡。
（5）患者并发症是否得到预防，护士能否及时发现和处理并发症。

第五节　胃癌患者的护理

胃癌是我国常见的恶性肿瘤之一，发病率居消化道恶性肿瘤的首位。好发于 40~60 岁人群，且男性多于女性。

（一）病因

胃癌的病因迄今尚未完全清楚，一般认为与下列因素有关。

1. 饮食、环境、遗传因素　不同国家和地区该病的发病率有明显差异，说明本病与环境及饮食习惯有关。在我国西北、东北某些地区，人们有长期食用腌制和烟熏食品的习惯，这些食品在胃内可转化为具有致癌作用的亚硝酸盐。胃癌又常聚集于某一家族中，说明遗传因素也起了一定作用。

2. 幽门螺杆菌感染 是发生胃癌的重要因素之一。被该菌感染的人群，胃癌的发生率是非感染者的 3~6 倍。其主要原因是幽门螺杆菌的代谢产物可直接损害胃黏膜，并在此基础上发生癌变。当患者感染幽门螺杆菌时，其体内氧自由基清除能力下降，导致该菌在胃液内氨含量升高。氨被胃酸中和，使胃内 pH 升高，利于细菌生长，并能促使硝酸盐降解为亚硝酸盐和亚硝胺而致癌。

3. 胃的良性慢性疾病 是指某些易引发胃癌的胃部疾病。

（1）慢性萎缩性胃炎。约 10% 的慢性萎缩性胃炎最后可并发胃癌。

（2）胃息肉。炎性增生性息肉并非新生物，多与发生于胃窦部的慢性炎症或溃疡并存。胃腺瘤性息肉的恶变率约为 10%，特别是直径超过 2 cm 者。

（3）胃溃疡。胃溃疡可发生癌变，但恶变率并不高。慢性胃溃疡的恶变率为 5%。

（二）病理

胃癌多见于胃窦，其次为贲门，胃体少见。

1. 大体形态随病期而不同

（1）早期胃癌。早期胃癌是指病变仅侵及黏膜和黏膜下层者，不论病灶大小，以及是否有淋巴转移。直径在 5~10 mm 的癌灶为小胃癌，直径 ≤5 mm 的癌灶为微小胃癌，它们和原位癌均为早期胃癌。早期胃癌肉眼形态可分为 3 型。

1）隆起型：癌块突出黏膜约 5 mm 以上。

2）浅表型：癌块微隆与低陷在 5 mm 以内。

3）凹陷型：癌块低陷深度超过 5 mm。

（2）进展期胃癌。进展期胃癌是指病变已侵入肌层、浆膜层或突破浆膜者，又称中、晚期胃癌。根据其形态类型又分为 4 型。①Ⅰ型：又称肿块型，肿瘤呈菜花状隆起向胃腔内生长。②Ⅱ型：又称溃疡局限型，为边界清楚、略隆起而中央凹陷的溃疡。③Ⅲ型：又称溃疡浸润型，为边缘不清楚的溃疡，癌组织向周围浸润。④Ⅳ型：又称弥漫浸润型，癌组织沿胃壁各层向四周弥漫浸润生长，可累及胃的一部分或全部，使胃壁变厚、僵硬，胃腔缩小，呈革袋状，此型恶性程度最高，转移较早，预后最差。

（3）组织学分型。按 WHO 分类法可将胃癌分类如下。

1）腺癌，占绝大多数，包括乳头状、管状、黏液和印戒细胞癌。

2）腺鳞癌。

3）鳞状细胞癌。

4）未分化癌。

5）未分化类癌。

2. 转移途径

（1）直接浸润。直接浸润是指癌细胞向胃壁深部及四周浸润，可直接侵及腹壁、邻近器官和组织。

（2）淋巴转移。淋巴转移是最主要的转移方式。癌细胞由原发部位经淋巴管转移至所属区域淋巴结，最后汇集到腹腔淋巴结。由于各淋巴管间有着丰富的淋巴网沟通，一处癌肿可累及所有淋巴结。有的癌肿可超越常规转移方式，直接侵入远处淋巴结，称为"跳跃式转移"。恶性程度较高的胃癌可经胸导管转移至左锁骨上淋巴结，或经肝圆韧带的淋巴管转移至脐周围。

（3）血行转移。血行转移多见于晚期，癌细胞进入血流向远处转移，以肝、肺最多见，其次为胰、肾上腺、骨等。

（4）腹腔种植。腹腔种植是指癌细胞穿透浆膜层脱落种植于腹膜、大网膜或其他脏器表面。广泛播散可形成血性腹腔积液。癌细胞脱落至直肠前凹，直肠指诊时可触及肿块。

（三）临床表现

1. 症状　早期胃癌患者可无明显表现，最常见的初发症状是嗳气、反酸、食欲减退等，类似胃炎或消化不良症状。随着病情的进展，患者症状日益加重，约半数以上患者出现上腹部隐痛，随后疼痛逐渐加重，同时体重呈进行性下降。贲门癌和小弯高位胃癌患者可有进食梗阻感，胃窦癌可引起幽门部分或完全梗阻，伴有恶心、呕吐、餐后饱胀感，呕吐物多为宿食和胃液。若癌肿破溃或侵犯血管时，可有出血，也可发生急性穿孔。由于进食减少，癌肿导致代谢异常和全身性消耗，患者常出现消瘦、乏力、贫血症状，最后表现为恶病质。

2. 体征　早期胃癌可无明显体征，仅有上腹部深压痛；晚期可扪及上腹部表面不光滑、质硬的肿块，伴有轻压痛。若出现肝脏等远处转移，可有肝大、腹腔积液、锁骨淋巴结肿大。若患者发生直肠前凹种植性转移时，直肠指诊时可触及肿块。

（四）辅助检查

1. X线钡餐检查　X线气钡双重造影可发现较小而表浅的病变。肿块型胃癌表现为突向腔内的充盈缺损；溃疡型胃癌表现为龛影位于胃轮廓之内，黏膜集中、中断、紊乱和局部蠕动波不能通过；弥漫浸润型胃癌可见胃壁僵直，蠕动波消失，胃腔狭窄。

2. 纤维胃镜检查　可直视病变的部位，并可取黏膜做活体组织检查，是诊断早期胃癌的有效方法。

3. 其他检查　如粪便隐血试验、胃游离盐酸测定等。

（五）处理原则

早期发现、早期诊断和早期治疗是提高胃癌疗效的关键。

1. 手术治疗　是目前首选的方法。治疗效果取决于胃癌的病期、癌肿浸润深度和扩散范围。手术方式包括胃切除术和胃周淋巴结清除。

2. 其他治疗　有化疗、生物免疫治疗、中医中药治疗等全身治疗及放疗、腹腔灌注、动脉介入治疗等局部疗法，其中化疗是最主要的辅助治疗方法，可提高患者综合治疗效果。

（六）护理评估

1. 健康史　了解患者的年龄、职业、饮食习惯；询问患者家族中有无胃癌或其他肿瘤患者，既往有无长期溃疡、慢性萎缩性胃炎、胃息肉等病史。

2. 身体状况　了解患者有无上腹部不适、隐痛、嗳气、反酸等，是否有渐进性上腹部疼痛、恶心、呕吐、进食时胸骨后梗阻感等症状；观察患者全身的营养状况。

3. 心理-社会评估　评估患者对疾病诊断和预后的焦虑、恐惧程度及家属对该疾病的认知和经济承受能力。

（七）护理诊断

1. 焦虑/恐惧　与患者担忧胃癌预后有关。

2. 疼痛 与癌细胞浸润有关。

3. 营养失调：低于机体需要量 与胃癌造成吞咽困难、消化吸收障碍、使用化疗药物有关。

4. 有感染的危险 与化疗致白细胞计数减少、免疫功能降低有关。

5. 有体液不足的危险 与进食不足、幽门梗阻等因素有关。

（八）护理目标

（1）患者的焦虑、恐惧有所缓解。

（2）患者的疼痛减轻。

（3）患者的营养状况得到改善。

（4）降低患者感染风险。

（5）维持患者体液充足。

（九）护理措施

1. 疼痛的护理 遵医嘱给予相应的镇痛剂，对于镇痛剂的使用必须从弱到强，先以非麻醉药为主，当不能控制疼痛时依次加用弱麻醉性、强麻醉性镇痛剂，并配以辅助用药达到镇痛效果。

2. 营养护理 由于肿瘤生长消耗大量能量、胃功能降低及化疗后引起严重的消化道反应，所以患者多有营养摄入不足。护士应让患者认识到充足的营养对机体恢复的重要性，指导患者进食高能量、高蛋白、高维生素饮食，选择多样化饮食，并增加食物的色、香、味，以刺激患者的食欲。若不能进食或禁食者可遵医嘱静脉给予高营养物质，以维持机体代谢的需要。若有幽门梗阻的患者，可行胃肠减压，同时静脉补充液体，定期测量体重，监测人血清白蛋白和血红蛋白等营养指标。

3. 使用化疗药物的护理

（1）保护静脉。先用生理盐水建立静脉通路，回血通畅后才能滴入药液，以防药液外溢或发生血肿。因抗癌药物对组织有较大的刺激和损害，应防止血栓性静脉炎的发生。

（2）定期检查白细胞计数。若患者白细胞计数低于 $3×10^9/L$ 时，应暂停用药，加强营养，给予升白细胞药物。使用化疗药物后患者抵抗力降低，要注意保暖，以预防肺部并发症的发生。注意保持病室整洁，空气清新，定时开窗通风。室内用紫外线或臭氧灯每周照射 2~3 次，每次 20~30 分钟。

4. 心理护理 胃癌患者对疾病的治疗和预后有很大的顾虑，常有悲观、消极情绪。护士应尽可能帮助患者分析治疗中的有利条件和因素，消除患者的顾虑和恐惧，增强其对治疗的信心，使之能够积极配合治疗和护理。

5. 手术护理 同胃及十二指肠溃疡手术前后的护理措施。

（十）健康教育

（1）嘱患者生活要有规律，建立和调节好自己的"生物钟"，从而控制病情和促进康复；提倡多食富含维生素的新鲜水果、蔬菜，避免高盐饮食，少进食咸菜、烟熏、腌制食品，禁食霉变食物。

（2）有癌前病变的患者应定期检查，以便早期诊断和治疗。

（3）加强患者口腔、皮肤的清洁护理，以防继发感染。

（4）指导患者保持积极乐观的情绪。避免过度劳累，适当参加娱乐活动，增强机体抵抗力，培养广泛兴趣爱好，消除紧张情绪，以保持平静及平衡的心态，促进免疫功能的提高，保证身心健康。

（十一）护理评价

（1）患者的焦虑、恐惧是否缓解。

（2）患者的疼痛是否减轻或消失。

（3）患者的营养状况是否改善，切口是否愈合良好。

（4）患者是否发生感染。

（5）患者体液是否充足。

第六节 急性阑尾炎患者的护理

引导案例

患者，女，26岁，已婚。因腹痛、腹泻、发热、呕吐20小时于2001年3月12日入院。患者于入院前24小时在路边餐馆吃饭，半日后出现腹部不适，呈阵发性，并伴有恶心。自服山莨菪碱（654-2）等药物治疗，未见好转，并出现呕吐胃内容物、发热及腹泻数次，大便为稀便，无脓血，体温37.0~38.5 ℃。患者入院查便常规未见异常，按急性胃肠炎给予颠茄片、小檗碱等治疗。晚间腹痛加重，伴有发热，体温38.6 ℃，腹痛由胃部移至右下腹部，仍有腹泻，夜里再来就诊。查血象白细胞计数21.0×10^9/L，急收入院。既往体健，月经史 $13\dfrac{1}{(27\sim28)}$，末次月经为2001年2月25日。查体：体温38.7 ℃，心率120次/分，血压100/70 mmHg。患者全腹压痛，以右下腹麦氏点周围为著，无明显肌紧张，肠鸣音10~15次/分。辅助检查：血红蛋白162 g/L，白细胞计数24.6×10^9/L，中性分叶核粒细胞86%，杆状细胞8%；尿常规（-）；大便常规：稀水样便，白细胞3~5/HP，红细胞0~2/HP。肝功能正常。

案例思考：该患者的护理评估和护理措施是什么？

急性阑尾炎（acute appendicitis）是外科常见病，也是最多见的急腹症之一。多发生于青壮年，男性发病率高于女性。

（一）病因及发病机制

1. 阑尾管腔阻塞 是急性阑尾炎最常见的病因。引起阻塞的最常见原因是淋巴滤泡的明显增生，约占60%，多见于年轻人。粪石也是阻塞的原因之一，约占35%。由异物、炎性狭窄、食物残渣、蛔虫、肿瘤等引起较少见。

2. 细菌入侵 由于阑尾管腔阻塞，细菌繁殖后分泌内毒素和外毒素，使黏膜上皮受损并形成溃疡，导致细菌穿透溃疡后进入肌层。同时阑尾壁间质压力升高，动脉血流受阻，导致阑尾缺血，最终造成梗死和坏疽。致病菌多为肠道内的各种革兰阴性杆菌和厌氧菌。

（二）病理生理

1. 急性单纯性阑尾炎 为轻型阑尾炎或病变早期。患者病变多只限于黏膜和黏膜下层，阑尾外观可呈轻度肿胀，浆膜充血并失去正常光泽，表面有少量纤维素性渗出物。患者临床症状和体征均较轻。

2. 急性化脓性阑尾炎　由急性单纯性阑尾炎发展而来。患者可表现为阑尾肿胀明显，浆膜高度充血，表面覆以纤维素性（脓性）渗出物。阑尾周围的腹腔内有稀薄脓液，形成局限性腹膜炎。患者临床症状和体征均较重。

3. 坏疽性及穿孔性阑尾炎　是一种重型阑尾炎。患者可表现为阑尾管壁坏死或部分坏死，呈暗紫色或黑色。阑尾腔内积脓，压力升高，阑尾壁血液循环障碍。多在阑尾根部和尖端穿孔，如未被包裹感染可继续扩散，引起急性弥漫性腹膜炎。

4. 阑尾周围脓肿　如果患者出现急性化脓性阑尾炎，坏疽或穿孔的过程进展较慢，大网膜可移至右下腹部，将阑尾包裹、粘连形成炎性肿块或阑尾周围脓肿。

急性阑尾炎的转归：①炎症消退。②炎症局限化。③炎症扩散。

（三）临床表现

1. 症状

（1）腹痛。常始于上腹部，逐渐移向脐部，数小时（6~8小时）后转移并局限于右下腹。70%~80%的患者有典型的转移性右下腹痛的特点，部分病例发病开始即可出现右下腹痛。腹痛的性质和程度依据阑尾炎的类型不同而有差异：急性单纯性阑尾炎仅表现为轻度隐痛；急性化脓性阑尾炎呈阵发性胀痛和剧痛；坏疽性阑尾炎则表现为持续性剧烈腹痛；穿孔性阑尾炎因阑尾腔内压力骤减，但出现"腹膜炎"后腹痛又会持续加剧。不同位置的阑尾炎，其腹痛部位也略有差别。

（2）胃肠道症状。发病早期患者可有厌食、恶心、呕吐的症状，但程度较轻。有的病例可发生腹泻，病情发展致弥漫性腹膜炎时可引起麻痹性肠梗阻。

2. 体征

（1）右下腹固定压痛。此为急性单纯性阑尾炎最常见的重要体征。压痛点常位于脐与右髂前上棘连线中外1/3交界处，即麦氏（McBurney）点，也可随阑尾位置的变化而改变。

（2）腹膜刺激征。除了压痛，患者还可出现反跳痛、肌紧张，此为壁腹膜受炎症刺激出现的防卫性反应，提示阑尾炎症加重，可能出现化脓、坏疽或穿孔等病理改变。

（3）右下腹包块。如患者体检时发现右下腹饱满，可扪及一压痛性包块，边界不清、固定，应考虑有阑尾周围脓肿。

（4）结肠充气试验、腰大肌试验、闭孔内肌试验及直肠指诊等可作为辅助诊断依据。

（四）辅助检查

1. 实验室检查　大多数急性单纯性阑尾炎患者血常规检查可有白细胞计数和中性粒细胞百分比增高。当白细胞计数高达（10.0~20.0）×10⁹/L时，可发生核左移现象。尿检查一般无阳性发现。

2. 影像学检查　患者腹部X线片可见盲肠扩张和气-液平面。B超检查有时可发现肿大的阑尾或脓肿。CT扫描可获得与B超相似的效果，尤其有助于阑尾周围脓肿的诊断。但这些特殊检查只在诊断不肯定时才选择应用。

（五）处理原则

根据患者典型的转移性右下腹痛病史，以及右下腹固定压痛的体征，再结合辅助检查血白细胞计数、中性粒细胞百分比增高及影像学检查的阳性结果即可确立诊断。

1. 非手术治疗　部分急性单纯性阑尾炎患者可经非手术治疗而获痊愈。治疗措施包括禁食、补液、大剂量应用抗生素等，中医治疗以清热、解毒、化瘀为主。若患者病情有发展趋势，应改为手术治疗。

2. 手术治疗　绝大多数急性阑尾炎患者一经确诊，应早期施行阑尾切除术。如阑尾穿孔已被包裹、阑尾周围脓肿形成、病情较稳定者，应用抗生素治疗或联合中药治疗，以促进脓肿吸收消退，也可在超声引导下穿刺抽脓或置管引流。若脓肿扩大，无局限趋势，应于定位后行手术切开引流。

（六）护理评估

1. 术前评估

（1）健康史。了解患者既往史，尤其注意有无急性阑尾炎发作史；了解患者有无与急性阑尾炎鉴别的其他器官病变，如十二指肠溃疡穿孔、右侧输尿管结石、胆石症及妇产科疾病等；了解患者发病前是否有剧烈活动、不洁饮食等诱因。

（2）身体状态。了解患者发生腹痛的时间、部位、性质、程度及范围等；了解患者有无转移性右下腹痛、右下腹固定压痛、压痛性包块、腹膜刺激征等；了解患者的精神状态、饮食及生命体征等改变，有无乏力、脉速、寒战、高热、黄疸及感染性休克等表现；查看患者血、尿常规检查结果，了解其他辅助检查结果如腹部 X 线、B 超等。

（3）心理-社会评估。由于阑尾炎发病急、腹痛明显，常需行急诊手术治疗，患者因此突感焦虑、不安，应了解患者的心理状态、患者及其家属对疾病及治疗的认知和心理承受能力，以及患者家庭的经济承受能力。

2. 术后评估　了解患者麻醉和手术方式、术中情况、病变情况，对放置腹腔引流管的患者，应了解引流管放置的位置及作用；了解患者术后切口愈合情况、引流管是否通畅及引流液的颜色、性状及量等；了解患者有无并发症的发生；了解患者对于术后康复知识的掌握程度。

（七）护理诊断

1. 腹痛　与阑尾炎炎症刺激、手术切口等有关。
2. 体温过高　与急性阑尾炎有关。
3. 焦虑/恐惧　与突然发病有关。
4. 知识缺乏　与患者缺乏术后康复等相关知识有关。
5. 潜在并发症　有出血、切口感染、粘连性肠梗阻、腹腔脓肿等。

（八）护理目标

（1）患者的疼痛减轻或缓解。
（2）患者体温逐渐降至正常范围。
（3）患者的焦虑程度减轻或缓解，情绪平稳。
（4）护士能够及时发现和处理并发症。

（九）护理措施

1. 术前护理

（1）病情观察。加强巡视及观察患者精神状态，定时测量体温、脉搏、血压和呼吸；观察患者的腹部症状和体征，尤其注意腹痛的变化；患者体温一般低于 38.0 ℃，当高热时提示阑尾穿孔；若患者腹痛加剧，出现腹膜刺激征，应及时通知医生。

（2）对症处理。疾病观察期间患者应禁食；按医嘱静脉滴注，维持水、电解质平衡，应用抗生素控制感染；为减轻疼痛，患者可采取右侧屈曲被动体位，因屈曲可使腹肌松弛。禁服泻药及灌肠，诊断未明确之前禁用镇痛剂如吗啡等，以免掩盖病情。

（3）术前准备。做好血、尿、便常规和出凝血时间及肝、肾、心、肺功能等检查，清洁皮肤，遵医嘱行手术区备皮；做好药物过敏试验并记录；嘱患者术前应禁食 12 小时，禁水 4 小时；按手术要求准备麻醉床、氧气及监护仪等用物。

（4）心理护理。在与患者及其家属建立良好沟通的基础上，做好解释和安慰工作，以稳定患者的情绪，减轻其焦虑；向患者及其家属介绍有关急性阑尾炎的知识，讲解手术的必要性和重要性；提高患者及其家属对疾病的认识，消除不必要的紧张和担忧，使其积极配合治疗和护理。

2. 术后护理

（1）一般护理。

1）休息与活动：患者回病室后，应根据不同的麻醉方式选择适当的卧位。全身麻醉术后清醒、连续硬膜外麻醉患者可取低枕平卧位，6 小时后患者血压、脉搏平稳可改为半卧位，以利于呼吸和引流。鼓励患者术后在床上翻身、活动肢体，术后 24 小时可下床活动，促进肠蠕动恢复，防止肠粘连，同时可增进血液循环，加速伤口愈合。老年患者术后注意保暖，经常帮助患者拍背促进咳嗽，预防坠积性肺炎。

2）饮食护理：患者手术当日应禁食，采用经静脉补液。术后第 1 天可进少量清流质，待患者肠蠕动恢复，逐步恢复经口饮食。正常情况下，若患者进食后无不适，第 3~4 天可进易消化的普食。少数病情严重的坏疽性、穿孔性阑尾炎患者，术后饮食恢复较缓慢。

（2）病情观察。密切监测患者生命体征及病情变化，遵医嘱定时测量体温、呼吸、脉搏、血压，并准确记录；加强巡视，倾听患者的主诉，观察患者腹部体征的变化，尤其注意观察有无粘连性肠梗阻、腹腔感染或脓肿等术后并发症的表现，以便及时发现异常，通知医生并积极配合治疗。

（3）切口和引流管的护理。保持切口敷料清洁、干燥，及时更换渗血、渗液污染的敷料；观察切口愈合情况，及时发现出血及切口感染的征象。对于腹腔引流的患者，应妥善固定引流管，防止扭曲、受压，保持通畅；经常从近端至远端方向挤压引流管，防止因血块或脓液而堵塞；观察并记录引流液的量、颜色、性状等。当引流液量逐渐减少、颜色逐渐变淡至浆液性、患者体温及血象正常时，可考虑拔管。

（4）用药护理。遵医嘱术后应用有效抗生素控制感染，防止并发症的发生。术后 3~5 日禁强泻剂和刺激性强的肥皂水灌肠，以免因增加肠蠕动而致阑尾残端结扎线脱落或缝合伤口裂开。若患者术后便秘可口服轻泻剂。

（5）并发症的预防与护理。

1）切口感染：是阑尾炎术后最常见的并发症。多见于化脓性或穿孔性急性阑尾炎，患者表现为术后 2~3 日体温升高，切口胀痛或跳痛，局部红肿、压痛等，可先试行穿刺抽出脓液或于脓肿波动处拆除缝线，排出脓液，放置引流，定期换药。手术中需采用加强切口保护、彻底止血、消灭无效腔等措施来预防切口感染。

2）粘连性肠梗阻：是较常见的并发症。病情严重者须手术治疗，早期手术及早期离床活动可适当预防此并发症。

（十）健康教育

（1）非手术治疗。应向患者解释禁食的目的和重要性，教会患者自我观察腹部症状和体征变化的方法。

（2）手术治疗。指导患者术后饮食的种类及量，鼓励患者循序渐进，避免暴饮暴食；向患者介绍术后早期离床活动的意义，鼓励患者尽早下床活动，以促进肠蠕动的恢复，防止术后粘连性肠梗阻。

（3）出院指导。若患者出现腹痛、腹胀等不适，应及时就诊。

（十一）护理评价

（1）患者的疼痛程度是否减轻或消失，腹壁切口是否愈合。

（2）患者体温是否恢复到正常范围。

（3）患者的焦虑程度是否缓解，情绪是否稳定。

（4）护士是否能够及时发现术后并发症并积极处理。

第七节　肠梗阻患者的护理

引导案例

　　患者，男，68岁，农民。因腹痛、腹胀5天，加重2天入院。患者于5天前无明显诱因出现腹痛，以脐周及左下腹为甚，并伴有阵发性加剧的绞痛，无畏寒、发热，有恶心、呕吐，呕吐物均为胃内容物。患者2天前上述症状加重，且肛门停止排气、排便，伴有畏寒、发热。经当地诊断及治疗后无好转，遂来我院求治。查体：体温39.0℃，心率140次/分，呼吸28次/分，血压75/45 mmHg，急性痛苦病容，神志淡漠，头颈无异常发现，全身浅表淋巴结不肿大，双肺呼吸音清晰，心律齐，未闻病理性杂音。未见肠型，全腹呈板样强直，压痛、反跳痛明显，左腹股沟区扪及一约3.0 cm×2.0 cm×1.0 cm大小的包块，触痛明显，不能回纳，移动性浊音阳性，肠鸣音弱。腹腔穿刺可抽出浅黄色液体2.0 ml。腹部X线片：右膈下可见一星月状透亮影，左侧卧位见右上腹壁与肝脏间有一气体透亮区。血常规：红细胞计数3.0×10^{12}/L，白细胞计数12.0×10^9/L，中性粒细胞82%，淋巴细胞18%。

　　案例思考：该患者可能的诊断及护理措施是什么？

　　肠内容物不能正常运行、顺利通过肠道，称为肠梗阻（intestinal obstruction），是外科常见的急腹症之一。

（一）病因及发病机制

1. 根据肠梗阻发生的原因分类　可分为以下3类。

（1）机械性肠梗阻。机械性肠梗阻为最常见的类型。由于各种原因引起肠腔变狭小，使肠内容物通过发生障碍，引起梗阻。机械性肠梗阻导致肠腔变狭窄的原因：①肠腔堵塞如寄生虫、粪石、异物等。②肠管受压，如粘连带压迫、肠管扭转、嵌顿疝或受肿瘤压迫等。③肠壁病变，如肿瘤、炎症性肠狭窄、先天性肠道闭锁等。

（2）动力性肠梗阻。动力性肠梗阻发病较机械性肠梗阻少，由于神经反射或毒素刺激引起肠壁肌功能紊乱，使肠蠕动丧失或肠管痉挛，致使肠内容物不能正常运行而引起，但无器质性的肠腔狭窄，其中麻痹性肠梗阻较常见。由于急性弥漫性腹膜炎、腹部大手术腹膜后血肿或感染等，痉挛性肠梗阻则甚少，如肠道功能紊乱或慢性铅中毒引起的肠痉挛。

（3）血供性肠梗阻。由于肠系膜血管栓塞或血栓形成，使肠管血供障碍，继而发生肠麻痹，致使肠内容物不能运行。随着人口的老龄化、动脉硬化等疾病的增多，此类梗阻已不少见。

2. 根据肠壁血供有无障碍分类　肠梗阻又分为单纯性和绞窄性。

（1）单纯性肠梗阻。只是肠内容物通过受阻，而无肠管血供障碍。

（2）绞窄性肠梗阻。梗阻并伴有肠壁血供障碍，可因肠系膜血管受压血栓形成或栓塞引起。

3. 其他分类方法　按梗阻的部位，肠梗阻可分为高位（如空肠上段）和低位（如回肠末端和结肠）两种；按照梗阻的程度，可分为完全性肠梗阻和不完全性肠梗阻；按照发展过程的快慢，可分为急性肠梗阻和慢性肠梗阻。

（二）病理生理

各种类型肠梗阻的病理变化也不完全一致。

1. 肠管局部的变化

（1）肠蠕动增强。机械性肠梗阻一旦发生，梗阻以上肠蠕动增强，以克服肠内容物通过障碍。

（2）肠腔积气、积液、扩张。液体主要来自胃肠道分泌液；气体的大部分是咽下的空气，部分气体由血液弥散至肠腔内和肠道内容物经细菌分解或发酵产生。梗阻以上肠腔内因气体和液体的积聚而扩张、膨胀。梗阻部位越低，时间越长，肠膨胀越明显。梗阻以下肠管则瘪陷、空虚或仅存积少量粪便。

（3）肠壁充血、水肿、血供障碍。肠管膨胀，肠壁变薄，肠腔压力升高到一定程度时可使肠壁血供障碍。最初为静脉回流受阻，肠壁的毛细血管及小静脉淤血，肠壁充血、水肿、增厚，呈暗红色。由于组织缺氧，毛细血管通透性增加，肠壁上有出血点，血性渗出液渗入肠腔和腹腔。继而出现动脉血供受阻、血栓形成、肠壁失去活力、肠管呈紫黑色，腹腔内出现带有粪臭的渗出物，肠管最终可因缺血、坏死而破溃、穿孔。

2. 全身性改变

（1）体液丧失导致水、电解质紊乱与酸碱平衡失调。此为肠梗阻很重要的病理生理改变。正常情况下胃肠道每日约 8000 ml 的分泌液绝大部分被再吸收。对于梗阻患者，尤其是高位肠梗阻时，由于不能进食及频繁呕吐，可大量丢失胃肠道液，使水及电解质大量丢失；低位肠梗阻时，则这些液体不能被吸收而潴留在肠腔内，也等同于丢失。此外，肠管过度膨胀，影响肠壁静脉回流，使肠壁水肿和血浆向肠壁、肠腔和腹腔渗出。当患者存在肠绞窄时，更容易丢失大量血液，从而造成严重缺水、血容量减少和血液浓缩及酸碱平衡失调。十二指肠梗阻患者可因丢失大量氯离子和酸性胃液而产生代谢性碱中毒。一般小肠梗阻患者丧失的体液多为碱性或中性液，钠、钾离子的丢失较氯离子为多，酸性代谢物增加，可引起严重的代谢性酸中毒。

（2）感染、中毒和休克。由于梗阻以上的肠腔内细菌大量繁殖，可产生多种强烈的毒素，加之患者肠壁血供障碍及通透性的改变，使细菌和毒素渗入腹腔内，引起严重的腹膜炎和脓毒症。严重的水及电解质紊乱、酸碱平衡失调、细菌感染、中毒等均可引起严重休克。

（3）呼吸和循环功能障碍。由于肠梗阻患者的肠腔高度膨胀，使腹内压增高，引起膈肌上升，造成患者腹式呼吸减弱，从而影响肺内气体交换，同时阻碍下腔静脉血液回流，而致呼吸、循环功能障碍。

（三）临床表现

1. 症状

（1）腹痛。阵发性腹部绞痛是机械性肠梗阻的特征。由于梗阻部位以上强烈的肠蠕动，导致疼痛多在腹中部，也可偏于梗阻所在的部位。持续性阵发性加剧的绞痛常提示有绞窄性肠梗阻或机械性肠梗阻伴有感染。麻痹性肠梗阻时患者表现为持续性胀痛，无绞痛。

（2）呕吐。梗阻早期呕吐呈反射性，吐出物为食物或胃液。此后，呕吐随梗阻部位高低而有所不同，高位梗阻呕吐早且频繁，吐出物为胆汁样物。低位梗阻呕吐迟而少，可吐出粪臭样物。结肠梗阻呕吐迟，以腹胀为主。绞窄性肠梗阻时，呕吐物呈咖啡样或血性。

（3）腹胀。高位梗阻一般无腹胀，可有胃型。低位梗阻及麻痹性肠梗阻腹胀显著，遍及全腹，可有肠型。绞窄性肠梗阻患者常表现为不均匀腹胀。

（4）肛门停止排气、排便。常见于急性完全性肠梗阻，但梗阻初期、高位梗阻、不全性梗阻患者可有肛门排气、排便。血性便或果酱便常见于绞窄性肠梗阻、肠套叠、肠系膜血管栓塞等。

2. 体征

（1）全身体征。机械性肠梗阻早期，患者全身情况多无明显改变。梗阻晚期或绞窄性肠梗阻患者可有口唇干燥、眼窝内陷、皮肤弹性消失，尿少或无尿等明显缺水征象，以及脉搏细速、血压下降、面色苍白、四肢发冷等中毒和休克征象。

（2）腹部体征。机械性肠梗阻时，患者腹部膨隆，可见肠蠕动波、肠型；麻痹性肠梗阻患者可见均匀性腹胀，肠扭转时有不均匀腹胀。机械性肠梗阻患者有轻度压痛，绞窄性肠梗阻患者有固定压痛和腹膜刺激征，可扪及痛性包块。绞窄性肠梗阻患者腹内有渗液，移动性浊音阳性。机械性肠梗阻时，患者肠鸣音亢进，有气过水声或金属音；麻痹性肠梗阻或绞窄性肠梗阻后期腹膜炎时，患者肠鸣音减弱或消失。直肠指诊：若扪及肿块提示有肿瘤或肠套叠，有血迹则提示肠套叠或肠绞窄。

（四）辅助检查

1. 实验室检查　单纯性肠梗阻后期，白细胞计数增加；血液浓缩后，红细胞计数增加，血细胞比容增加，尿比重增高。绞窄性肠梗阻早期即有白细胞计数增加，水、电解质平衡失调时可有 K^+、Na^+、Cl^-、CO_2CP 等改变。

2. 影像学检查　在梗阻 4~6 小时后，X 线立位片检查可见梗阻近段多个液平面及气胀肠袢，梗阻远段肠内无气体。空肠梗阻时 X 线片示"鱼肋骨刺"征；结肠梗阻 X 线片示结肠袋。麻痹性肠梗阻时 X 线片示小肠、结肠均扩张。腹部 X 线片示结肠和直肠内含气体提示不全性肠梗阻或完全性肠梗阻早期。肠梗阻，尤其是有坏疽、穿孔可能时，一般不做钡剂灌肠检查，因为钡剂溢入腹腔会加重腹膜炎。结肠梗阻和肠套叠时，低压钡剂灌肠可提高确诊率。

（五）处理原则

根据患者的病史、症状（痛、吐、胀、闭）、腹部体征（波、型、响）及 X 线结果（积气、液平面）可确立诊断。

处理原则是解除梗阻，治疗缺水、酸中毒、感染和休克等并发症。

1. 非手术治疗　包括禁食，留置鼻胃管进行胃肠减压，纠正水、电解质平衡失调，必要时输注血浆、全血，以及应用抗生素防治腹腔内感染。对起病急骤伴有缺水者，应留置尿管观察尿量。禁用强导泻剂，禁用强镇痛剂，以防延误病情。可给予患者解痉剂、低压灌肠、针灸等非手术治疗措施，并密切观察病情变化。

2. 手术治疗原则

（1）治疗原则包括消除病因、松解粘连、解除压迫、扭转复位、切除病变肠管等，以及排尽梗阻近侧肠道内的积气积液，减少毒物吸收。

（2）行肠切除吻合术，恢复患者肠道通畅，修补腹壁缺损，进行腹腔清洗和引流。

（3）行肠短路吻合术，如晚期肿瘤已浸润固定或肠粘连成团与周围组织粘连，可做梗阻近端与远端肠袢的短路吻合术。

（4）行肠造瘘术或肠外置术，如患者情况极严重或局部病变所限，不能耐受和进行复杂手术时，可行此术式解除梗阻。

（六）护理评估

1. 术前评估

（1）健康史。询问患者病史，注意年龄，有无感染、饮食不当、过劳等诱因，尤其注意过去是否有腹部疾病史、手术史、外伤史。

（2）身体状况。了解患者腹痛的性质（绞痛、阵发性疼痛或持续性疼痛）、呕吐物、胃肠减压抽出液的性质和量，腹胀、肠鸣音等体征的动态变化，有无腹膜刺激征出现，生命体征的变化，有无水、电解质平衡失调的表现，以及辅助检查的结果。

（3）心理-社会评估。了解患者及其家属有无因肠梗阻的急性发作而引起的焦虑或恐惧心理，以及对疾病的了解程度、治疗费用的经济承受能力等。

2. 术后评估　询问患者的麻醉方式、术中输血和输液情况、手术方式和手术进行情况；观察患者术后生命体征；了解患者术后恢复情况，有无切口感染、腹腔内感染或肠瘘等并发症的发生，以及腹腔引流管是否通畅，引流液的颜色、性状和量。

（七）护理诊断

1. 体液不足　与呕吐、禁食、肠腔积液、胃肠减压导致体液丢失过多有关。

2. 疼痛　与肠内容物不能正常运行或通过障碍及手术治疗有关。

3. 腹胀　与肠梗阻导致肠腔积液、积气有关。

4. 知识缺乏　与患者缺乏术前、术后配合治疗的相关知识有关。

5. 潜在并发症　有肠坏死、腹腔感染、感染性休克等。

（八）护理目标

（1）患者体液平衡得以维持。

（2）患者的腹痛程度减轻。

（3）患者的腹胀缓解，舒适增加。

（4）患者能够说出相关手术配合和术后康复知识。

（5）护士能及时发现术后并发症，并积极处理。

（九）护理措施

1. 非手术治疗患者的护理

（1）一般护理。

1）休息和体位：嘱患者卧床休息，对于无休克、生命体征稳定者给予半卧位，以减轻腹胀对呼吸循环系统的影响，促进体位舒适。

2）禁食、胃肠减压：患者应禁食。若梗阻缓解，肠功能恢复，可逐步进流质饮食，忌食产气的甜食和牛奶等。胃肠减压期间，观察并记录引出胃液的性质和量。

（2）病情观察。注意观察患者神志、精神状态、生命体征、呕吐、排气、排便、腹痛、腹胀、腹膜刺激征、肠蠕动情况，观察期间慎用或禁用镇痛剂，以免掩盖病情。出现下列情况应考虑绞窄性肠梗阻，及时报告医生。

1）病情发展迅速，患者早期即出现休克，抗休克治疗后改善不显著。

2）腹痛发作急骤，起始即为持续性剧烈疼痛或在阵发性加重之间仍有持续性疼痛；肠鸣音可不亢进；呕吐出现早、剧烈而频繁。

3）有明显腹膜刺激征，体温上升，脉搏加快，白细胞计数增高。

4）腹胀不均匀，腹部局部隆起或触及有压痛的肿块（胀大的肠袢）。

5）呕吐物、胃肠减压抽出液、肛门排出物为血性或腹腔穿刺抽出血性液体。

6）经积极的保守治疗后症状和体征无明显改善。

7）腹部 X 线检查可见孤立、突出胀大的肠袢，不因时间而改变位置，可有假肿瘤状阴影或肠间隙增宽，提示有腹腔积液。

（3）输液护理。遵医嘱给予静脉滴注，准确记录液体出入量，结合血清电解质和血气分析结果，合理安排输液种类和调节输液量，维持水、电解质与酸碱平衡。

（4）呕吐的护理。呕吐时，嘱患者坐起或头侧向一边，以免误吸引起吸入性肺炎或窒息；及时清除口腔内呕吐物，给予漱口，保持口腔清洁，并观察和记录呕吐物的颜色、性状和量。

（5）用药护理。遵医嘱应用抗生素，防治感染，以减少毒素的产生；同时注意观察患者用药效果和不良反应；给予解痉剂等药物治疗，解除胃肠道平滑肌痉挛，还可热敷腹部、针灸双侧足三里，以缓解腹痛和腹胀。

（6）术前准备。除常规术前准备外，还应酌情备血。

2. 手术后患者的护理

（1）一般护理。

1）手术后患者取平卧位，全身麻醉患者头偏向一侧，保持呼吸道通畅。麻醉清醒，患者生命体征平稳后取半卧位。

2）术后患者仍应禁食，保持胃肠减压通畅（用生理盐水 5～10 ml 冲管，每 4 小时 1 次）。观察并记录引流液的颜色、性状及量。

3）患者胃管拔除、肠蠕动恢复后可逐步进食：先少量饮水，无不适可进全量流质饮食，并逐渐改软食。原则是少量多餐，禁食油腻，逐渐过渡。

4）鼓励患者早期下床活动，以促进肠蠕动的恢复，防止粘连性肠梗阻的发生。

（2）病情观察。注意观察患者神志、精神恢复情况，每 30～60 分钟监测生命体征 1 次，直至平稳，准确记录 24 小时液体出入量；观察患者有无腹胀及腹痛，肛门排气、排便、粪便性质等情况；有腹腔引流管者应妥善固定，并保持引流通畅，观察并记录腹腔引流液的性状、量，发现异常时，及时报告。

（3）输液。禁食期间应给予静脉补液，合理安排输液顺序，遵医嘱应用抗生素治疗。

（4）并发症的观察与护理。绞窄性肠梗阻术后，若患者出现腹部胀痛、持续发热、白细胞计数增高、腹壁切口处红肿或腹腔引流管周围流出较多带有粪臭味的液体时，应警惕腹腔内感染、切口感染及肠瘘的可能，及时报告医生，并协助处理。

（十）健康教育

（1）嘱患者注意饮食卫生，预防肠道感染；进食易消化食物，保持排便通畅，忌暴饮暴食及生冷饮食。

（2）嘱患者避免腹部受凉和饭后剧烈活动和运动，防止发生肠扭转。

（3）出院后若患者有腹胀、腹痛等不适，应及时到医院检查。

（十一）护理评价

（1）患者体液平衡能否得到维持，生命体征是否稳定，有无缺水体征，是否保持尿量>30 ml/h。

（2）患者的疼痛程度是否减轻。

（3）患者的腹胀有否缓解。

（4）患者能否说出相关疾病和康复知识。

（5）患者有无发生肠坏死、腹腔感染、休克等并发症，若发生是否得到及时发现和处理。

第八节　结、直肠癌患者的护理

引导案例

患者，男，51 岁。因上腹部胀痛，伴有头晕、乏力 1 个月于 2008 年 4 月 20 日入院。血常规检查：白细胞计数 5.0×10^9/L，血红蛋白 49 g/L；大便隐血试验阳性；CT 检查诊断：升结肠下段占位；肠镜检查提示右半结肠上段管腔狭窄，有一 3.5 cm×2.2 cm 大小的肿块，伴有出血，诊断为右结肠癌。2008 年 5 月 8 日，患者在完成术前准备后行右结肠癌根治术，手术顺利，术后安返病房。术后病理切片诊断为右半结肠隆起型腺癌（级）癌细胞侵及浆膜层。给予患者抗炎、补液、输血、营养等治疗，并观察引流管引流物、肛门排气情况。患者于 6 月 18 日康复出院。

案例思考：该患者的护理要点是什么？

一、常见的消化道肿瘤

（一）结肠癌

结肠癌（colon cancer）是消化道常见的恶性肿瘤，好发年龄为 41～50 岁。近年来，在我国尤其是大都市，发病率明显上升，有超过直肠癌的趋势。

1. 病因及发病机制　结肠癌病因目前尚不清楚，可能与下列因素有关。

（1）饮食和运动。患者摄入过多含动物脂肪和动物蛋白食物，缺少新鲜蔬菜和纤维素食品；缺乏适度的体力活动，导致肠的蠕动功能下降，肠道菌群改变，肠道中胆酸和胆盐含量增加，以致引起或加重肠黏膜损害。

（2）遗传易感性。有些疾病已被公认为癌前期疾病，如家族性肠息肉；溃疡性结肠炎、结肠腺瘤及结肠血吸虫病肉芽肿，与结肠癌发病有较密切的关系。

2. 病理

（1）根据肿瘤的大体形态分类。

1）肿块型：肿瘤向肠腔生长，易发生溃疡。恶性程度较低，转移较晚。好发于右侧结肠，尤其是回盲部。

2）浸润型：肿瘤沿肠壁呈环状浸润，易致肠腔狭窄或梗阻，转移较早。好发生于左侧结肠，特别是乙状结肠。

3）溃疡型：肿瘤向肠壁深层生长并向四周浸润，早期可有溃疡，边缘隆起，中央凹陷，表面溃烂，易出血、感染或穿孔。转移较早，恶性程度高，是结肠癌最常见类型。

显微镜下最常见的组织学分类有：①腺癌，占结肠癌的大多数。②黏液癌，预后较腺癌差。③未分化癌，预后最差。

（2）组织学分类。

1）腺癌占大肠癌的大多数。

2）黏液癌。

3）未分化癌。

（3）扩散和转移方式。结肠癌主要转移途径是淋巴转移，首先转移到结肠壁和结肠旁淋巴结，再到肠系膜血管周围和肠系膜血管根部淋巴结。血行转移多见于肝，其次为肺、骨等。结肠癌也可直接浸润邻近器官和发生腹腔种植转移。

3. 临床表现　结肠癌早期多无明显症状，随着病程的发展可出现以下一系列症状。

（1）排便习惯与粪便性状的改变。常是最早出现的症状，多表现为排便次数增多，腹泻，便秘，便中带血、脓液或黏液。

（2）腹痛。腹痛也是早期症状之一。常持续性的定位不清的隐痛或为腹部不适或腹胀感，出现肠梗阻时则腹痛加重或为阵发性绞痛。

（3）腹部肿块。多为肿瘤本身，也可能为梗阻近端肠腔内的积粪。肿块多为坚硬、呈结节状。若癌肿穿透肠壁并发感染，肿块固定，且有明显压痛，其中横结肠癌和乙状结肠癌的肿块可有一定活动度。

（4）肠梗阻。一般属于结肠癌的晚期症状。患者大多出现慢性低位不完全性肠梗阻，主要表现为腹胀、便秘、腹部胀痛或阵发性绞痛。若发生完全性肠梗阻时，症状可加剧。

（5）全身表现。因慢性失血、癌肿溃烂、感染、毒素吸收等，患者可出现贫血、消瘦、乏力、低热等症状。晚期可出现恶病质。

由于癌肿病理类型和部位不同，临床表现也各异。一般右侧结肠癌以全身症状、贫血、腹部肿块为主要表现；左侧结肠癌以肠梗阻、腹泻、便秘、便血等症状最为显著。

4. 辅助检查

（1）实验室检查。

1）大便隐血试验。结肠癌早期可有少量出血，故大便隐血试验多呈阳性。

2）血清癌胚抗原（CEA）测定。诊断特异性不高，但对判断患者的预后、疗效和复发起一定作用。

（2）内镜检查。乙状结肠或纤维结肠镜检查可直视病灶并取活体组织做病理学检查，是诊断结肠癌最有效、可靠的方法。

（3）影像学检查。

1）X线钡剂灌肠或气钡双重对比造影。该检查可观察结肠运动和显示结肠内的异常形态。

2）B超和CT检查。B超和CT检查可提示腹部肿块、腹腔内肿大淋巴结及有无肝内转移等。

5. 处理原则　结肠癌早期症状不明显，易被忽视。因此，为达到早期诊断的目的，应重视对高危人群和疑为结肠癌患者的检测。凡40岁以上者有以下任一表现时应列为高危人群。

（1）一级亲属有结肠癌史者。

（2）有癌症史或肠道腺瘤或息肉病史。

（3）大便隐血试验阳性者。

（4）以下表现具有2项以上者：黏液血便、慢性腹泻、慢性便秘及慢性阑尾炎史等。对此组高危人群或对疑为结肠癌患者，应进一步行辅助检查。

结肠癌的处理原则是以手术切除为主的综合治疗。

1）结肠癌根治性手术：术式包括右半结肠切除术、横结肠切除术、左半结肠切除术及乙状结肠切除术。

2）结肠癌并发急性肠梗阻的手术：左半结肠癌发生梗阻的概率是右半结肠的9倍。右半结肠癌梗阻较适合行一期切除肠吻合术；若患者全身情况差，可先行切除肿瘤、肠道造瘘或短路手术，待患者病情稳定后再行二期手术。分期手术常适用于左半结肠癌导致完全性肠梗阻的患者。

3）化疗：是根治性手术的辅助治疗方法，能提高患者的5年生存率。目前常采用以氟尿嘧啶为基础的联合化疗方案。

（二）直肠癌

引导案例

患者，女，47岁。因下腹胀痛、便中带血1个月入院。患者于1个月前无明显诱因出现下腹部疼痛，大便习惯改变，便前肛门部坠胀感，大便变细、不成形，便中带血，无脓血便，排便时无疼痛，排便后肛门肿胀，无里急后重感。患者曾在当地医院就诊，诊断为肠炎，给予抗感染治疗（具体用药不详）后无效。近来患者腹部疼痛、便中带血症状加重，遂来我院就诊。门诊以直肠癌收入院。自发病以来，患者无发热、恶心、呕吐，无尿频、尿急、尿痛、血尿。既往有胃炎史3年。无药物过敏史。患者否认有高血压、糖尿病、肝炎、结核病史。无手术、外伤、输血、中毒及药物过敏史。结肠镜检查报告：直肠癌。

案例思考：该患者主要的护理措施是什么？

直肠癌（carcinoma of rectum）是乙状结肠直肠交界处至齿状线之间的恶性肿瘤，也是消化道常见的恶性肿瘤之一。直肠癌发病率仅次于胃癌。我国发病年龄在45岁左右，青年人发病率有上升趋势。

1. 病因病理　直肠癌的病因尚不清楚，可能的相关因素包括：饮食及致癌物质、直肠慢性炎症、遗传易感性，以及癌前期疾病如家族性肠息肉病、直肠腺瘤，尤其是绒毛状腺癌。

（1）大体分型。根据大体形态可分为以下 3 种。

1）肿块型（菜花型）：肿瘤向肠腔生长，浸润浅表而局限，预后较好。

2）溃疡型：多见，占 50% 以上。肿瘤向肠壁深层生长并向四周浸润；易出血、感染或穿孔，转移较早。

3）浸润型：肿瘤沿肠壁呈环状浸润，导致肠腔狭窄或梗阻；转移较早，预后差。

（2）组织学分类。腺癌占 75%~85%，黏液腺癌占 10%~20%，未分化癌易浸入小血管和淋巴管，预后最差。其他有鳞状细胞癌、印戒细胞癌等。

（3）扩散和转移方式。①直接浸润。②淋巴转移是直肠癌主要的转移途径。③血行转移。

2. 临床表现　直肠癌早期多无明显症状，易被忽视。随着病程的进展，肿瘤增大，发生溃疡或感染后才出现明显的症状。

（1）直肠刺激症状。患者表现为频繁便意，排便习惯改变；便前肛门有下坠感、里急后重、排便不尽感；晚期有下腹部疼痛。

（2）肠腔狭窄症状。癌肿侵犯可致肠腔狭窄、大便变形、便条变细。若肠管发生部分梗阻，患者可出现腹痛、腹胀、肠鸣音亢进等不全性肠梗阻症状。

（3）癌肿破溃感染症状。大便表面带血及黏液，甚至脓血便。血便是直肠癌最常见的症状。

（4）其他症状。癌肿侵犯前列腺、膀胱，可出现腹腔积液、肝大、黄疸、贫血、消瘦、水肿、恶病质等症状。

3. 辅助检查

（1）大便隐血试验。此检查可作为大规模普查或一定年龄组高危人群的初筛手段，对于阳性者需做进一步检查。

（2）直肠指诊。直肠指诊是诊断直肠癌最重要的方法。凡遇患者有便血、排便习惯改变、大便变形等表现时，均应行直肠指诊。直肠指诊可检查癌肿的部位，距肛缘的距离及癌肿的大小、范围、固定程度与周围组织的关系等。

（3）内镜检查。内镜检查包括直肠镜、乙状结肠镜和纤维结肠镜检查。可在直视下取活体组织做病理学检查，是诊断直肠癌最有效、最可靠的方法。

（4）影像学检查。

1）X 线钡剂灌肠检查：是结肠癌的重要检查方法，对直肠癌的诊断意义不大，可用于排除结、直肠多发癌和息肉病。

2）腔内 B 超检查：用腔内探头检测癌肿浸润肠壁的深度及有无侵犯邻近器官，可在术前对直肠癌的局部浸润程度进行评估。

3）CT 检查：可了解直肠癌盆腔内扩散情况，有无侵犯膀胱、子宫及盆壁。腹部 CT 可扫描有无肝转移癌。

（5）CEA 测定。主要用于预测直肠癌的预后和检测复发。

（6）其他检查。低位直肠癌伴有腹股沟淋巴结肿大时，应行淋巴结活检。癌肿位于直肠前壁的女性患者，应做阴道检查及双合诊检查。男性患者有泌尿系统症状时，应做膀胱镜检查。

4. 处理原则　根据患者的病史、体检、影像学和内镜检查不难确诊，准确率可高达

95%以上。手术切除仍然是直肠癌的主要治疗方法。

（1）直肠癌根治性手术。凡能手术切除的直肠癌，又无其他手术禁忌证的患者均应尽早实施直肠癌根治术。手术方式的选择应根据肿瘤所在部位、大小、活动度等因素综合判断。

1）局部切除术：适用于早期瘤体小，局限于黏膜或黏膜下层，分化程度高的直肠癌。

2）经腹会阴联合直肠癌根治术（Miles手术）：主要适用于腹膜返折以下的直肠癌。

3）经腹直肠癌切除术（直肠前切除术，Dixon手术）：适用于直肠癌下缘距肛缘5 cm以上的直肠癌。

4）经腹直肠癌切除、近端造瘘、远端封闭手术（Hartmann手术）：适用于身体状况差，不能耐受Miles手术或因急性肠梗阻不宜行Dixon手术的患者。

（2）姑息性手术。晚期直肠癌患者若排便困难或发生肠梗阻，可行乙状结肠双腔造瘘。

（3）非手术治疗。

1）化疗：作为根治性手术的辅助治疗，可以提高结、直肠癌患者的5年生存率。给药途径包括区域动脉灌注、门静脉给药、静脉给药、术后腹腔留置管灌注给药等方法。

2）放疗：对于部分不能手术的晚期直肠癌，可于术前行放射治疗，再行根治性切除。术后治疗仅适用于晚期患者、手术未达到根治或局部复发的患者。

3）局部治疗：用于低位直肠癌造成肠管狭窄且不能手术的患者。可采用电灼、液氮冷冻及激光烧灼等方法治疗，以改善症状。

4）其他治疗：包括中医药治疗、基因治疗、靶向治疗、免疫治疗等方法。

二、常见消化道肿瘤的护理

（一）护理评估

1.术前评估

（1）健康史。了解患者的年龄、性别、饮食习惯，既往是否患过结、直肠慢性炎性疾病及结、直肠腺瘤，有无手术治疗史；了解患者有无家族性结肠息肉病史，家族中有无患大肠癌或其他恶性肿瘤者。

（2）身体状况。了解疾病的性质、发展程度、重要器官状态及营养状况等；了解患者是否有大便习惯和粪便形状的改变，是否有大便表面带血及黏液或脓血便，是否有腹痛、腹胀、肠鸣音亢进等症状，腹部是否有肿块等；了解患者有无贫血、消瘦、乏力、低热、恶病质等症状，有无腹水、肝大、黄疸等肝转移的症状；了解患者大便隐血试验、直肠指诊、内镜检查、影像学检查及CEA测定等结果是否阳性。

（3）心理-社会评估。评估患者及其家属是否了解疾病和手术治疗的相关知识；评估患者及其家属对有关结、直肠癌的健康教育内容了解和掌握程度等；了解患者及其家属是否接受手术及手术可能导致的并发症；了解患者及其家属的焦虑和恐惧程度；了解患者家庭对患者手术及进一步治疗的经济承受能力。

2.术后评估　评估患者的手术方式、麻醉方式、术中情况、术后恢复情况、并发症及预后的情况。

（二）护理诊断

1. 焦虑/巩惧　与患者担心癌症、手术及造瘘影响生活、工作等因素有关。

2. 知识缺乏　与患者缺乏疾病和手术的相关知识有关。

3. 自理能力缺陷综合征　与手术创伤、术后引流及结肠造瘘有关。

4. 自我形象紊乱　与结肠造瘘的建立和排便方式改变有关。

5. 潜在并发症　有出血、感染、吻合口瘘、造瘘缺血坏死或狭窄及造瘘周围皮炎等。

（三）护理目标

（1）患者的焦虑缓解或减轻。

（2）患者能够了解疾病、手术及康复的相关知识。

（3）患者能够自理或自理能力提高。

（4）患者能够适应自我形象的变化。

（5）患者术后并发症得到预防，护士能够及时发现和处理并发症。

（四）护理措施

1. 术前护理

（1）一般护理。患者术前应补充高蛋白、高能量、富含维生素、易消化的少渣饮食。对于贫血、低蛋白血症的患者，应给予少量多次输血。对于脱水明显的患者，应注意纠正水、电解质与酸碱平衡失调，提高患者对手术的耐受力。

（2）肠道准备。目的是避免手术中污染、术后腹胀和切口感染等。

1）传统肠道准备法

①控制饮食：术前 3 日进少渣半流质饮食，术前 2 日起进流质饮食。

②清洁肠道：术前 3 日番泻叶 6 g 泡茶饮用或术前 2 日口服泻药硫酸镁 15~20 g 或蓖麻油 30 ml，上午服用。术前 2 日每晚用 1%~2% 肥皂水灌肠 1 次，术前 1 日晚清洁灌肠。

③药物使用：口服抗生素，抑制肠道细菌，如卡那霉素 1 g，每日 2 次，甲硝唑 0.4 g，每日 4 次。因控制饮食及服用肠道杀菌剂，使维生素 K 的合成及吸收减少，故患者术前应补充维生素 K。

2）全肠道灌洗法：患者于手术前 12~14 小时开始服用加热至 37 ℃左右的等渗平衡电解质液（氯化钠、氯化钾、碳酸氢钠配制）造成容量性腹泻，以达到清洁肠道目的。一般于 3~4 小时完成灌洗全过程，灌洗液量不少于 6000 ml。可根据患者情况在灌洗液中加入抗菌药物。对于年老体弱、心肾等器官功能障碍和肠梗阻者不宜使用。

3）服甘露醇肠道准备法：患者术前 1 日午餐后 30 分钟内口服 5%~10% 的甘露醇 1500 ml 左右。高渗性甘露醇口服后可吸收肠壁水分，促进肠道蠕动，起到有效腹泻而达到清洁肠道的效果。此方法可不改变患者饮食或术前 2 日进少渣半流质饮食。另外，甘露醇在肠道内被细菌酵解，因此术中使用电刀能产生易引起爆炸的气体。对于年老体弱、心肾功能不全者禁用。

（3）术日晨放置胃管和留置导尿管。若患者有肠梗阻症状，应早期放置胃管，以减轻腹胀。若癌肿已侵及女性患者的阴道后壁，应于术前 3 日每晚冲洗阴道。

（4）心理护理。护理人员应了解患者的心理状况，根据患者的具体情况做好安慰解释工作，真实而技巧性地回答患者的问题，解释治疗过程，给予必要的健康教育，尤其是结肠造瘘的患者。同时，帮助患者寻求可能的社会支持，以帮助其增强战胜疾病的信心。

2. 术后护理

（1）一般护理。

1）体位：病情平稳者取半卧位，以利于呼吸和腹腔引流。

2）饮食：患者术后应禁食、禁水、行胃肠减压，由静脉补充水和电解质。2~3天后肛门排气或造瘘开放后即可拔除胃肠减压管，进流质饮食。若无不良反应，可进半流质饮食，1周后改进少渣饮食，2周左右可进普食。食物应以高能量、高蛋白、富含维生素、低渣为主。

（2）病情观察。每30分钟监测血压、脉搏、呼吸1次，病情平稳后可延长间隔的时间；观察患者腹部及会阴部切口敷料，若渗血较多，应估算出血量并做好记录，并通知医生给予处理。

（3）引流管的护理。保持患者腹部及骶前引流管通畅，妥善固定，避免扭曲、受压、堵塞及脱落；观察并记录引流液的颜色、性状、量；及时更换引流管周围渗湿和污染的敷料。骶前引流管一般保留5~7天，当引流液量减少、颜色变淡时，方可考虑拔除。

（4）结肠造瘘的护理。结肠造瘘又称人工肛门，是近端结肠固定于腹壁外而形成的粪便排出通道。

1）造瘘开放前应外敷凡士林或生理盐水纱布，及时更换外层渗湿敷料，防止感染。同时观察有无肠段回缩、出血、坏死等现象。

2）造瘘一般于术后2天肠蠕动恢复后开放。观察有无肠黏膜颜色变暗、发紫、发黑等异常，防止造瘘肠管坏死、感染。

3）造瘘开放患者应取造瘘侧卧位，防止造瘘流出物污染腹部切口敷料。用塑料薄膜隔开造瘘与腹壁切口，以保护腹壁切口。

4）造瘘开放初期应保持造瘘周围皮肤清洁、干燥，及时用中性肥皂液或0.5%氯己定溶液清洁造瘘周围皮肤，再涂上氧化锌软膏；观察造瘘周围皮肤有无红、肿、破溃等现象。每次患者使用造瘘排便后，应以凡士林纱布覆盖外翻的肠黏膜，并外盖厚敷料起到保护作用。

5）正确使用人工肛门袋：①选择袋口合适的造瘘袋。②及时更换造瘘袋，造瘘袋内充满1/3排泄物时，应更换造瘘袋。③除了须使用一次性造瘘袋外，患者还可准备3~4个造瘘袋用于更换。

6）注意饮食卫生，避免进食具有胀气、刺激性气味、腐败及易引起便秘的食物。

7）造瘘并发症的观察与预防：①造瘘狭窄，造瘘处拆线愈合后，每日进行扩张造瘘狭窄部位1次。将指套涂抹液体石蜡，沿肠腔方向逐渐深入，动作轻柔，避免暴力，以免损伤造瘘或肠管。②肠梗阻，观察患者有无恶心、呕吐、腹痛、腹胀及停止排气、排便等症状。③便秘，患者术后1周，应下床活动，养成定时排便的习惯。若进食后3~4天未排便或因粪块堵塞发生便秘，可将粗导尿管插入造瘘，一般深度不超过10 cm进行灌肠。灌肠液常用液体石蜡或肥皂水，但要注意压力不能过大，以防造成肠道穿孔。

8）帮助患者接受肠道现实，提高自护能力：①帮助患者及其家属逐渐接受造瘘，并参与造瘘护理。②鼓励患者逐渐适应造瘘，恢复正常生活，参加适量的运动和社交生活。③护理过程中注意保护患者隐私和自尊。④指导患者进行自我护理的步骤。

（5）并发症的预防与护理。

1）切口感染：①监测局部切口变化情况。②及时应用抗生素。③保持切口周围皮肤清洁、干燥，尤其是会阴部切口。④会阴部切口患者可于术后 4~7 天用 1∶5000 高锰酸钾温水坐浴，每日 2 次。

2）吻合口瘘：①观察有无吻合口瘘发生。②术后 7~10 天不能灌肠，以免影响吻合口的愈合。③一旦发生吻合口瘘，应行盆腔持续滴注、引流，同时给予患者禁食、胃肠减压、肠外营养支持治疗。

（五）健康教育

（1）帮助患者及其家属了解结、直肠癌的癌前病变，如结直肠息肉、腺瘤、溃疡性结肠炎等；改变高脂肪、高蛋白、低纤维的饮食习惯；预防和治疗血吸虫病。

（2）对疑有结、直肠癌或有家族史及癌前病变者，应行筛选性及诊断性检查。

（3）做好造瘘护理的健康宣教。

1）介绍造瘘护理方法和护理用品。

2）指导患者出院后扩张造瘘，每 1~2 周进行 1 次，持续 2~3 个月。

3）若出现造瘘狭窄，排便困难，及时就诊。

4）指导患者养成习惯性的排便行为。

（4）患者出院后维持均衡的饮食，定时进餐，避免生冷硬及辛辣等刺激性食物；患者肠道功能恢复期，应避免进食粗纤维食物如芹菜和易产气的豆类食物等。

（5）鼓励患者参加适量活动和一定社交活动，保持心情舒畅。

（6）患者出院后每 3~6 个月复查 1 次，指导患者坚持术后化疗。

（六）护理评价

（1）患者的焦虑是否缓解或减轻，如情绪是否稳定，食欲、睡眠状况是否改善。

（2）患者是否能够掌握与疾病有关的知识，能否主动配合治疗和护理工作。

（3）患者自理能力是否提高，能否正确护理造瘘。

（4）患者对造瘘的态度，能否接受造瘘，以及有无不良情绪反应。

（5）患者并发症是否得到预防，护士是否能够及时发现和处理并发症。

第九节　直肠、肛管疾病患者的护理

引导案例

患者，男，65 岁。因反复便后内痔脱出、滴血 4 年入院。患者 4 年来反复便后有内痔脱出，有时便后拭纸有血，有时便后滴血不止。患者曾多次使用各种栓剂治疗，症状时好时坏，且反复发作。患者曾行传统手术外剥内扎术治疗，3 个月后症状反复，后又在当地医院行激光治疗。2 个月后患者便后滴血及脱出再次出现，且每次便后脱出物需用手回纳。专科检查：患者行蹲位检查可见内痔脱出，脱出物占据肛门半圈，便后需用手回纳。直肠镜检查：未见肿物。

案例思考：该患者的护理措施是什么？

一、痔

痔（hemorrhoid）是指直肠下段黏膜下和肛管皮肤下静脉丛淤血、扩张和屈曲而形成的静脉团块。

（一）病因

痔的病因目前尚不完全明确，可能与下列多种因素有关。

1. 解剖因素　门静脉系统及其分支直肠静脉丛都无静脉瓣；直肠上、下静脉管壁薄、位置浅；直肠肛管位于腹腔最下部。这些因素都容易出现血液淤积和静脉扩张。

2. 腹内压力增高　如便秘、妊娠、前列腺增生、盆腔巨大肿瘤等因素均可造成腹内压力增高，从而阻碍直肠静脉血液回流。

3. 其他　肛周感染可引起直肠静脉周围炎，使直肠静脉失去弹性而扩张；营养不良可使肛门局部组织萎缩无力；长期饮酒和进食大量刺激性食物可使肛门局部充血。

（二）分类和病理

根据痔所在部位分为内痔、外痔和混合痔 3 种（图 13-2）。

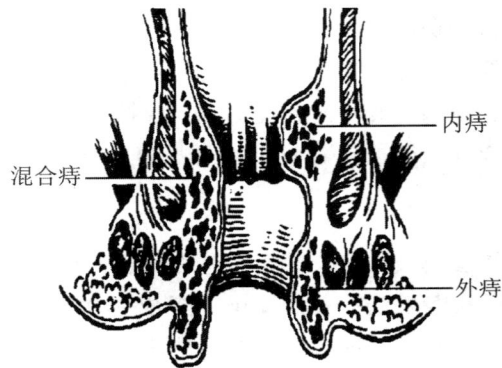

图 13-2　痔的类型

1. 内痔　是由直肠上静脉形成，位于齿状线以上，表面由直肠黏膜所覆盖。常见于直肠下端的左侧、右前、右后 3 处（即截石位 3 点、7 点、11 点位）。根据患者临床表现可分为 4 期：①1 期为排便时出血，痔块不脱出肛门外。②2 期为排便时痔块脱出肛门，排便后自行回纳。③3 期为痔脱出肛门外，需用手将其托回。④4 期为痔块长期脱出于肛门外，不能回纳或回纳后又立即脱出。

2. 外痔　是由直肠下静脉形成，位于齿状线以下，表面由肛管皮肤所覆盖。血液在肛周皮下静脉形成血栓时，称为血栓性外痔。

3. 混合痔　是由直肠上、下静脉互相吻合形成，静脉曲张时互相影响，导致上、下静脉均发生曲张。痔块位于齿状线上下，表面同时由直肠黏膜和肛管皮肤所覆盖。

（三）临床表现

1. 内痔　主要表现为无痛性、间歇性便后出鲜血和痔块脱出。发生嵌顿痔时，肛门局部可明显水肿，疼痛剧烈，分泌物增多，大便干结。

2. 外痔　一般无症状，或仅有肛门异物感。发生血栓性外痔时，肛门局部疼痛剧烈，患者咳嗽、排便或行走时疼痛加重。肛管皮下可见暗紫色肿物，边界清楚，触痛明显。

3. 混合痔　兼有内、外痔的症状。

（四）辅助检查

可通过肛门视诊、直肠指诊和肛门镜检查协助诊断。

（五）处理原则

无症状的痔无须进行特殊治疗。

1. 一般治疗　预防便秘，便后温水坐浴，肛管内注入消炎镇痛的油膏或栓剂。

2. 注射治疗　本法适用于 2 期内痔。注射硬化剂的作用是使痔和痔块周围组织产生无菌性炎症反应，造成黏膜下组织纤维化，致使痔块萎缩。常用的硬化剂有 5%苯酚植物油、5%鱼肝油酸钠、4%明矾水溶液等。

3. 手术治疗

（1）结扎术是指在痔块基底部用粗丝线贯穿结扎，使痔块缺血、坏死、脱落，致使残留的创面逐渐自行愈合。

（2）胶圈套扎术是将特制的胶圈套入到内痔的根部，利用胶圈的弹性作用阻断痔的血供，使痔缺血、坏死、脱落而愈合（图 13-3）。

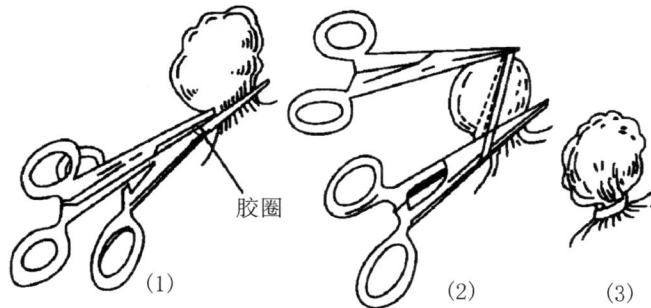

胶圈

（1）　　　（2）　　　（3）

图 13-3　内痔胶圈套扎术

（1）将乳胶圈套在 1 把止血钳的根部，用此钳夹住痔核基底部；
（2）用另 1 把止血钳夹住乳胶圈的一侧，将乳胶圈拉长绕过痔核上端，套扎在痔核基底部；（3）去掉止血钳。

（3）痔单纯切除术适用于 2、3 期内痔和混合痔。该术式通过手术切开肛门周围皮肤和黏膜后，将曲张的静脉团予以切除。

（4）环状吻合器痔环切术适用于严重的环形痔，目前临床上较少使用。

（5）血栓性外痔剥离术适用于疼痛严重的血栓性外痔。患者于局部麻醉下切开肛门周围皮肤和黏膜后，清除血栓。

（六）护理评估

1. 健康史　评估患者是否存在腹内压力增高的有关因素，如妊娠、习惯性便秘等。

2. 身体状况　了解患者饮食习惯，如是否喜食刺激性食物，是否有门静脉高压症。

3. 心理-社会评估　由于痔的发病率较高，且迁延时间长，患者常因长期便血、担心患有恶性疾病而产生焦虑和恐惧心理。

（七）护理诊断

1. 知识缺乏　与患者缺乏痔的形成原因、诊治及预防等相关知识有关。

2. 焦虑/恐惧　与患者不了解疾病的相关知识、担心便血为恶性疾病有关。

3. 潜在并发症　有便秘、尿潴留等。

（八）护理措施

1. 术前护理

（1）每晚温水坐浴。

（2）于术前 1 日进流质饮食。

（3）保持排便通畅，手术前应排空大便，必要时术前晚间进行清洁灌肠。

2. 术后护理

（1）病情观察。定时观察患者生命体征及伤口渗血情况，警惕内出血的发生。

（2）疼痛护理。可适当应用镇痛剂；如发现患者肛管内敷料填塞过紧时，应予以松解。

（3）饮食和排便。术后第 1 天进流质饮食，2~3 天后进半流食，逐步改为普食。一般术后不必限制排便，应保持大便通畅。

（4）尿潴留处理。可用镇痛、热敷按摩下腹部、诱导排尿等方法进行处理，如上述方法无效，应在无菌操作下给予导尿。

（5）伤口护理。患者需每日换药，每次大便后用温水或 1∶5000 高锰酸钾溶液坐浴，然后更换敷料。

（九）健康教育

（1）嘱患者注意饮食调节，多饮水，多食蔬菜、水果，禁食刺激性食物和饮酒。

（2）保持排便通畅，养成良好的排便习惯。

（3）注意保持肛门局部清洁。

（4）每日坚持适量运动，鼓励患者进行肛门肌肉的收缩、舒张运动。

（5）若患者出现排便困难，应及时就诊。

二、肛裂

肛裂是指齿状线以下肛管皮肤全层裂伤后形成的小溃疡。多见于中青年人群。

（一）病因

肛裂的病因尚不清楚，可能与下列多种因素有关。

1. 解剖因素　由于肛门括约肌浅部在肛管后方形成的肛尾韧带收缩性较差，导致此区域的血供也较差；排便时肛管后壁承受压力最大，故后中线最易受伤。

2. 损伤因素　长期便秘、粪便干结引起排便时的机械性损伤是肛裂形成的主要原因。

3. 感染因素　由于肛窦炎向下蔓延引起肛管皮肤皮下脓肿，脓肿破溃后形成肛裂。

（二）病理

肛裂既可单发又可多发，方向与肛管纵轴平行，呈梭形或椭圆形。

1. 急性肛裂　创面边缘整齐，裂口较浅，呈红色，无瘢痕形成。

2. 慢性肛裂　因反复发作，创口底深、不整齐，质硬，边缘增厚、纤维化、肉芽灰白。裂口上方的肛瓣和肛乳头形成肛乳头肥大，下端皮肤因炎症、水肿及静脉、淋巴回流受阻，形成袋状皮垂向下突出于肛门外，称为前哨痔。因肛乳头肥大、肛裂、前哨痔常同时存在，称为"肛裂三联征"（图13-4）。

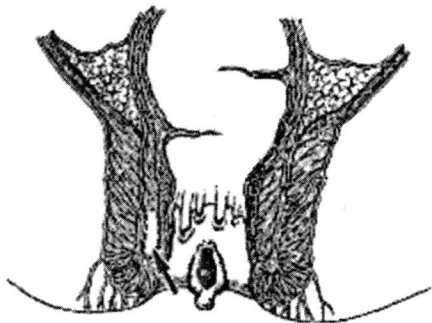

图13-4　肛裂三联征

（三）临床表现

肛裂患者典型的临床表现是疼痛、便秘和出血。

（1）疼痛。排便时干硬粪便直接挤擦溃疡面和撑开裂口，造成剧烈疼痛，粪便排出后疼痛短暂缓解，数分钟后，由于肛门括约肌反射性痉挛，引起较长时间的强烈疼痛，有的需用镇痛剂方可缓解。

（2）便秘。患者恐惧排便，使原有便秘加重，形成恶性循环。

（3）出血。排便时肛裂加深，创面可有少量出血，鲜血在粪便表面或便时滴血。

（四）辅助检查

用手轻轻分开肛门观察肛管，可见肛管后中线部位有梭形裂口。肛裂患者不宜做直肠指诊，以免引起疼痛。

（五）处理原则

急性或初发的肛裂可用坐浴或润便的方法；慢性肛裂可用坐浴、润便加以扩肛的方法；经久不愈、保守治疗无效且症状较重者，可采用手术切除。

（六）护理评估

1. 健康史　应了解患者便秘的相关情况，判断便秘的原因。便秘与患者不良饮食习惯如不喜食蔬菜、日常饮水较少及排便习惯等密切相关。

2. 心理-社会评估　患者可因排便时的剧烈疼痛及长期便秘带来沉重的心理负担。

（七）护理诊断

1. 疼痛　与排便时肛门扩张和刺激肛门括约肌痉挛有关。

2. 便秘　与疼痛惧怕排便或饮食生活不规律有关。

3. 知识缺乏　与患者缺乏保持排便通畅的相关保健知识有关。

（八）护理措施

1. 保持排便通畅，防止便秘

（1）服用通便药物。口服缓泻剂或液体石蜡。

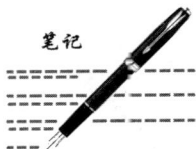

（2）注意饮食习惯。多饮水，多食新鲜蔬菜、水果。

（3）养成定时排便习惯。

2. 局部坐浴　排便后用 1∶5000 高锰酸钾溶液温水坐浴，保持局部清洁。温度维持在 43.0~46.0 ℃，每日 2~3 次，每次 20~30 分钟。

3. 扩肛治疗　应在局部麻醉或骶管麻醉下进行，用手指扩张肛门 3~5 分钟，以解除肛门括约肌痉挛，消除疼痛。

4. 伤口护理　排便后伤口被粪便污染，应立即用 1∶5000 高锰酸钾溶液温水坐浴，然后换药。换药时要注意引流通畅，应用栓剂保持局部清洁。

（九）护理评价

（1）患者排便时的疼痛是否减轻。

（2）患者的便秘是否改善。

（3）患者是否能够掌握保持排便通畅的保健知识。

（十）健康教育

（1）调节饮食。

（2）养成定时排便的习惯。

（3）适当增加运动。

（4）保持肛门局部清洁。

三、直肠肛管周围脓肿

直肠肛管周围脓肿是直肠下段、肛管周围软组织内或其周围间隙发生的急性化脓性感染或脓肿形成。

（一）病因

绝大部分直肠肛管周围脓肿是由肛窦炎、肛腺感染引起，也可继发于肛周的软组织感染、损伤、内痔、肛裂、药物注射等，是最常见的脓肿。感染可沿腺体的管状分支或联合纵肌纤维向上、向下、向外 3 处扩散至周围间隙引起的感染。

（二）临床表现

1. 肛周皮下脓肿　最常见。主要表现为持续性跳痛，局部红肿、触痛，脓肿形成后有波动感，全身感染症状不明显。

2. 坐骨直肠窝脓肿　较常见。多由肛腺感染经肛门外括约肌向外扩散形成。发病时患侧肛门胀痛，逐渐加重，继之为持续性跳痛，排便、行走时疼痛加重，可有排尿困难和里急后重，全身感染中毒症状明显。

3. 骨盆直肠间隙脓肿（骨盆直肠窝脓肿）　较少见。多由肛腺感染或坐骨直肠窝脓肿向上突破肛提肌引起。位置较深，间隙较大，引起全身感染症状较重，早期有明显全身中毒症状，如发热、寒战等，局部症状不明显，可表现为直肠坠胀感、便意不尽、排便不适，常伴有排尿困难。

（三）处理原则

根据临床表现可初步诊断，穿刺抽出脓液即可确诊。治疗原则如下。

1. 非手术治疗　包括抗感染治疗、温水坐浴、局部理疗、保持排便通畅、减轻排便时的疼痛等。

2. 手术治疗　一旦明确脓肿形成，即应切开引流。

（四）护理诊断

1. 疼痛　与感染有关。

2. 便秘　与肛周疼痛惧怕排便有关。

3. 潜在并发症　有肛门狭窄、肛瘘等。

（五）护理措施

（1）急性炎症期应卧床休息。

（2）应用抗生素控制感染。

（3）发病早期脓肿切开引流，后期坐浴。

（4）保持排便通畅，少食辛辣刺激性食物，避免饮酒；多饮水，多食新鲜蔬菜水果及脂肪类食物；养成定时排便习惯，便后清洗或坐浴。

（5）病情观察。

1）患者体温升高时，给予物理降温，嘱患者增加饮水。

2）肛周疼痛、红肿进行性加重，表明感染未得到有效控制，应调整抗生素。有脓液形成时，应及时切开引流。切开引流早期分泌物多者，应定时观察敷料有无渗透，一旦渗透应及时更换敷料，每日更换敷料 2~3 次。观察引流液的量、性质。后期创面表浅可定时坐浴使其自然愈合。排便后应先坐浴后换药。

（六）健康教育

（1）保持排便通畅，防止发生便秘。

（2）患者腹泻时及时应用抗生素控制感染。

（3）患者出现肛门不适、疼痛时应及时就诊。

四、肛瘘

肛瘘是指肛门周围的肉芽组织性管道，由内口、瘘管、外口 3 部分组成。内口多在齿状线附近，外口位于肛周皮肤。

（一）病因

大部分肛瘘是由直肠肛管周围脓肿引起，以化脓性感染多见，也可由肛管创伤感染引起。

（二）分类

1. 根据瘘口和瘘管数目分类

（1）单纯性肛瘘。只存在一个瘘管。

（2）复杂性肛瘘。存在多个瘘口和瘘管，甚至有分支。

2. 根据瘘管所在的位置分类

（1）低位肛瘘。瘘管位于肛门外括约肌深部以下，包括低位复杂性肛瘘和低位单纯性肛瘘。

（2）高位肛瘘。瘘管位于肛门外括约肌深部以上，包括高位复杂性肛瘘和高位单纯性肛瘘。

（三）临床表现

1. 疼痛　多为隐痛不适。急性感染时疼痛剧烈。

2. 瘘口排脓　肛门周围的外口不断有少量脓性分泌物排出，脓液排出后，外口可以暂时闭合；当脓液积聚到一定量时，再次冲破瘘口排脓，如此反复发作。

3. 肛周瘙痒　瘘口排出的脓液刺激肛周皮肤，使肛门潮湿、瘙痒，久之可成湿疹。

（四）辅助检查

1. 直肠指诊　瘘管位置表浅时可触及硬结样内口及条索状瘘管，内口处有压痛。

2. 内镜检查　肛门镜检查时可发现内口。

3. 影像学检查　做碘油造影可明确瘘管分布。

4. 实验室检查　急性期时血白细胞计数和中性粒细胞百分比增高。

（五）处理原则

肛瘘不能自愈，不治疗会反复形成脓肿。手术治疗的原则是将瘘管切开，形成敞开的创面，促使愈合。手术方法如下。

1. 肛瘘切开术或肛瘘切除术　适用于低位单纯性肛瘘。

2. 挂线疗法　适用于高位单纯性肛瘘的治疗和高位复杂性肛瘘的辅助治疗（图13-5）。

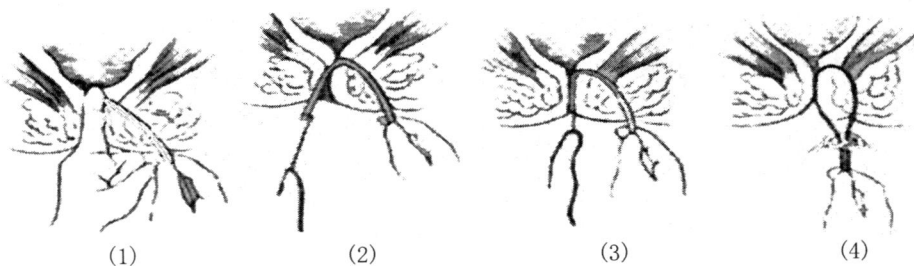

(1)　　　　　(2)　　　　　(3)　　　　　(4)

图13-5　肛瘘挂线疗法

（1）手指协助控针由外口探入内口；（2）弯曲探针前端，将其控制到肛门外；（3）探针前端缚一丝线，并系上一橡皮筋；（4）退出探针，将橡皮筋由瘘管拉出，用丝线结扎。

（六）护理评估

1. 健康史　了解患者是否有反复发作的肛周红、肿、痛、流脓史。

2. 心理-社会评估　由于疾病经久不愈，自外口排出脓液，污染衣物，患者可出现厌恶、焦虑等心理变化。

（七）护理诊断

1. 疼痛　与肛周脓肿及手术有关。

2. 便秘　与肛周疼痛惧怕解便有关。

3. 自我形象紊乱　与肛瘘外口长期排出脓性分泌物及粪便污染衣物有关。

4. 潜在并发症　有肛门狭窄、肛门失禁等。

（八）护理措施

1. 术前护理

（1）急性感染期患者要注意休息，控制感染，并用1∶5000高锰酸钾溶液温水坐浴，待炎症消退后方可手术。

（2）于术前 1 日进流质饮食。

（3）于术前 2~3 日用肥皂水灌肠。

2. 术后护理

（1）排尿困难患者的护理。可采取听流水声等诱导方法促进排尿；对肛门内敷料填塞过紧引起者应予以解除；对术后 12 小时不能排尿者给予导尿。

（2）饮食。采用无渣饮食。

（3）术后伤口的护理。肛瘘切开术后 48~72 小时内，如患者未排便可仅更换外层敷料，排便后可温水坐浴，坐浴后要检查伤口情况。务必使创面肉芽组织从基底部生长，直至愈合；伤口内填充敷料要逐渐减少。

（4）注意肛门局部清洁。术后第 2 天开始可每日早晚及便后用 1：5000 高锰酸钾溶液温水坐浴、换药。

（5）挂线后的护理。注意橡皮条是否过松或过紧，根据情况适当调整，直至挂线脱落。

（6）扩肛。术后 5~10 天开始用示指进行扩肛，每日 1 次；对于肛门松弛者，于术后 3 天指导患者进行提肛运动。

（九）健康教育

（1）保持肛门局部清洁，常用温水坐浴。

（2）嘱直肠肛管疾病患者及时治疗，并耐心坚持治疗直至治愈为止。

（3）嘱患者养成良好的排便习惯。

第十节　肝脏疾病患者的护理

一、细菌性肝脓肿

（一）病因病理

病原体入侵肝脏的常见途径如下。

1. 胆道系统　是最主要的入侵途径和最常见的病因。胆囊炎、胆道蛔虫症或胆管结石等并发急性化脓性胆管炎时，细菌可沿胆管上行感染肝脏而形成脓肿。

2. 肝动脉　体内任何部位的化脓性病变，如急性上呼吸道感染、化脓性骨髓炎、亚急性细菌性心内膜炎、痈等的病原体均可能会随着肝动脉入侵，而在肝内形成多发性脓肿。

3. 门静脉　坏疽性阑尾炎、痢疾、痔核感染等疾病均可引起门静脉属支的血栓性静脉炎及脓毒栓子脱落进入肝内，从而引起肝脓肿。

4. 淋巴系统　当出现肝脏毗邻部位的感染如膈下脓肿或肾周脓肿时，细菌可经淋巴系统入侵肝脏。

5. 肝脏开放性损伤　如细菌直接从伤口入侵。

6. 其他　如原因不明的肝脓肿等。

（二）症状和体征

1. 寒战和高热　是最常见的早期症状。患者体温可高达 39.0~40.0 ℃，呈弛张热，可伴有多汗、脉搏加快等表现。

2. 肝区疼痛　可表现为肝大，肝包膜急性膨胀，肝区出现持续性胀痛或钝痛，有时还可伴有右肩牵涉痛或胸痛。

3. 全身表现　可表现为恶心、呕吐、食欲减退、周身乏力；少数患者可有腹泻、腹胀及难以止住的呃逆等表现，患者在短期内即呈现严重病容。

4. 体征　最常见的有肝区压痛和肝大，右下胸部和肝区有叩击痛。若脓肿位于肝前下缘比较表浅的部位，患者可伴有右上腹肌紧张和局部明显触痛，以及局部皮肤呈凹陷性水肿；若为巨大的肝脓肿可使患者右季肋区呈饱满状态，甚至是局限性隆起，以及局部皮肤呈凹陷性水肿，严重者可出现黄疸。

（三）辅助检查

1. 实验室检查

（1）血常规检查可见白细胞计数增高，中性粒细胞百分比高达 90% 以上，可有核左移现象和中毒症状重的表现，有时还可出现贫血。

（2）肝功能检查可有轻度异常。

2. 影像学检查

（1）X 线检查可见肝脏阴影增大、右膈肌抬高及活动受限。

（2）B 超能分辨肝内直径为 2 cm 的液性病灶，并明确其部位和大小。

（3）放射性核素扫描、CT、MRI 和肝动脉造影检查对诊断肝脓肿有帮助。

（四）鉴别诊断

1. 阿米巴性肝脓肿　见表 13-2。

表 13-2　细菌性肝脓肿与阿米巴性肝脓肿的鉴别

项目	细菌性肝脓肿	阿米巴性肝脓肿
病史	继发于胆道感染或其他化脓性疾病	继发于阿米巴痢疾后
病程	病情急骤严重、全身脓毒血症状明显	起病较缓慢，病程较长，症状较轻
实验室检查	白细胞计数增高，中性粒细胞百分比可高达 90%，有时血液细菌培养阳性	白细胞计数可增高，血液细菌培养阴性
粪便检查	无特殊发现	部分患者粪便中可找到溶组织内阿米巴滋养体
脓肿穿刺	多为黄白色脓液，涂片和培养检查可发现细菌	大多为棕褐色脓液，镜检有时可找到阿米巴滋养体。若无混合感染，涂片和培养检查可无细菌
诊断性治疗	抗阿米巴药物治疗无效	抗阿米巴药物治疗有所好转

2. 右膈下脓肿　多继发于化脓性腹膜炎或上腹部大手术后。患者全身反应和局部体征常不如肝脓肿严重，但右肩部牵涉痛较明显，深吸气时尤为严重。X 线检查显示右膈下常有气-液平面出现，右侧横膈升高，膈肌运动受限。

3. 肝癌　与肝脓肿相比，肝癌病程较慢，常无急性感染表现。肝脏可呈进行性肿大、坚硬，表面高低不平而无明显压痛。血清甲胎蛋白测定常呈阳性，超声检查等有助

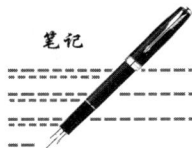

于鉴别。但当肝癌并发高热或癌肿坏死合并感染时，可导致误诊。

（五）处理原则

早诊断，早治疗，积极处理原发病，避免并发症。

1. 非手术治疗　适用于急性期、脓肿尚未局限或多发性小脓肿者。

（1）应用抗生素。在未明确致病菌前，可首选氨苄西林（或头孢菌素）加氨基糖苷类抗生素或甲硝唑等，待细菌培养及药物敏感试验结果明确后再选用有效抗生素。治疗原则为大剂量、足疗程。

（2）全身支持治疗。纠正患者水、电解质与酸碱平衡失调；积极提供支持治疗，必要时可反复多次输血，纠正低蛋白血症；改善患者肝功能和增强机体抵抗力。

（3）脓肿穿刺引流。对于单个较大的脓肿可在 B 超引导下经皮穿刺抽脓、置管持续冲洗引流，必要时可行注入抗生素治疗。

2. 手术治疗

（1）脓肿切开引流术。适用于较大的脓肿，估计有穿破可能或已并发腹膜炎、脓胸及胆源性胰腺炎者。

（2）肝叶切除术。适用于慢性厚壁肝脓肿切开引流术后留有窦道长期不愈及肝内胆管结石合并肝左外叶多发性脓肿且该肝叶功能丧失者。

（六）护理评估

1. 术前评估

（1）健康史。评估患者有无疫区接触史、阿米巴痢疾史、细菌性肠炎和体内化脓性病史，以及发病的急、缓和病程长短等。

（2）身体状况。了解患者有无气急、胸痛、剧烈咳嗽、肝区疼痛等，有无体液失衡和营养不良表现；了解患者实验室检查及影像学检查结果，术后生命体征恢复情况；评估患者全身营养状况改善程度；了解患者安置的引流管是否通畅，引流液的颜色、性状、量；评估患者切口愈合程度等。

（3）心理-社会评估。了解患者及其家属对疾病、手术和可能出现的并发症的心理承受程度，以及对疾病治疗方法、康复知识的认知程度。

（七）护理诊断

1. 体温过高　与感染有关。

2. 疼痛　与肝脓肿致肝包膜张力增加有关。

3. 潜在并发症　有继发二重感染。

（八）护理目标

1. 患者的体温逐渐恢复正常。

2. 患者的疼痛减轻或缓解。

3. 细菌性肝脓肿患者未继发其他部位的细菌性感染。

（九）护理措施

1. 病情观察　肝脓肿患者若继发脓毒血症、急性化脓性胆管炎或出现中毒性休克征象时可危及生命，应立即进行抢救，并加强对患者生命体征和腹部体征的观察。

2. 营养支持　应进食高蛋白、高能量、富含维生素的食物，必要时可经静脉滴注血液制品或提供肠内外营养支持。

3. 高热的护理

（1）保持病室空气新鲜，定时通风，维持室温在 18.0~22.0 ℃，湿度为 50%~70%。

（2）患者衣着应适量，床褥勿盖过多，及时更换汗湿的衣裤和床单，以保持舒适。

（3）加强对患者体温的动态观察。

（4）保证患者每日至少摄入 2000 ml 液体，以防出现脱水。

（5）物理降温，如采取头枕冰袋、乙醇擦浴、灌肠等措施。

（6）必要时应用解热镇痛剂。

（7）正确合理应用抗生素，并注意药物的副作用。

4. 疼痛的护理　根据患者的情况给予适宜的镇痛措施。

5. 引流管的护理　彻底引流脓液，促进脓腔闭合。

（1）妥善固定引流管，防止滑脱。

（2）患者采取半卧位，以利于引流和呼吸。

（3）每日用生理盐水多次或持续冲洗脓腔，观察和记录脓腔引流液的颜色、性状和量。

（4）每日更换引流瓶。

（5）当脓腔引流液少于 10 ml 时，可拔除引流管，改为凡士林纱条引流。适时换药，直至脓腔闭合。

二、原发性肝癌

引导案例

患者，男，53 岁。因体检时发现肝脏占位病变 8 天，伴有腹部胀痛 3 小时入院。入院查体：体温 36.3 ℃，心率 86 次/分，呼吸 23 次/分，血压 138/94 mmHg。患者全身皮肤、黏膜无黄染，浅表淋巴结未触及肿大，双肺呼吸音清，心率 86 次/分，律齐。肝、脾未触及，无反跳痛及肌紧张。墨菲（Murphy）征阴性。

案例思考：该患者的护理评估及需要做的检查是什么？

原发性肝癌（primary carcinoma of the liver）是我国常见的恶性肿瘤之一，分别占男、女恶性肿瘤发病率的第 3、第 4 位。本病高发于我国东南沿海地区，可发生于任何年龄组，以 40~49 岁男性多见。

（一）病因及发病机制

原发性肝癌的病因和发病机制迄今尚未明确。根据流行病学调查和临床观察结果提示，可能与病毒性肝炎、肝硬化、黄曲霉、亚硝胺类致癌物、水土因素等密切相关。至于寄生虫、营养素缺乏、饮酒、遗传因素等与肝癌的相关性尚未达成共识。

（二）病理

1. 病理类型

（1）按原发性肝癌大体分类。可分为 3 类：结节型、巨块型和弥漫型。临床上以结节型多见，常为单个或多个大小不等的结节散布于肝内，多伴有肝硬化；巨块型常为单发，也可由多个结节融合而成，癌块直径较大，易出血、坏死，但肝硬化程度轻微；弥漫型最少见，其结节大小均等，多呈灰白色密布于全肝，肉眼难以与肝硬化相区分，病情发展迅速，预后极差。

（2）按原发性肝癌组织学分类。可分为肝细胞型、胆管细胞型和混合型 3 类。我国以肝细胞型为主，约占 91.5%。

2. 转移途径

（1）直接蔓延。癌肿直接侵犯邻近组织、脏器，如膈肌、胸腔等。

（2）血行转移。血行转移多为肝内转移，癌细胞在生长过程中直接侵犯门静脉分支，形成门静脉内癌栓，癌栓沿门静脉系统在肝内直接播散，甚至阻塞门静脉主干，导致门静脉高压；肝外血行转移依次见于肺、骨、脑等。

（3）淋巴转移。淋巴转移主要累及肝门淋巴结，其次为胰周、腹膜后及主动脉旁淋巴结，晚期可至锁骨上淋巴结。

（4）种植转移。癌细胞脱落可发生于腹腔、盆腔乃至胸腔的种植转移。

（三）症状和体征

肝癌早期缺乏特异性表现，多数患者可在普查或体检时发现。晚期可有局部和全身症状。

1. 肝区疼痛　为最常见的主要症状，半数以上患者以此为首发症状。多为持续性隐痛、刺痛或胀痛，夜间或劳累后加重。

2. 肝大　为中、晚期肝癌的主要体征。肝脏呈进行性增大，质地较硬，表面高低不平，有明显结节或肿块。

3. 消化道症状　常表现为食欲减退、腹胀、恶心、呕吐或腹泻等，易被忽视。

4. 全身症状　可有不明原因的持续性低热或不规则发热，抗生素治疗无效；晚期患者体重呈进行性下降，可伴有贫血、黄疸、腹腔积液、出血、水肿等恶病质的表现。

5. 其他症状　可有伴癌综合征的表现，如低血糖、红细胞增多症、高胆固醇血症及高钙血症；如发生肺、骨、脑等肝外转移时，患者还可有相应部位的临床表现。

6. 并发症　如肝性脑病、上消化道出血、癌肿破裂出血及继发性感染等。

（四）辅助检查

肝癌的实验室诊断技术包括定性和定位两种。多项技术的综合应用，有助于发现早期患者，甚至可检出无症状或体征的早期小肝癌，使肝癌诊断的正确率达 90% 以上。

1. 定性诊断

（1）甲胎蛋白（AFP）属于肝癌血清标志物，可用于普查，有助于发现无症状的早期患者，但可有假阳性，故应做动态观察。当 AFP 呈持续阳性或定量 >500 μg/L，并排除妊娠、活动性肝病、生殖腺胚胎性肿瘤等后，可高度怀疑为原发性肝癌。

（2）血清酶学检查对原发性肝癌的诊断缺乏专一性和特异性，故只能作为辅助指标。

2. 定位诊断

（1）B 超检查。B 超检查能发现直径为 2～3 cm 或更小的病变，可显示肿瘤的部位、大小、形态及肝静脉或门静脉有无栓塞等。B 超的诊断正确率可达 90%，是目前肝癌定位检查中首选的一种方法。

（2）放射性核素肝扫描。放射性核素肝扫描对肝癌诊断的阳性符合率为 85%～90%，但不能显示直径 <3 cm 的病变。

（3）CT 和 MRI 检查。CT 和 MRI 检查能显示肿瘤的位置、大小、数目及与周围脏器和重要血管的关系，有助于制订手术方案。可检出直径 1.0 cm 左右的小肝癌，诊断符合率达 90% 以上。

（4）选择性腹腔动脉或肝动脉造影。肝动脉造影可明确病变的部位、大小、数目和分布范围。对直径<2.0 cm 的小肝癌，诊断符合率可达 90%；对血管丰富的肿瘤，可分辨直径 1.0 cm 的肿瘤。选择性肝动脉造影或数字减影肝血管造影可发现直径仅 0.5 cm 的肿瘤。

（5）肝穿刺活体组织检查。在 B 超引导下行细针穿刺活检具有确诊意义，但也有出血、肿瘤破裂和肿瘤沿针道转移的危险。

（6）腹腔镜探查。经各种检查未能确诊而临床又高度怀疑肝癌者，有必要行腹腔镜探查以明确诊断。

（五）处理原则

早期诊断，早期治疗，以手术治疗为主，辅以其他综合治疗。

1. 手术治疗　是目前治疗肝癌最有效的方法。小肝癌的手术切除率高达 80% 以上，手术病死率低于 2%，术后 5 年生存率可达 60%~70%。

（1）肝切除术。

（2）肝动脉结扎或肝动脉栓塞术，以及液氮冷冻、激光气化、微波热凝等。

（3）肝移植术。

2. 放疗　适用于一般情况较好，肝功能处于代偿阶段，不伴有肝硬化、黄疸、腹水、脾功能亢进和食管静脉曲张，肿瘤较小且局限、尚无远处转移但又不能手术切除或手术切除后肝断面有残留癌组织或肿瘤复发者。

3. 化疗和其他疗法

（1）全身化疗。

（2）肝动脉插管化疗。

（3）免疫治疗。

（4）局部注射无水乙醇或抗癌药物。

（5）中医中药治疗。

（6）基因治疗。

（六）护理评估

1. 术前评估

（1）健康史。了解患者饮食和生活习惯，有无进食含黄曲霉的食品，有无亚硝胺类致癌物的接触史等；了解患者家族中有无肝癌或其他肿瘤患者；了解患者有无肝炎、肝硬化、其他部位肿瘤病史或手术治疗史。

（2）身体状况。评估患者有无肝大、肝区压痛、上腹部肿块等，有无消瘦、乏力、食欲减退及恶病质表现等，有无癌结节破裂出血、肝性昏迷、上消化道出血等；了解患者 AFP、B 超、CT 和 MRI 等检查结果。

（3）心理-社会评估。了解患者及其家属对拟采取的手术方式、疾病预后及手术前后康复知识的掌握程度；了解患者对手术过程、手术可能导致的并发症及疾病预后所产生的焦虑、恐惧程度和心理承受能力；了解患者家庭对患者的支持程度。

（七）护理诊断

1. 预感性悲哀　与担忧疾病预后和生存期限有关。

2. 疼痛 与肿瘤迅速生长导致肝包膜张力增加或放疗、化疗后的不适有关。

3. 营养失调：低于机体需要量 与食欲减退、出血及肿瘤导致的代谢异常和消耗有关。

4. 潜在并发症 有肝性脑病、上消化道出血等。

（八）护理目标

（1）患者能正确面对手术结果和疾病预后，并对疾病的治疗和护理有决心。

（2）患者的疼痛减轻或缓解。

（3）患者能主动进食富含高蛋白、高能量、膳食纤维的食物或接受营养支持治疗。

（4）患者未出现肝性脑病、上消化道出血等并发症。

（九）护理措施

1. 术前护理 护士能与患者进行充分的交流和沟通，了解患者情绪和心理的变化，鼓励其表达自己的想法和担忧。尊重患者并表达同情和理解，帮助其正视现实，增强应对疾病的能力，树立战胜疾病的信心，并能积极参与和配合治疗。对癌症晚期患者应给予情感上的支持，鼓励患者正确面对疾病，尽可能平静舒适地度过生命的最后历程。

2. 术后护理

（1）术后常规护理。

1）嘱患者术后 24 小时内应卧床休息，避免剧烈咳嗽，防止术后肝断面出血。接受半肝以上切除者，可间歇给氧 3~4 天。

2）鼓励患者进富含高蛋白、高能量、富含维生素和膳食纤维的饮食，依据患者饮食习惯，为其提供喜爱的食物。必要时提供肠内外营养支持或补充血清蛋白等。

3）护士应妥善固定引流管，避免受压、扭曲和折叠，保持引流通畅；每日更换引流瓶，并准确记录引流液的量、色、质；若血性引流液呈持续性增加，应警惕有腹腔内出血。

4）积极有效的镇痛治疗。

（2）严格控制水和钠的摄入量。准确记录患者 24 小时液体出入量，每日观察并记录患者体重及腹围变化等。

（3）肝动脉插管化疗患者的护理。

1）向患者解释肝动脉插管化疗的目的及注意事项。

2）做好导管护理：①妥善固定和维护导管。②每次注药前需消毒导管，注药后用无菌纱布包扎，防止细菌沿导管发生逆行性感染。③注药后用肝素稀释液（25 U/ml）2~3 ml 冲洗导管，防止导管堵塞。④治疗期间患者如出现剧烈腹痛、恶心、呕吐、食欲减退及不同程度的血白细胞计数减少等严重的不良反应时，药物应减量。血白细胞计数<4.0×10^9/L 时，应暂停化疗。

3）拔管后应加压压迫穿刺点 15 分钟，嘱患者卧床 24 小时，防止局部形成血肿。

（十）健康教育

（1）患者在病情和体力允许的情况下可适量活动，但切忌过量、过度运动。

（2）嘱患者多食营养丰富、均衡和富含维生素的食物，以清淡、易消化为宜。

（3）嘱患者定期随访并接受化疗或放疗。

（4）对肝功能失代偿患者可适量应用缓泻剂，保持大便通畅，以免因肠腔内的氨被吸收导致血氨升高。

第十一节　门静脉高压症患者的护理

引导案例

患者，男，52岁。因呕血2次入院。患者突然出现呕暗红色血性液体2次，约500 ml，随后解柏油样大便数次，约1000 g。查体：体温36.7 ℃，心率86次/分，呼吸20次/分，血压90/52 mmHg。神志淡漠，全身皮肤、黏膜无黄染，全腹无压痛、反跳痛及肌紧张。辅助检查：血常规可见红细胞计数 $2.3×10^{12}/L$，白细胞计数 $3.2×10^9/L$，血小板计数 $89.0×10^9/L$；胃镜检查可见食管-胃底静脉曲张，未见溃疡及黏膜病变。

案例思考：该患者的护理评估和护理措施是什么？

正常的门静脉压力为 $1.27~2.35$ kPa（$13~24$ cmH$_2$O）。当门静脉血流受阻、血液淤滞、压力>24 cmH$_2$O 时，称为门静脉高压症（portal hypertension）。

（一）解剖概要

肝脏是体内唯一的由双重（门静脉和肝动脉）血液供应的器官，以门静脉血供为主，占肝总血流量的70%~75%。门静脉系统位于两个毛细血管网之间：一端是胃、肠、脾、胰的毛细血管网，另一端是肝的毛细血管网（肝窦）。

门静脉系统与腔静脉系统之间存在4个交通支：①胃底、食管下段交通支。②直肠下端、肛管交通支。③前腹壁交通支。④腹膜后交通支（图13-6）。其中最重要的是胃底、食管下段交通支。

（二）病因

在我国，90%以上的门静脉高压症是由肝硬化引起的，其中南方地区主要是血吸虫病性肝硬化，其他地区主要是肝炎后肝硬化。其他病因也可见于肝外门静脉阻塞，如门静脉主干的先天性畸形、门静脉海绵样变、腹腔内感染等引起门静脉内血栓形成和粘连，但较少见。

（三）病理生理

门静脉系统无瓣膜，通过流入的血量和流出的阻力形成并维持正常压力。门静脉血流阻力增加，常是门静脉高压症的始动因素。按阻力增加的部位可将门静脉高压症分为肝前、肝内和肝后3型。肝内型又可分为窦前型、窦后型和肝窦型。

在我国，肝炎后肝硬化是引起肝窦和窦后阻塞性门静脉高压症的常见病因。首先，增生的纤维和再生的肝细胞结节通过挤压肝小叶内的肝窦，使肝窦变窄或闭塞，导致门静脉血流受阻，压力增高；其次，位于肝小叶间汇管区的肝动脉小分支和门静脉小分支之间的许多平时不开放的动静脉交通支，在肝窦受压和阻塞时大量开放，导致压力增高8~10倍的肝动脉血流直接反向注入压力较低的门静脉小分支，使门静脉压力进一步增加。

血吸虫病导致的肝内窦前阻塞性，是由于血吸虫卵直接沉积在汇管区门静脉小分支内，使管腔变窄，周围呈现肉芽肿反应，致使门静脉血流受阻和压力增高。

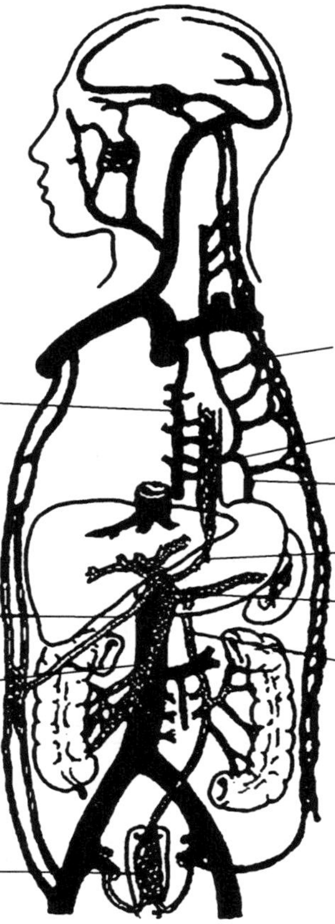

图 13-6　门静脉与腔静脉之间的交通支

门静脉高压症形成后，可以发生下列病理变化。

1. 脾大和脾功能亢进　当门静脉血流受阻后，可出现脾充血、变大。脾窦由于长期充血致使脾内纤维组织增生、脾髓细胞再生、单核巨噬细胞增生和脾脏破坏红细胞的功能亢进。

2. 交通支扩张　肝内门静脉通路受阻时，由于门静脉无瓣膜，交通支常可开放并扩张，形成静脉曲张。此时胃底及食管下段交通支的曲张使覆盖的黏膜变薄，而易受反流胃酸的侵蚀和坚硬、粗糙食物的刺激引起机械性损伤；当患者咳嗽、呕吐、用力排便、负重时可使腹腔内压力突然升高，从而引起曲张静脉破裂，导致致命性大出血。

3. 腹腔积液（腹水）　因门静脉压力升高可使门静脉系统毛细血管床的滤过压增加，加上肝硬化引起的低蛋白血症使血浆胶体渗透压下降及淋巴液生成增加，促使液体从肝、肠浆膜面漏入腹腔而形成腹腔积液。肝功能不全患者由于肾上腺皮质激素增多，促使肾小管对钠和水的重吸收增强，导致水钠潴留从而加剧腹腔积液的形成。

（四）临床表现

1. 脾大和脾功能亢进　在门静脉高压症的早期，患者即可有脾充血、变大的表现，但程度不一，脾大于左肋缘下可扪及。后期还可伴有脾功能亢进。

2. 呕血和黑便　食管胃底静脉突然破裂发生大出血是门静脉高压症最凶险的并发症。患者的肝功能损害可引起凝血功能障碍及脾功能亢进，一旦发生出血，常难以控制。当血液随粪便排出时呈柏油样黑便。大出血、休克和贫血可致肝细胞严重缺氧、坏死，

217

极易诱发肝性脑病。

3. 腹腔积液　是肝功能严重受损的表现，常伴有腹胀、食欲减退和下肢水肿。

4. 其他　患者可伴有肝大、黄疸、蜘蛛痣、腹壁静脉曲张、痔及肝掌等体征。

（五）辅助检查

1. 血常规　全血细胞计数减少，白细胞计数降至 $3.0×10^9/L$ 以下，血小板计数减至 $(70.0\sim80.0)×10^9/L$ 以下。

2. 肝功能检查　血浆清蛋白水平降低而球蛋白水平增高，清、球蛋白比例倒置，凝血酶原时间延长。

3. 影像学检查

（1）B 超检查。B 超检查可了解肝脏和脾脏的形态、大小，有无腹水及门静脉扩张。

（2）食管吞钡 X 线检查。食管吞钡 X 线检查可发现食管-胃底静脉曲张的征象。

（3）腹腔动脉或肝静脉造影。腹腔动脉或肝静脉造影可确定门静脉受阻部位及侧支回流情况。

（六）处理原则

处理原则以内科综合治疗为重点。积极治疗食管胃底静脉破裂引起的上消化道大出血，解除或改善脾大、脾功能亢进。

1. 食管胃底静脉破裂出血的治疗

（1）非手术治疗。

1）紧急处理：患者需绝对卧床，快速输液、输血；维持呼吸道通畅，防止引发窒息或吸入性肺炎。

2）应用血管升压素，可使内脏小动脉收缩、门静脉血流量减少。

3）经纤维内镜将硬化剂直接注入曲张静脉内，以达到止血和预防再出血的目的。

4）运用三腔两囊管气囊分别压迫胃底及食管下段的曲张静脉，以达到止血的目的（图 13-7），并争取时间采取紧急手术。

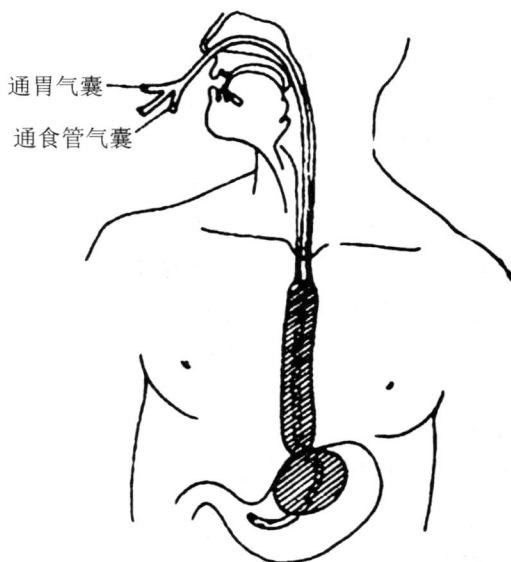

通胃气囊

通食管气囊

图 13-7　三腔两囊管气囊压迫止血法

（2）手术治疗。

1）分流术：是指通过吻合血管的方法将门静脉血液分流到压力较低的腔静脉内，以降低门静脉压力，从而制止出血。门静脉血的分流减少了肝的灌注量及肠道产生的氨被部分或全部吸收后不再经肝解毒而直接进入体循环，可引起肝性脑病，甚至肝昏迷。因此，分流术仅适用于无活动性肝病及肝功能代偿良好者。

2）断流术：包括脾切除、结扎切断贲门周围的血管。

3）肝移植术：是治疗终末期肝病并发门静脉高压、食管胃底曲张静脉破裂出血的理想方法，既替换了病肝，又使门静脉系统血流动力学恢复到正常。

（3）腹水的外科治疗。对肝硬化引起的顽固性腹水，有效的治疗方法是肝移植。其他疗法包括经颈静脉肝内门体分流术（TIPS）和腹腔-颈静脉转流术。

（4）脾大、脾功能亢进的外科治疗。明显的脾功能亢进多见于晚期血吸虫病患者，因患者肝功能大多较好，单纯脾切除术效果良好。

（七）护理评估

1. 健康史　了解患者有无慢性肝炎、肝硬化、血吸虫病史，有无长期大量饮酒史。

2. 身体状况

（1）评估患者腹围大小，有无腹水、下肢水肿，有无肝、脾大和移动性浊音等。

（2）评估患者有无肝性脑病的征象；有无黄疸、肝掌、蜘蛛痣及皮下出血点；有无呕血或黑便等。

（3）辅助检查，包括血常规、肝功能和影像学检查等。

（八）护理诊断

1. 体液不足　与上消化道大量出血有关。

2. 腹腔积液　与肝功能损害导致的低蛋白血症、血浆胶体渗透压降低及醛固酮分泌增加有关。

3. 营养失调：低于机体需要量　与肝功能损害、营养素摄入不足、消化吸收障碍有关。

4. 知识缺乏　与患者缺乏预防上消化道出血的相关知识有关。

5. 潜在并发症　有上消化道大出血、术后出血、肝性脑病、静脉血栓形成等。

（九）护理目标

（1）患者未出现术后出血、肝性脑病、静脉血栓等的并发症。

（2）患者体液不足得到改善。

（3）患者腹腔积液减少，体液平衡得到维持。

（4）患者肝功能和营养状况得到改善。

（5）患者能够正确描述预防再出血的有关知识。

（十）护理措施

1. 心理护理　护士需做好患者的心理护理工作，以减轻患者的焦虑，稳定其情绪，使之能配合各项治疗和护理。

2. 预防上消化道出血

（1）嘱患者应合理休息与适当活动，避免过于劳累。

（2）嘱患者禁烟、戒酒，少饮咖啡和浓茶；避免进食粗糙、干硬、带骨、渣或鱼刺、油炸及辛辣食物；饮食不宜过热，以免损伤食管黏膜而诱发上消化道出血。

（3）避免剧烈咳嗽、打喷嚏、便秘、用力排便等，以免诱发食管胃底静脉破裂出血。

3. 保持体位 嘱患者取平卧位增加肝、肾血流灌注，同时限制液体和钠的摄入。

4. 改善患者营养状况，保护肝脏

（1）给予患者高蛋白、高能量、富含维生素、低脂饮食。

（2）给予患者输注新鲜血液和肌内注射维生素 K。对于血浆清蛋白低下者，可静脉滴注人血清蛋白等。

（3）给予患者保肝药物，避免使用红霉素、巴比妥类等对肝脏有损害的药物。

5. 急性出血期的护理

（1）一般护理。

1）嘱患者绝对卧床休息，迅速将患者安置到有医疗抢救设备、安静的病房。

2）减轻患者的焦虑情绪，必要时可给予镇静剂，以免因情绪紧张而加重出血。

3）及时清理患者的血迹和呕吐物，做好口腔清洁。

（2）恢复患者血容量。

（3）止血。

1）采用冰盐水或冰盐水加血管收缩剂进行胃内灌洗。

2）应用止血药。

（4）监护生命体征。监护患者血压、脉搏、每小时尿量及中心静脉压的变化，注意患者有无水、电解质与酸碱平衡失调。

（5）三腔两囊管的护理。

1）检查三腔两囊管有无老化、漏气，向患者解释放置三腔两囊管的目的、意义和方法，以取得患者的配合；先往食管和胃气囊内各充气约 150 ml 和 200 ml，观察充盈后的气囊是否膨胀均匀、弹性良好，再将气囊置于水下，证实无漏气后，即可抽空气囊，并分别做好标记备用。

2）将液体石蜡涂抹在管壁上，从患者一侧鼻孔轻轻地插入三腔两囊管，插入深度为 50~60 cm；用注射器将胃液从管内抽出后，向胃气囊内注入空气 150~200 ml，然后用止血钳夹住管口；将三腔两囊管向外拉提，当感到三腔两囊管不再被拉出并有轻度弹力时，利用滑车装置在管端悬以 0.5 kg 的重物做牵引压迫；此时抽取胃液观察止血效果，若仍有出血，再向食管气囊内注入 100~150 ml 空气以压迫食管。置管后，将胃管连接胃肠减压器或用生理盐水反复灌洗，观察胃管内有无新鲜血液被吸出。

3）置管后的护理：①将患者头偏向一侧，及时清除患者口腔、鼻腔分泌物。②用液体石蜡滑润鼻腔，保持鼻黏膜湿润；观察并调整牵引绳的松紧度，防止鼻黏膜及口部因长期受压而发生糜烂、坏死；三腔两囊管压迫期间应每 12 小时放气 20~30 分钟，避免黏膜因长期受压而发生糜烂、坏死。③观察并记录胃肠减压术引流液的量、颜色，判断出血是否停止，这是决定紧急手术与否的关键。④床边准备剪刀，若气囊上移阻塞呼吸道，引起呼吸困难甚至窒息时，应立即用剪刀将三腔两囊管剪断。⑤三腔两囊管放置时间不宜超过 3 天。气囊压迫 48~72 小时后可考虑拔管。拔管时应先放松牵引，彻底抽出气囊内的气体，并观察 24 小时。若无出血，让患者吞服液体石蜡 30~50 ml，然后缓慢、轻巧地拔除三腔两囊管；若气囊压迫 48 小时后，胃管内仍可抽出新鲜血液，说明压迫止血无效，应做好紧急手术止血的准备。

（6）预防肝性脑病。嘱患者服用新霉素或链霉素等肠道不吸收的抗生素，使用轻泻剂刺激患者排泄或进行生理盐水灌肠。避免因胃肠道残血被分解产生氨而诱发肝性脑病。

（7）分流术的术前准备。于术前 2~3 日嘱患者口服肠道不吸收的抗生素，术前 1 日晚间进行清洁灌肠；脾-肾分流术术前需明确患者肾功能是否正常。

6. 术后护理

（1）病情观察。密切观察患者的生命体征，以及胃肠减压术和腹腔引流液的性状与量。

（2）保肝治疗。术后给予患者吸氧；禁用或少用吗啡、巴比妥类、盐酸氯丙嗪等对肝脏有损害的药物。

（3）患者体位与活动。分流术后 48 小时内，患者可取平卧位或 15°低坡卧位，2~3 天后改半卧位；手术后不宜过早下床活动，一般需卧床 1 周，以防血管吻合口破裂出血。

（4）饮食护理。分流术后患者应限制蛋白质和肉类的摄入，忌食粗糙和过热的食物；禁烟、戒酒。

（5）并发症的观察和预防。

1）肝性脑病：分流术后部分门静脉血液未流经肝脏解毒而是直接进入体循环，术前患者肝功能已有不同程度的受损及手术对肝功能的损害等，术后易诱发肝性脑病。若发现患者有神志淡漠、嗜睡、谵妄，应测定血氨浓度，使用谷氨酸钾和谷氨酸钠以降低血氨水平；限制患者蛋白质的摄入，减少血氨的产生；使用弱酸性溶液灌肠，减少血氨的吸收。

2）静脉血栓形成：脾切除术后患者血小板计数迅速增高，有诱发静脉血栓形成的危险。术后 2 周内每日或隔日应复查一次血小板，若血小板计数超过 $600.0×10^9/L$，应立即采取抗凝治疗。脾切除术后患者不宜使用维生素 K 和其他止血药物，以防血栓形成。

（十一）健康教育

（1）向患者说明休息、饮食与门静脉高压症的发病密切相关，应避免劳累和进行较重的体力活动。

（2）嘱患者禁烟、戒酒，少饮咖啡、浓茶，避免进食粗糙、干硬、过热、辛辣的食物，以免损伤食管和胃黏膜而诱发出血。

（3）嘱患者使用软毛牙刷刷牙，避免牙龈出血；预防外伤发生。

（4）遵医嘱服用保肝药物，定期复查肝功能。

（5）嘱患者保持心情舒畅，避免因情绪波动而诱发出血。

第十二节　胆道疾病患者的护理

一、常见胆道疾病的特殊检查

（一）影像学检查

1. B 超检查　是诊断胆道疾病的首选方法。胆囊检查前，患者需空腹 8 小时以上，前 1 日晚餐宜进清淡素食。超声检查应在钡餐造影和内镜检查之前或钡餐检查 3 天之后进行，以免影响检查效果。对于肠道气体过多者，可事先服用缓泻剂或灌肠排便后再做检查，以减少气体干扰。

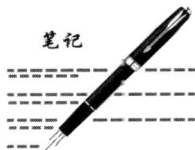

2. 放射学检查

（1）腹部 X 线检查。15%的胆囊结石可在腹部 X 线片上显影。由于其显影率较低，一般不作为常规检查手段。

（2）口服法胆囊造影。因该检查结果受多种因素影响，故近年来已逐渐被超声检查所替代。

（3）静脉法胆道造影。该方法可受多种因素影响而致显影率较低，现已基本被核素胆道造影、内镜逆行膜胆管造影、经皮肝穿刺胆管造影等方法所取代。

（4）经皮肝穿刺胆管造影（PTC）。PTC 是指在 X 线透视或 B 超引导下，利用特制的穿刺针经皮肤经肝穿刺将造影剂直接注入肝内胆管，以显示整个胆道系统的方法。由于该检查方法有发生胆汁漏、出血、胆道感染等并发症的可能，因此术后需注意并发症的发生。

（5）内镜逆行胰胆管造影（ERCP）。ERCP 可用于诊断胆道及胰腺疾病，包括取活体组织、收集十二指肠液、胆汁和胰液做理化及细胞学检查，以及取出胆道结石。

（6）CT、MRI 或磁共振胆胰管成像（MRCP）。CT、MRI 检查具有安全、准确的优势，而 MRCP 不同于 ERCP，仅可作为诊断应用。

（7）术中及术后胆道造影。术中胆道造影可用于术中了解胆道病变情况；术后胆道造影可用于获知胆总管有无残留结石及通畅情况。

3. 胆道镜检查　可用于直接观察胆管内的病变情况，也可作为手术的补充。

二、常见的胆道疾病

（一）胆石症及胆道感染

引导案例

患者，女，51 岁。因上腹部胀痛，伴有恶心、呕吐、皮肤黄染 1 周入院。查体：患者各项生命体征平稳；全身皮肤、巩膜中度黄染；心、肺检查无异常；患者腹部平坦，全腹无压痛、反跳痛及肌紧张；墨菲（Murphy）征（-）；肝、脾未触及。

案例思考：该患者的处理原则及护理措施是什么？

1. 概述　胆石症（cholelithiasis）是指发生在胆囊和胆管的结石，是我国的一种常见病和多发病。该病在自然人群中的发病率可达 10%左右，女性高于男性。其中胆囊结石的发病率要高于胆管结石，有些地区胆囊结石与胆管结石的发病比例为 1.5：1，而且胆固醇结石多于胆色素结石。

2. 病因　多数学者认为，胆石症的病因主要与胆道感染和代谢异常等因素有关。

（1）胆道感染。由于各种原因引起的胆汁滞留，以及细菌或寄生虫入侵胆道所致。

（2）代谢异常。胆汁的主要成分为胆盐、磷脂酰胆碱和胆固醇，这 3 种成分可按一定比例混合。当胆固醇代谢失调时，可呈现过饱和状态，并析出结晶后沉淀成为胆固醇结石。

3. 结石的部位及类型　按结石的组成成分不同可分为以下 3 类（图 13-8）。

（1）胆固醇结石。胆固醇结石占结石总数的 50%，其中 80%发生于胆囊。结石外观呈白黄色、淡灰黄色或黄色，质硬、表面光滑，呈多面体、圆形或椭圆形，剖面可见放射状排列的条纹。X 线检查多不显影。

（2）胆色素结石。胆色素结石占结石总数的37%，以胆色素为主要成分。外观呈棕黑色或棕褐色，形状为粒状或长条状，质地松软、易碎，称为泥沙样结石。X线检查常不显影。

（3）混合性结石。混合性结石占结石总数的6%，其中60%发生于胆囊，其余在胆管。主要由胆红素、胆固醇、钙盐等物质混合而成。因其含钙盐较多，X线检查常显影。

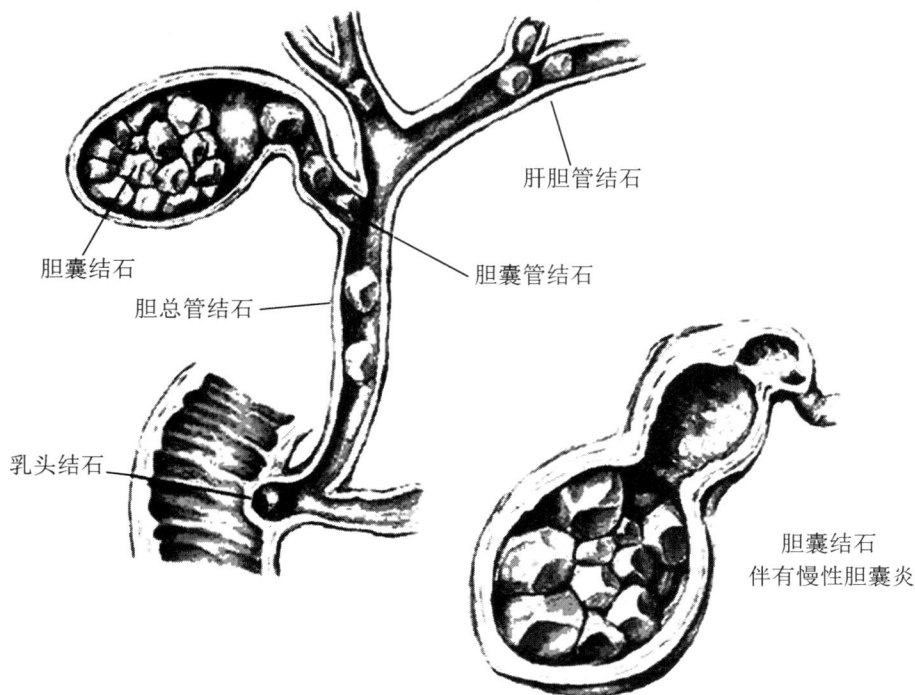

图13-8　胆道结石的类型

（二）胆囊结石及急性胆囊炎

胆囊结石（cholecystolithiasis）常与急性胆囊炎（acute cholecystitis）并存，是临床上的一种常见病和多发病。主要见于成人，以女性多见。

1. 病因病理　胆囊结石患者的胆汁中可能存在促成核因子，可促使成核和结石形成。当患者胆囊收缩功能减低时，其胆囊内的胆汁淤滞后也利于形成结石。

急性胆囊炎的致病因素如下。

（1）胆囊管梗阻80%由胆囊结石引起，其他如蛔虫或胆囊管扭曲等。

（2）致病菌经胆道逆行或血循环入侵。

（3）较大的手术、创伤及胰液反流入胆囊等。

2. 临床表现

（1）腹痛。常发生于进油腻饮食后，患者右上腹部可突发剧烈绞痛，呈阵发性，可向右肩胛部或背部放射，伴有恶心、呕吐和发热。查体时可在患者右上腹部触及肿大而有触痛的胆囊，检查墨菲（Murphy）征阳性。

（2）消化道症状。常伴有恶心、呕吐、食欲减退、腹胀、腹部不适等消化道症状。

（3）米里齐（Mirizzi）综合征。当较大结石长时间嵌顿和压迫胆囊壶腹部或颈部，尤其是胆囊管与肝总管平行时，可引起肝总管狭窄或胆囊胆管瘘，表现为反复发作的胆囊炎、胆管炎及梗阻性黄疸。

（4）中毒症状。随着胆囊炎症反应程度的不同，患者可表现出不同程度的体温升高、脉搏加速等感染征象，严重者可出现感染性中毒症状。

3. 辅助检查

（1）实验室检查。血白细胞计数及中性粒细胞百分比增高，有些患者可伴有血清转氨酶及胆红素的异常。

（2）B超检查。B超检查可见胆囊增大，胆囊壁增厚，大部分患者可有胆囊结石影像。

4. 处理原则

（1）手术治疗。

1）胆囊切除术适应证：①发病在48～72小时以内者。②经非手术治疗无效且病情进展者。③伴有急性并发症，如胆囊坏疽或穿孔、弥漫性腹膜炎、急性化脓性胆管炎等。

2）胆囊造瘘术：具有减压引流的作用。适用于极少数高度危重不能耐受较长时间手术或局部炎症水肿、粘连严重者。

（2）非手术治疗。对于病情较轻的急性胆囊炎、胆石症患者，可予以禁食、补液、控制感染、解痉镇痛等治疗。

（三）胆管结石及急性胆管炎

胆管结石根据病因不同，分为原发性和继发性胆管结石。在胆管内形成的结石，称为原发性胆管结石，其形成与肝内感染、胆汁淤积、胆道蛔虫有密切关系，以胆色素结石或混合性结石为主。胆管结石来自胆囊者，则称为继发性胆管结石，以胆固醇结石多见。

根据结石所在部位不同，可分为肝外胆管结石和肝内胆管结石。

1. 分类和病理

（1）肝外胆管结石。肝外胆管结石多位于胆总管下端。

1）胆管梗阻近侧的胆管扩张，使管壁增厚，胆汁淤积。

2）胆管梗阻可继发化脓性感染。当脓液积聚于胆管内时，使胆管内压力骤升，细菌和毒素随脓性胆汁逆流入血液循环，产生脓毒症。

3）胆石嵌顿于胆总管壶腹部，致胰液排出受阻甚或逆流，引起胆源性胰腺炎。

（2）肝内胆管结石。肝内胆管结石可导致胆汁性肝硬化和门静脉高压症，以及肝内胆管狭窄、胆管炎或肝胆管癌等。

2. 临床表现　当结石阻塞胆管并继发感染时，可致典型的胆管炎症状，即腹痛、寒战和高热及黄疸，称为夏科特（Charcot）三联征。

（1）腹痛。疼痛位于剑突下或右上腹部，呈阵发性、刀割样绞痛，或持续性疼痛伴有阵发性加剧。疼痛可向肩背部右后方放射，并伴有恶心、呕吐。

（2）寒战和高热。患者体温可高达39.0～40.9℃，呈弛张热。

（3）黄疸。临床上黄疸多呈间歇性和波动性变化。

3. 辅助检查

（1）实验室检查。血白细胞计数及中性粒细胞百分比明显升高；血清胆红素、尿胆红素升高，尿胆原降低或消失，粪中尿胆原减少。

（2）B超检查。B超检查可见胆管内有结石影，近端胆管扩张。

（3）其他检查。必要时可行PTC、ERCP检查，以了解结石的部位、数量、大小及胆管梗阻的部位等。

4. 处理原则　以手术治疗为主。

（1）手术治疗。

1）胆总管探查或切开取石术及 T 形管引流术（图 13-9）。

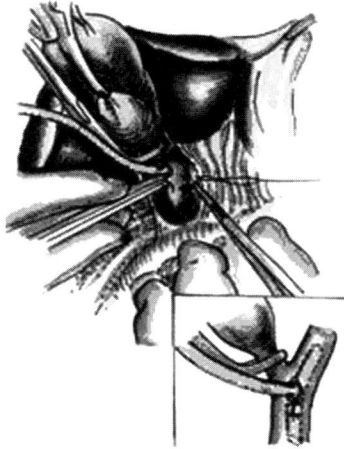

图 13-9　胆总管探查及 T 形管引流术

2）胆总管空肠 Roux-en-Y 吻合术。

3）奥迪（Oddi）括约肌成形术。

4）经内镜 Oddi 括约肌切开取石术。

（2）非手术治疗。非手术治疗包括禁食、胃肠减压、补液，应用抗生素，解痉镇痛。

（四）急性梗阻性化脓性胆管炎

急性梗阻性化脓性胆管炎（acute obstructive suppurative cholangitis，AOSC）是指在胆道梗阻的基础上，并发胆道系统的急性化脓性细菌感染，也称急性重症胆管炎（acute cholangitis of severe type，ACST）。

1. 病因　AOSC 常见的原因是胆道结石，其次为蛔虫、胆管狭窄或胆管、壶腹部的肿瘤等。可为单一细菌感染，也可为两种以上细菌混合性感染。

2. 病理　AOSC 的病理主要有：胆管完全梗阻，梗阻以上胆管扩张，胆管壁充血、水肿；黏膜糜烂，形成溃疡；肝细胞肿胀、变性，肝内胆小管内胆汁淤积。继发感染后，胆道内压力升高，胆管内细菌和毒素可逆行入肝窦，造成肝急性化脓性感染、肝细胞坏死，并发多发性胆源性细菌性肝脓肿。当有大量细菌、毒素进入血循环时，可导致患者出现脓毒症和感染性休克，甚至发生多脏器功能障碍或衰竭。

3. 临床表现　AOSC 患者多有胆道疾病或胆道手术史。该病起病急骤、凶险，病情进展快。患者在有 Charcot 三联征临床表现的同时还合并休克、中枢神经受抑制的表现，常称为雷诺（Reynolds）五联征。患者大多突发剑突下或右上腹部胀痛或绞痛，继之出现寒战、高热，伴有恶心、呕吐、黄疸，并很快出现神志淡漠、烦躁、谵妄或嗜睡、神志不清甚至昏迷。严重者可在短期内出现代谢性酸中毒、感染性休克的表现，若抢救不及时可导致患者死亡。

4. 辅助检查

（1）实验室检查。血常规检查可见白细胞计数升高（>20.0×10⁹/L），中性粒细胞百分比明显升高，可出现中毒颗粒。

（2）影像学检查。B 超、PTC 和 ERCP 检查有助于明确梗阻部位、原因和程度。

5. 处理原则　以紧急手术，抢救患者生命为处理原则。采用胆总管切开减压、取石、T 形管引流术，迅速解除胆道梗阻并置管引流，以达到有效减压和减轻感染的目的。

（五）胆道蛔虫病

胆道蛔虫病是指肠道蛔虫上行钻入胆道所引起的一系列临床症状，是常见的外科急腹症之一。多见于青少年和儿童。

1. 病因　蛔虫多寄生在人体小肠中、下段，当寄生环境发生变化时，如肠道功能紊乱、饥饿、高热、胃酸降低和驱虫不当等，喜爱钻孔的蛔虫就可上达胃及十二指肠或胆道内。

2. 临床表现　本病的临床特点是剧烈的腹痛与不相称的轻微腹部体征，即症状和体征不相符。

（1）症状。患者表现为剑突下方阵发性"钻顶样"绞痛，可向右肩部放射，伴有呕吐，有时可呕吐出蛔虫。患者绞痛发作时十分剧烈，但间歇期可平息如常，若继发感染则有畏寒、发热。实验室检查可有血白细胞计数增高，B 超检查可见蛔虫。

（2）体征。患者体征轻微，腹软，剑突右下方可有轻度深压痛。有梗阻和继发感染时，患者可表现为肝大且有黄疸。

3. 辅助检查

（1）实验室检查。血常规检查可见白细胞计数和嗜酸性粒细胞百分比增高。

（2）影像学检查。首选 B 超检查。

（3）其他检查。胃及十二指肠液和粪便中可查到蛔虫卵。

4. 处理原则　绝大多数患者可采用非手术方法治疗，仅在有严重并发症时才考虑手术治疗。

（1）非手术治疗。

1）解痉镇痛：可服用阿托品和哌替啶。

2）利胆驱虫：一般在患者症状消失后进行治疗，可服用中药乌梅、阿司匹林、食醋等使蛔虫静止，以减少其活动。

3）控制感染：应用有效抗生素。

4）输液支持：补充患者所需液体量，以纠正水、电解质与酸碱平衡失调。

（2）手术治疗。由于胆囊炎多是继发的，一般无须手术治疗，但可手术切开胆总管行探查、取虫和引流术。

三、常见胆道疾病的护理

（一）护理评估

1. 术前评估

（1）健康史。了解患者年龄、性别、饮食习惯、营养状况，以及既往有无反酸、嗳气、厌油腻食物或腹痛发作史，有无类似发作史，有无胆石症、胆囊炎和黄疸病史。

（2）身体状况。

1）了解患者右上腹疼痛的诱因、部位、性质及有无放射痛；有无腹膜刺激征等，有无墨菲（Murphy）征阳性。

2）观察患者有无神志淡漠、烦躁、语妄、昏迷等意识障碍；有无食欲减退、恶心、呕吐、体重减轻、贫血、黄疸、发热、寒战、腹腔积液等症状。

3）辅助检查包括胆道系统特殊检查及重要脏器功能检查。

（3）心理-社会评估。评估患者及其家属对疾病的发生、发展、治疗及护理措施的了解程度，对术后康复知识的掌握程度，以及是否担心并发症及预后。

（二）护理诊断

1. 疼痛　与胆道结石、胆道梗阻等有关。

2. 体温过高　与胆道感染、炎症反应有关。

3. 体液不足　与 T 形管引流、感染性休克有关。

4. 营养失调：低于机体需要量　与摄入量不足、消耗增加有关。

5. 皮肤完整性受损　与皮肤瘙痒、引流液刺激等因素有关。

6. 焦虑/恐惧　与胆道疾病反复发作、担心预后等因素有关。

7. 潜在并发症　有胆道结石残留、胆道出血、胆漏等。

（三）护理目标

（1）患者的疼痛减轻。

（2）患者体温恢复正常。

（3）患者体液维持在正常范围。

（4）患者营养状况得到改善。

（5）患者皮肤黏膜无破损和感染。

（6）患者的情绪稳定，自述焦虑减轻。

（7）护士能够及时发现并发症并处理，或无并发症发生。

（四）护理措施

1. 术前护理

（1）一般护理。禁食、休息，维持水、电解质与酸碱平衡，给予患者高蛋白、高糖类、富含维生素饮食。

（2）病情观察。密切观察患者病情变化，若出现寒战、高热、腹痛加重、腹痛范围扩大等情况时，应考虑患者病情加重，要及时进行积极处理。

（3）疼痛护理。有针对性地采取措施以缓解疼痛，可先采用非药物方法缓解疼痛，必要时应用镇痛剂。

（4）预防感染。术前 3 日口服卡那霉素、甲硝唑等药物，术前 1 日晚间进行清洁灌肠。

（5）心理护理。观察患者有无烦躁不安及焦虑、恐惧心理，并根据具体情况做好解释工作，以消除患者的顾虑，积极配合手术。

2. 术后护理

（1）一般护理。术后患者胃肠功能恢复后，可先给予流质饮食，3~5 天后再给予半流质饮食或高蛋白、高糖类、富含维生素、低脂的普通饮食。

（2）病情观察。术后严密观察患者的各项生命体征，记录有无出血和胆汁渗出，以及大便的颜色和胆红素的含量。

（3）T 形管引流的护理。胆总管探查或切开取石术后应常规放置 T 形管引流。

1）目的：①引流胆汁和减压。②引流残余结石。③支撑胆道，防止狭窄。④经 T 形管取石。

2）妥善固定：除了用缝线将T形管固定于患者腹壁外，还要用胶布将其固定于腹壁皮肤。

3）保持有效引流：平卧时引流袋的高度不能高于腋中线，站立或活动时应低于腹部切口，以防胆汁逆流引起感染。T形管不可受压、扭曲、折叠，应经常予以挤捏，以保持引流通畅。

4）观察并记录引流液的量、颜色和性状：术后24小时内引流量为300~500 ml，患者恢复饮食后，可增至每日600~700 ml，以后逐渐减少至每日200 ml左右。术后1~2天胆汁呈混浊的淡黄色，以后逐渐加深、清亮，呈黄色。若胆汁突然减少甚至无胆汁流出，则可能有引流管受压、扭曲、折叠、阻塞或脱出现象，应立即予以处理。若引流量过多，提示胆道下端有梗阻的可能。

5）预防感染：引流管周围皮肤应每日消毒，引流管周围垫无菌纱布，以防止胆汁侵蚀皮肤引起发炎、红肿。

6）拔管：术后2周患者如无腹痛、发热，黄疸消退，血象、血清黄疸指数正常，胆汁引流量减少至200 ml，引流液清亮，胆管造影或胆道镜证实胆管无狭窄、结石、异物，胆道通畅，夹管试验患者无不适时，可考虑拔管。拔管前引流管应开放2~3天，使造影剂完全排出。引流管拔除后皮肤残留的窦道用凡士林纱布填塞，1~2天内可自行闭合。

（五）健康教育

（1）选择低脂、高糖类、高蛋白、富含维生素的饮食，忌油腻食物及饱餐。养成良好的工作、休息和饮食习惯，避免劳累及精神高度紧张。

（2）非手术治疗的患者应遵医嘱坚持治疗，按时服药，定期复查。中年以上的胆结石患者应定期复查或尽早行胆囊切除术，以防发生胆囊癌。

（3）对于携带T形管出院的患者，须告知出院后的注意事项。尽量穿宽松柔软的衣服，以防引流管受压。引流管口每日换药1次，周围皮肤涂抹氧化锌软膏以保护皮肤。若出现敷料渗湿，应立即更换。若发现引流液异常或身体不适等情况，应及时就医。

第十三节　急性胰腺炎患者的护理

引导案例

患者，女，56岁。因腹痛、呕吐、发热3天入院。患者于3天前突感上腹部持续性疼痛，并向腰背部放射，伴有频繁恶心、呕吐。呕吐物先为胃内容物，后为苦水，量不多。查体：体温38.6 ℃，心率115次/分，血压100/65 mmHg。患者呈急性重病面容，皮肤未见出血点，巩膜未见黄染。全腹有明显压痛、反跳痛及肌紧张。肠鸣音减弱，移动性浊音可疑，肝浊音界存在。

案例思考：该患者的护理评估、处理原则及护理措施是什么？

急性胰腺炎（acute pancreatitis）是指胰腺分泌的消化酶被激活后对自身器官产生消化所引起的炎症，是常见的急腹症之一。急性胰腺炎可分为单纯性（水肿性）和出血坏死性（重症）胰腺炎两种。前者病变较轻微；后者是急性胰腺炎的严重类型，表现为胰腺广泛出血、坏死。其病情发展快，并发症多，病死率高。

（一）病因

急性胰腺炎的病因比较复杂。一般认为，胆汁、胰液逆流和胰酶损害胰腺组织在其发病过程中起着重要作用。

1. 胆道疾病　是最常见的病因。当胆总管下端发生梗阻时，胆汁逆流入胰管后活化胰酶，使胰管内压力增高，导致胰小管和胰腺腺泡破裂，造成胰液外溢，从而损害胰腺组织。

2. 乙醇中毒或饮食不当　约占我国急性胰腺炎发病原因的30%。

3. 代谢异常　高脂血症、高钙血症可刺激胰酶分泌和活化，形成结石后使胰管堵塞。

4. 其他　某些药物和毒性物质、上腹部手术可直接或间接损伤胰腺组织。

（二）病理

急性胰腺炎的病理包括局部和全身性病理生理的改变。当胆汁、胰液反流或胰管内压力增高，使胰腺导管破裂、上皮受损时，胰液中的胰酶被激活而起到自身消化作用，出现胰腺充血、水肿及急性炎症反应，称为水肿性胰腺炎。若病变进一步发展或发病初期即有胰腺细胞的大量破坏，则可形成出血坏死性胰腺炎。当大量胰酶被腹膜吸收入血液时，可使血淀粉酶和脂肪酶升高，并可激活体内多种活性物质的作用，导致多器官功能受损。

重症急性胰腺炎的严重程度分级：无脏器功能障碍的为Ⅰ级；伴有脏器功能障碍的为Ⅱ级。

（三）临床表现

1. 腹痛　常突然发作，呈持续性、刀割样剧痛，位于上腹部正中或偏左；有时呈束带状，并放射至腰背部。患者常在饱餐后出现腹痛。

2. 恶心、呕吐、腹胀　初期患者有较频繁的反射性恶心和呕吐，呕吐后腹痛并不减轻。随着病情的发展，患者还可出现持续性呕吐。

3. 腹膜炎体征　水肿性胰腺炎时，患者中上腹部可有中度压痛，常无明显的肌紧张。出血坏死性胰腺炎时，患者腹膜刺激征明显，上腹部有广泛压痛，以左侧更为明显。患者还可出现移动性浊音，肠鸣音减弱或消失等症状。

4. 皮下出血　严重出血坏死性胰腺炎时，外溢的胰液可溶解皮下脂肪使毛细血管破裂出血，表现为皮肤有出血点，伴有腰部蓝-棕色斑［格雷-特纳（Grey-Turner）征］或脐周蓝色改变［卡伦（Cullen）征］。

5. 水、电解质平衡失调　由于呕吐和胰周液体渗出，多数患者可有轻重程度不等的脱水和代谢性酸中毒。呕吐频繁者可有代谢性碱中毒。

6. 休克　严重者可出现休克症状，有的患者以突然休克为主要表现。

7. 发热　提示有继发胰周感染、胰腺脓肿或肺部感染。

8. 黄疸　胆道结石、感染等胆系疾病和胰头水肿压迫胆总管可引起黄疸。

9. 血糖升高　可由早期应激反应及后期胰岛细胞被破坏所致。

（四）辅助检查

1. 实验室检查

（1）血清淀粉酶。通常于发病 2 小时后升高，24 小时达高峰，4~5 天后恢复正常。血清淀粉酶>5000 U/L（正常值为 400~1800 U/L，采用 Somogyi 法检测），即提示本病。但血清淀粉酶值的高低并不反映急性胰腺炎的严重程度。严重出血坏死性胰腺炎时，由于腺泡被严重破坏，使淀粉酶生成减少，血清淀粉酶值反而不升高。

（2）尿淀粉酶。尿淀粉酶于发病 12~24 小时后上升，下降较缓慢，可持续 1~2 周。尿淀粉酶明显升高［正常值为 800~3000 U/L，采用苏氏（Somogyi）法检测］具有诊断意义。

（3）血清钙。血清钙能反映病情的严重程度和预后。当血清钙数值降至 1.75 mmol/L（7.0 mg/dl）以下时，患者病死率较高。

2. 影像学检查

（1）B 超检查。B 超检查可以发现胰腺水肿及是否合并胆系结石和腹腔积液。

（2）CT 检查。CT 检查有助于明确坏死部位、胰外侵犯程度和确定诊断。

（3）腹腔穿刺。腹腔穿刺液可做胰淀粉酶测定。若数值明显高于血清淀粉酶水平，表示胰腺炎严重。

（五）处理原则

急性水肿性胰腺炎及尚无继发感染者均应首选非手术治疗。

1. 非手术治疗

（1）禁食及持续胃肠减压。一般为期 2~3 周。该治疗可减少胰腺外分泌，并减轻胃潴留和腹胀症状。

（2）纠正体液失衡和微循环障碍。给予患者快速输液治疗，以恢复有效循环血量和纠正酸碱失衡。

（3）营养支持治疗。给予患者深静脉肠外营养，待患者胰腺炎症状稳定，胃肠道功能恢复，可逐步向肠内营养过渡。

（4）抑制胰腺外分泌。应用抑制胰腺分泌或胰酶活性的药物。

（5）解痉镇痛。对于诊断明确、腹痛较重的患者酌情给予阿托品、溴丙胺太林或盐酸哌替啶。勿用吗啡，以免引起 Oddi 括约肌收缩。

（6）应用抗生素治疗。预防和控制感染可选用广谱抗生素或针对革兰阴性菌的抗生素。

（7）防治休克及呼吸功能障碍。尤其是早期急性呼吸窘迫综合征（ARDS）、急性肾衰竭等多器官功能障碍者。

2. 手术治疗　清除坏死组织及渗出液，处理胆道病变，消除原发病灶。

（六）护理评估

1. 术前评估

（1）健康史。了解患者有无胆道疾病、酗酒、饮食不当、腹部手术、胰腺外伤等因素。

（2）身体状况。了解患者腹痛的性质、程度、时间及部位，以及呕吐的次数、性状和量；了解患者有无腹膜刺激征、腹胀及肠鸣音变化，有无休克及其程度，有无呼吸增快、发绀等 ARDS 的征象；了解患者血、尿淀粉酶值的变化。

（3）心理-社会评估。评估患者有无焦虑、恐惧、失望等情绪；了解患者对疾病、拟采取手术方式及治疗护理的配合知识；了解患者家属的配合情况。

2. 术后评估

（1）评估患者伤口有无渗血、渗液，各种引流管是否保持有效引流，以及引流液的性状和量。

（2）评估患者有无多器官功能障碍、感染、出血、胰瘘、肠瘘等的发生；患者对康复知识的掌握程度。

（七）护理诊断

1. 疼痛　　与胰腺及其周围组织炎症有关。

2. 有体液不足的危险　　与炎性渗出、出血、呕吐、禁食等因素有关。

3. 营养失调：低于机体需要量　　与恶心、呕吐、禁食和应激性消耗有关。

4. 知识缺乏　　与患者缺乏疾病防治及康复的相关知识有关。

5. 潜在并发症　　有休克、多器官功能障碍综合征（MODS）、感染、出血、胰瘘或肠瘘等。

（八）护理目标

（1）患者的疼痛减轻或得到控制。

（2）患者体液维持平衡。

（3）患者营养状况逐渐得到改善。

（4）患者能够掌握与疾病有关的知识。

（5）患者并发症得到预防，护士能及时发现和处理并发症。

（九）护理措施

1. 疼痛护理　　禁食、胃肠减压；给予患者抗胰酶药物、解痉药物或盐酸哌替啶，必要时可于每4~8小时重复使用。

2. 防治休克，维持水、电解质平衡　　密切观察患者生命体征、神志、皮肤黏膜温度和色泽；准确记录24小时液体出入量，留置导尿管，记录每小时尿量。早期应迅速补充液体和电解质。根据患者脱水程度、年龄和心功能，建立两条静脉通道，注意调节输液速度。若患者出现休克，应立即通知医生，并备好抢救物品。置入中心静脉导管，以监测患者中心静脉压的变化。

3. 维持有效呼吸型态

（1）观察患者呼吸型态，监测血气分析。

（2）协助患者取半卧位，以利于肺扩张。

（3）给予患者鼻导管吸氧，氧流量为3 L/min。

（4）保持呼吸道通畅，协助患者翻身、拍背，鼓励患者进行深呼吸、有效咳嗽、咳痰。

（5）如患者痰液黏稠需给予雾化吸入。

（6）若患者出现严重的呼吸困难及缺氧症状，应予以气管插管或气管切开，或应用呼吸机辅助呼吸。

4. 引流管的护理　　包括胃管、腹腔双套管、T形管、空肠造瘘管、胰引流管、导尿管等。护士应分清每根导管的名称、放置部位及其作用。将导管贴上标签后与相应的引流装置正确连接固定，以防止滑脱。注意防止引流管发生扭曲、堵塞和受压，应分别观察并记录各引流液的色、质、量。

5. 腹腔双套管灌洗引流的护理

（1）对患者进行持续腹腔灌洗，在生理盐水内加入抗生素，控制滴速在 20~30 滴/分为宜，冲洗液应现配现用。

（2）保持引流通畅，维持一定的负压。

（3）观察并准确记录 24 小时引流液的颜色、性状、量。

（4）动态监测引流液中胰淀粉酶值，并做细菌培养。

（5）皮肤表面涂抹氧化锌软膏，以保护皮肤。

（6）患者体温恢复正常并稳定在 10 天左右，血常规检查白细胞计数正常，腹腔引流液量每日<5 ml，引流液中胰淀粉酶值正常后可考虑拔管。

6. 控制感染 协助并鼓励患者多翻身，促进深呼吸、有效咳嗽及排痰；加强患者口腔和尿道口的护理，预防口腔、肺部和尿路感染。

7. 并发症的观察与护理

（1）术后出血。给予患者止血药物，定时监测血压、脉搏，观察患者排泄物、呕吐物的色泽。若因胰腺坏死引起胃肠道糜烂、穿孔、出血，应立即做好急诊手术止血的准备。

（2）胰腺或腹腔脓肿。急性胰腺炎患者术后 2 周出现发热、腹部肿块，应检查并确定有无胰腺脓肿或腹腔脓肿的发生。

（3）胰瘘。如患者腹壁切口有渗出或引流管引流出无色透明的液体应考虑有胰瘘。除注意保持负压引流通畅外，还应保护创口周围的皮肤，涂以氧化锌软膏，防止胰液对皮肤的浸润和腐蚀。

（4）肠瘘。如患者出现明显的腹膜刺激征，引流管内有胃肠道内容物，即可明确诊断。应注意：①保持局部引流通畅。②维持水、电解质平衡。③加强营养支持。

8. 心理护理 胰腺炎患者常易产生悲观、消极情绪及恐惧心理，应为患者提供安静、舒适的环境，并与患者多进行语言和非语言的交流，耐心解答患者提出的问题，讲解有关疾病知识和必要的治疗及护理措施，帮助患者树立战胜疾病的信心。

（十）健康教育

（1）教育患者正确认识胰腺炎的特性，强调预防复发的重要性，并避免情绪激动。

（2）嘱患者戒酒、低脂肪饮食和少量多餐，以消除诱发胰腺炎的因素；同时积极治疗胆道结石、糖尿病。

（3）指导患者遵医嘱及服药须知进行服药，避免服用易引发胰腺炎的药物。

（4）患者出院后 4~6 周，应避免举重物和过度疲劳。

第十四节　胰腺癌患者的护理

胰腺癌（pancreatic cancer）是消化道常见的恶性肿瘤之一。我国胰腺癌的发病率呈逐年增高的趋势，男性多于女性，以 40 岁以上人群好发。早期诊断困难，90%的患者在确诊后 1 年内死亡，5 年生存率仅 1%~3%。从解剖位置上，胰腺癌包括胰头癌、胰体尾癌和全胰腺癌；胰头癌占 70%~80%。

（一）病因病理

胰腺癌的确切病因目前尚不清楚。近年来，研究证明胰腺癌患者存在染色体的异常，其发病与下列因素有关。

（1）吸烟被认为是发生胰腺癌的主要危险因素，因烟雾中的亚硝胺有致癌作用。

（2）高蛋白和高脂肪饮食可增加胰腺对致癌物质的敏感性。

（3）糖尿病、慢性胰腺炎和胃大部切除术后 20 年的患者发生本病的危险性高于一般人群。

90% 的胰腺癌为导管细胞腺癌，此外还有黏液癌和腺鳞癌，少见类型有囊腺癌和腺泡细胞癌。胰腺癌组织学特点为致密的纤维性硬癌或硬纤维癌，肿瘤质地较硬，浸润性强而没有明显的界限；易侵及邻近的胆总管、十二指肠等器官和组织，出现相应的症状。胰头癌可经淋巴转移至胰头前后、幽门上下、肝十二指肠韧带、肝动脉、肠系膜根部及腹主动脉旁淋巴结；晚期可转移至左锁骨上淋巴结。部分经血行转移至肝、肺、骨、脑等处，还可发生腹腔种植转移。

（二）临床表现

临床表现与癌肿发生部位有关，最常见的为腹痛、黄疸和消瘦。

1. 腹痛 是最常见的症状。早期表现为进行性加重的上腹部闷胀不适、隐痛、钝痛、胀痛；15% 的患者可无疼痛，常不被注意而延误诊断。胰头癌疼痛多位于上腹部居中或右上腹部，胰体尾癌疼痛多在左上腹部或左季肋部。中晚期肿瘤可侵及腹膜后神经丛，使患者腹痛加重，昼夜不止，一般镇痛剂无法缓解。

2. 黄疸 为主要体征。其特征呈进行性加重，并伴有尿黄、皮肤瘙痒、大便呈陶土色。黄疸出现早晚与肿瘤所在部位有关。

3. 消瘦和乏力 患者初期即可出现消瘦和乏力。

4. 消化道症状 常有食欲减退、腹胀、腹泻、便秘及恶心、呕吐等。

5. 发热 少数患者可出现持续性或间歇性低热。

6. 其他 患者有黄疸时，可触及肿大的肝和胆囊。晚期患者可触及上腹部肿块，质硬、固定，可出现腹腔积液。部分患者还可表现为轻度的糖尿病症状。

（三）辅助检查

1. 实验室检查

（1）血生化检查。

（2）肿瘤标志物的免疫学检测，包括癌胚抗原（CEA）、胰胚抗原（POA）、胰腺特异性抗原（PaA）、胰腺癌相关抗原（PCAA）及糖类抗原 19-9（CA19-9）。其中 CA19-9 是最常用的辅助检查和随访项目。

2. 影像学检查 为胰腺癌定位和定性诊断的主要手段。

（1）B 超检查。B 超检查为首选方法。对胰体尾肿块的诊断率可达 80%～90%。

（2）内镜超声检查。内镜超声检查能清晰地显示胰腺各部的占位性病变，其检出率为 86%，并能对病变的可切除性做出术前判断。

（3）CT 和 MRI 检查。CT 和 MRI 检查优于 B 超，可显示直径 1 cm 以上的肿瘤，诊断准确率可达 80% 以上。

（4）ERCP。ERCP 确诊率可达 89%～95%，可直接观察十二指肠乳头区的病变，并进行活检。ERCP 可显示胆管和胰管狭窄、梗阻部位及程度。

（5）PTC。PTC 能够显示胆管梗阻部位及程度，梗阻上方肝内、外胆管扩张情况；同时行经皮肝穿刺胆道引流术（PTCD）以达到胆道减压、引流、减轻黄疸、改善患者一般情况的作用。

（6）上消化道钡餐检查。在壶腹周围癌患者检查中，可发现十二指肠上曲扩张、局部黏膜皱襞异常、充盈缺损、不规则、僵直等；低张造影可提高确诊率。

（7）选择性动脉造影。对判断肿瘤能否切除有帮助，可以发现肿瘤有无异常动脉分支及肝转移。

3. 腹腔镜检查　镜下可直接观察胰腺的形态，以及病变部位、大小、外侵情况；同时还可行活检或胰腺细针穿刺细胞学检查。

（四）处理原则

对患者主诉有腹部不适、腹痛、进行性消瘦和黄疸时，应进一步做辅助检查，以便于早期诊断、早期治疗。对有无远处转移的胰腺癌患者，应争取手术切除或行姑息性手术，并辅以放疗或化疗。

1. 根治性手术　常用的术式如下。

（1）胰头十二指肠切除术（Whipple 手术）。

（2）保留幽门的胰十二指肠切除术（PPPD）。

（3）联合左半肝切除的肝胰十二指肠切除术。

（4）全胰腺切除术。

2. 姑息性手术　适用于高龄、已有肝转移、肿瘤不能切除或不能耐受较大手术者。以解除梗阻、缓解症状为目的。常用的术式有胆肠吻合术、胆囊空肠吻合术、胃肠吻合术。

3. 辅助治疗　放疗、化疗对胰腺癌均有一定的治疗作用。此外，还包括免疫疗法、中医中药等。

（五）护理诊断

1. 疼痛　与胰管及胆管梗阻、癌肿侵犯腹腔神经丛、手术创伤有关。

2. 营养失调：低于机体需要量　与食欲减退、消化不良、恶心、呕吐和消耗增加有关。

3. 有感染、体温升高的可能　与肿瘤坏死、胆道梗阻、手术损伤、患者抵抗力下降、感染等因素有关。

4. 焦虑/恐惧　与患者对癌症的诊断、治疗过程及预后的担忧有关。

5. 潜在并发症　有出血、感染、胰瘘、胆漏、血糖不稳定等。

（六）护理措施

1. 术前护理

（1）疼痛护理。对于疼痛剧烈的胰腺癌患者，应及时给予有效的镇痛治疗。

（2）改善营养状况。提供高蛋白、高糖、高纤维素和低脂肪饮食；一般情况差或饮食不足者给以肠外营养支持，低蛋白血症时应用清蛋白。有黄疸的患者静脉补充维生素 K，以改善凝血功能。

（3）控制血糖。合并高糖血症的患者应用胰岛素控制；若有低血糖表现，适当补充葡萄糖。

（4）防治感染。有明显黄疸的患者抗感染能力差，术前应适当给予抗生素；有胆道感染的患者，应给予抗生素治疗。

（5）肠道准备。手术治疗者除常规准备外，应于术前 1 日晚间进行灌肠，以减少术后腹胀发生。

（6）心理护理。以同情、理解的心态对待患者；宣教与疾病、手术有关的知识；帮助患者及其家属进行心理调节，使其树立战胜疾病的信心。

2. 术后护理

（1）观察生命体征。严密观察患者生命体征的变化，准确记录各项指标、伤口渗血、渗液及引流液量。

（2）防治感染。遵医嘱应用有效、广谱抗生素。

（3）控制血糖。术后应定时监测患者血糖、尿糖和酮体水平，应用胰岛素控制血糖在 8.4~11.2 mmol/L，避免发生低血糖反应。

（4）维持水、电解质与酸碱平衡。准确记录 24 小时液体出入量、排出物的性质，每日监测电解质，按医嘱及时补液，维持体液平衡。

（5）引流管的护理。妥善固定引流管，保持引流通畅，观察并记录引流液的色、质和量。

（6）营养支持治疗。术后患者一般需禁食 3~5 天，给予血浆、清蛋白、肠外营养（PN）等有效静脉支持治疗；拔除胃管后给予流质饮食，并逐渐恢复至正常饮食。胰腺癌手术后，患者胰外分泌功能减退，可给予消化酶制剂。

（7）并发症的观察与护理。

1）继发性出血：少量出血可给予止血剂、输血等治疗，大量出血时应再次行手术止血。

2）胆漏：多发生于术后 5~10 天。患者可表现为发热、腹痛及胆汁性腹膜炎症状，T 形管引流量可突然减少，并沿腹腔引流管或腹壁切口溢出胆汁样液体。术后保持 T 形管引流通畅，且固定良好，可减少或避免胆漏的发生。如发生胆漏时，应及时引流和保护周围皮肤。

3）胆道感染：多为逆行性感染，可由胃肠吻合口距胆管吻合口较近等原因引起。患者表现为腹痛、发热、黄疸、肝功能损害，严重时症状与急性化脓性胆管炎相似。治疗主要是应用抗生素、利胆剂改善胃肠功能。在饮食后适当活动 15~30 分钟可减少胆道感染的发生。

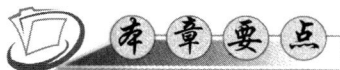

本章要点

　　腹外疝的病理和临床类型、临床表现和护理措施；急性化脓性腹膜炎的分类、临床表现和护理措施；肝、脾破裂的临床表现和护理措施；胃及十二指肠溃疡的临床表现、手术后并发症；急性阑尾炎腹痛的特点、体征及术后的护理措施和非手术期间的病情观察；肠梗阻术后和非手术治疗的护理措施；结、直肠癌的临床特点、手术前肠道准备的方法及手术后的护理措施；直肠、肛管疾病的临床特点及护理措施；细菌性肝脓肿的临床特点、治疗原则及术前准备和术后护理措施；原发性肝癌的临床特点、预后、转移途径、术前准备及术后护理措施；门静脉高压症的病因、临床特点、处理原则、手术适应证、手术类型和手术前后的护理诊断/护理问题及护理措施；胆石症、急性胆囊炎、急性梗阻性化脓性胆管炎的病因、病理、临床表现及诊疗原则；急性胰腺炎的临床特点、实验室检查、治疗原则、护理措施及并发症的观察；胰腺癌的临床表现、辅助检查及术后护理措施。

思考题

（1）简述腹外疝的病理和临床类型。

（2）简述腹股沟斜疝和腹股沟直疝的鉴别要点。

（3）简述急性化脓性腹膜炎的分类及各自特点。

（4）简述急性化脓性腹膜炎患者的护理要点。

（5）简述肝破裂的病理和护理措施。

（6）简述脾破裂的病理和护理措施。

（7）胃及十二指肠溃疡患者外科治疗的适应证有哪些？

（8）胃及十二指肠溃疡患者术后常见的并发症有哪些？

（9）简述急性阑尾炎腹痛的特点和体征。

（10）什么是麦氏点？

（11）什么是肠梗阻？什么是绞窄性肠梗阻？

（12）当患者出现哪些情况时应考虑为绞窄性肠梗阻？

（13）简述急性肠梗阻患者非手术治疗的护理措施。

（14）结、直肠癌患者手术前肠道准备的方法有哪些？

（15）简述结肠造瘘的护理措施。

（16）简述直肠、肛管疾病坐浴的目的和方法。

（17）齿状线以上表面覆盖为_____，齿状线以下表面覆盖为_____。

（18）内痔好发于直肠下端的_____、_____、_____3处。

（19）是非题：直肠指诊可作为直肠癌的初筛检查。

（20）简述细菌性肝脓肿的临床特点及处理原则。

（21）简述细菌性肝脓肿患者的脓肿引流护理措施。

（22）简述原发性肝癌的临床特点、病理类型及转移途径。

（23）原发性肝癌的定性及定位诊断有哪些？

（24）简述原发性肝癌患者的术前准备及术后护理措施。

（25）门静脉高压症断流术和分流术有何不同？目前采用的手术方式有哪些？

（26）分流术后的护理和腹部外科一般手术的护理有何不同？

（27）断流术和分流术的优缺点有哪些？

（28）门静脉高压症最危险的并发症是什么？

（29）胆石症、胆道感染和胆道蛔虫病三者有何相互关系？

（30）胆石分几类？各有何特点？

（31）何谓夏科特三联征和雷诺五联征？

（32）简述墨菲征的意义。

（33）急性重症胆管炎的临床表现和处理原则是什么？

（34）胆道疾病术后患者的主要护理问题有哪些？应采取什么措施。

（35）简述 T 形管引流的护理。

（36）胆道疾病检查都有哪些方法？

（37）什么是急性胰腺炎？引起急性胰腺炎的病因是什么？

（38）简述急性胰腺炎的临床表现。

（39）胰腺癌典型的临床表现及辅助检查有哪些？

（40）简述胰腺癌患者术后主要并发症的观察及护理措施。

第十四章　周围血管疾病患者的护理

第一节　下肢静脉曲张患者的护理

学习目标

（1）掌握下肢静脉曲张的病因、临床特点及特殊检查。
（2）运用相关知识对下肢静脉曲张患者进行护理评估。
（3）学会下肢静脉曲张术前皮肤的准备、术后护理措施。

下肢静脉曲张是指下肢表浅静脉因血液回流障碍而引起的以静脉扩张、迂曲为主要表现的一种疾病，患者晚期常并发小腿慢性溃疡，是外科的一种常见病。本病占周围血管疾病的90%以上，常见于从事长久站立的职业及体力劳动者。

（一）病因及发病机制

下肢静脉曲张的基本病因是静脉壁薄弱、瓣膜功能不良和静脉压力增高。在大隐静脉注入股静脉和小隐静脉注入腘静脉处都有较坚韧的静脉瓣膜，对阻止股静脉和腘静脉内的血液反流起重要作用。当下肢静脉内压力升高，静脉腔扩大，以致静脉瓣膜关闭不全，静脉血就会由上而下、由深向浅倒流，最终导致浅静脉淤血、扩张迂曲，形成下肢静脉曲张。

下肢静脉曲张按其发病原因可分为原发性和继发性。原发性下肢静脉曲张（单纯性）是因浅静脉本身的病变或解剖因素所致，如先天性静脉壁薄弱、瓣膜发育不良、长期站立引起的静脉压力增高及从事负重工作因腹压增加而使下肢静脉血回流受阻等。继发性下肢静脉曲张（代偿性）是由深静脉病变所致，如下肢深静脉因炎症、血栓形成而阻塞，先天性深静脉瓣膜缺如综合征等，继发于深静脉以外的病变如盆腔肿瘤或妊娠子宫等压迫髂静脉均可引起下肢静脉曲张。原发性下肢静脉曲张较继发性多见。

（二）病理生理

当大隐静脉瓣膜功能不良而关闭不全时，即可影响其远侧和交通支静脉及小隐静脉。静脉瓣膜和静脉壁离心脏越远，其强度越差，但静脉压力却越高。因此，曲张的静脉在小腿部较大腿部明显。由于浅静脉扩张、血管壁通透性增加，血液中的一些大分子物质渗入组织间隙，在毛细血管周围沉积，形成阻碍皮肤和皮下组织细胞摄取营养物质的一层屏障，致使皮肤和皮下组织水肿、纤维化、皮下脂肪坏死和皮肤萎缩、坏死，最终形成溃疡。

笔记

（三）临床表现

大隐静脉曲张较小隐静脉曲张更为多见。通常在小腿部浅静脉隆起、曲张，重者呈团块状，直立时更明显；患者久站或走长路时，常感下肢沉重、发胀、酸痛、易疲劳。久病者，小腿皮肤可出现营养障碍，如干燥、毛发脱落、色素沉着等。轻微损伤即可造成经久不愈的慢性溃疡。

（四）辅助检查

为确定深静脉是否通畅和了解浅静脉及交通支瓣膜功能状态，通常进行以下检查。

1. 深静脉通畅试验（Perthes 试验）　检查时，让患者站立，待静脉充盈曲张后，在大腿上端绑扎止血带以阻断浅静脉的回流，然后嘱患者用力踢腿20次或连续下蹲3~5次后，观察曲张静脉的变化（图 14-1）。若曲张静脉消失或充盈程度减轻，表示深静脉通畅；若静脉充盈不消失或加重，并伴有患肢酸胀不适，表示深静脉有阻塞，此浅静脉曲张为继发性，应禁忌手术。

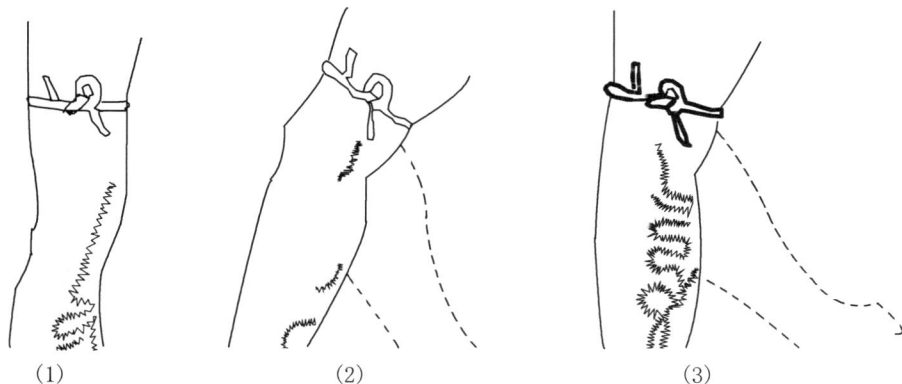

图 14-1　深静脉通畅试验（Perthes 试验）

（1）患者取站立位，在其大腿上 1/3 处扎止血带；（2）患者交替伸屈膝关节 10 余次或行走；（3）若患者浅静脉曲张明显，小腿胀痛，即为深静脉通畅试验阳性。

2. 大隐静脉瓣膜功能试验（Trendelenburg 试验）　检查时，让患者平卧，抬高患肢，使曲张静脉血液排空。在大腿根部绑扎止血带以阻断大隐静脉的回流，然后嘱患者站立，仔细观察静脉充盈情况（图 14-2）。如在 30 秒内不充盈，放松止血带后则迅速充盈，表示交通支瓣膜功能良好，而大隐静脉入股静脉处瓣膜功能不全；如在 30 秒内即充盈，而放松止血带后充盈更迅速，说明交通支和大隐静脉入股静脉处瓣膜功能均不健全。

目前，检查下肢静脉通畅情况和静脉瓣膜功能的辅助检查方法有下肢静脉压测定、多普勒超声检查等。静脉造影是最可靠和最有效的方法。

（五）处理原则

根据患者的病史、症状、体征和辅助检查可明确诊断。治疗方法包括非手术治疗和手术治疗两方面。

1. 非手术治疗

（1）支持疗法。支持疗法主要是采用弹力绷带包扎或穿弹力袜，同时注意休息，抬高患肢。适用于：①静脉曲张较轻，症状不明显者。②妊娠期静脉曲张。③年老体弱或重要器官功能不良，不能耐受手术者。

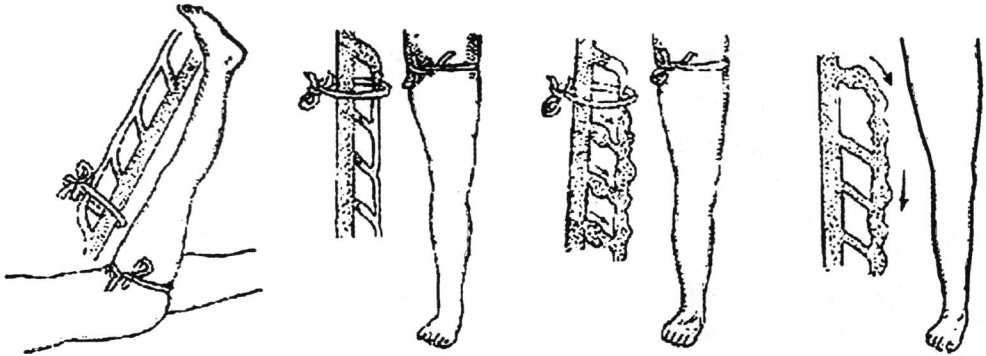

图 14-2　大隐静脉瓣膜功能试验（Trendelenburg 试验）

（2）硬化疗法。硬化疗法是将硬化剂注入曲张静脉内，使曲张静脉闭塞。适用于：①曲张静脉轻而局限，深浅静脉瓣膜功能良好者。②术后残留的曲张静脉。③术后复发者。

2. 手术治疗　常用的手术方法为浅静脉高位结扎加曲张静脉分段剥脱术。对合并小腿慢性溃疡者，应在控制局部急性感染后及时手术。

（六）护理评估

1. 健康史　了解患者有无长期站立工作、重体力劳动、慢性咳嗽、习惯性便秘、妊娠等。

2. 身体状况　了解患者下肢静脉曲张程度及皮肤营养状况，局部有无静脉炎、皮疹、溃疡、出血等。

3. 心理-社会评估　评估久病者是否可影响正常的生活和工作；评估慢性溃疡经久不愈的患者是否有焦虑不安情绪；评估患者对本病的基本知识是否有一定的了解。

（七）护理诊断

1. 活动无耐力　与静脉淤血有关。

2. 皮肤完整性受损　与皮肤营养障碍有关。

3. 知识缺乏　与患者缺乏下肢静脉曲张预防的相关知识有关。

4. 潜在并发症　术前有血栓性静脉炎、出血的可能，术后有并发出血、感染的危险。

（八）护理目标

（1）患者的活动耐力逐渐增加。

（2）患者的皮肤完整，无受损。

（3）护士能够及时发现和处理并发症。

（4）患者能够掌握下肢静脉曲张的防治知识。

（九）护理措施

1. 非手术治疗患者的护理

（1）一般护理。患者活动时，由足背至大腿缚扎弹性绷带或穿弹力袜。避免长时间站立，坐位时应尽量双膝不要交叉。患肢肿胀时，应卧床休息，并抬高患肢 $20° \sim 30°$，保持大小便通畅，防止腹内压增高。

（2）并发症的护理。

1）小腿慢性溃疡和湿疹：平卧时抬高患肢，保持创面清洁，可用等渗生理盐水或1∶5000呋喃西林液湿敷，全身应用抗生素。

2）血栓性静脉炎：局部热敷、理疗，抗凝治疗及应用抗生素；禁止局部按摩。

3）出血：立即抬高患肢，加压包扎，必要时手术止血。

2. 手术治疗患者的护理

（1）术前护理。

1）一般护理：①患肢水肿者，术前数日抬高患肢，以减轻水肿，利于术后切口愈合。②并发小腿慢性溃疡者，加强换药，术前2～3日用75%乙醇擦拭周围皮肤，每日1～2次。

2）皮肤准备：清洗肛门、会阴部。备皮范围包括腹股沟部、会阴部和整个下肢。若需要植皮时，应做好供皮区的皮肤准备。

（2）术后护理。

1）嘱患者卧床休息，抬高患肢30°，并指导患者做足背屈、跖屈运动，以促进静脉血回流。如无异常情况，术后24～48小时即应鼓励患者下床活动。

2）观察患者有无切口或皮下渗血，局部有无感染表现。

3）保持弹性绷带的松紧度，以能扪及足背动脉搏动和保持足部正常皮肤温度为宜。一般需维持2周后方可拆除。

4）有小腿溃疡患者应继续加强换药，并使用弹性绷带护腿。

（十）健康教育

（1）嘱患者避免长时间站立，坐位时尽量双膝不要交叉，休息时将患肢抬高。

（2）嘱患者保持排便通畅，维持标准体重，并注意加强体育锻炼。

（3）嘱患者手术后应继续用弹性绷带或弹力袜1～3个月。

第二节　血栓闭塞性脉管炎患者的护理

引导案例

患者，男，76岁。因右下肢疼痛10年余，右足趾发黑10个月入院。患者既往有右下肢发麻、发凉、疼痛10年余病史。疼痛初期和行走有关，常需要休息，疼痛减轻后才能再度行走。近2年来患者右下肢疼痛更重，夜间疼痛难忍，不能入眠。今年出现右足第4趾发黑，疼痛剧烈。查体：右小腿皮肤温度较之对侧明显降低；右足背动脉未触及。

案例思考：该患者的护理评估及护理措施是什么？

血栓闭塞性脉管炎（thrombo angiitis obliterans，TAO）简称脉管炎，又称伯格（Buerger）病，是一种累及四肢远段的慢性、进行性、非化脓性炎症和闭塞性病变，多发生在下肢血管。在我国北方地区该病发病率较高，多见于有长期吸烟史的男性青壮年。

（一）病因

病因不明，一般认为与下列因素有关。

（1）长期吸烟是本病发生和发展的重要因素，因烟碱能使血管收缩。

（2）寒冷与潮湿可使血管收缩。

（3）感染和外伤可造成机体抵抗力下降及血管内膜损伤。

（4）神经功能紊乱和免疫功能异常造成的血管调节功能失调。

（5）性激素、前列腺素代谢失调引起的血管舒缩失常。

（二）病理生理

多见于下肢中小型动脉，伴行静脉也常受累，病变呈节段性分布。早期以血管痉挛为主，继而出现血管内膜增厚，使管腔内形成血栓。晚期血管壁和血管周围组织广泛纤维化，动脉血管闭塞的同时，有侧支循环形成，以代偿血液供应。当动脉血管完全闭塞后，侧支循环失代偿时，最终可造成足部坏疽或溃疡。

（三）临床表现

临床表现取决于动脉阻塞的程度、范围和侧支循环失代偿情况。根据病程可分为以下3期。

（1）局部缺血期。主要为血管痉挛，表现为患肢供血不足，出现肢端发凉、怕冷，足趾有麻木感。当患者在行走一段距离后，即可因患肢疼痛，而被迫停下来，休息几分钟后疼痛可缓解，但再行走后又可疼痛，称为间歇性跛行，是此期的典型表现。少部分患者可伴有游走性血栓性静脉炎。此期患肢足背、胫后动脉搏动可明显减弱。

（2）营养障碍期。除血管痉挛持续加重外，还可有明显的血管壁增厚及血栓形成。此时即使在患者休息时也不能满足局部组织的血液供应，肢端呈持续性疼痛，夜间尤甚。剧痛常使患者彻夜不眠，为减轻疼痛，患者常将患肢垂于床下，以增加血供缓解疼痛，称为夜间静息痛。此时，患肢足部、小腿皮肤苍白、干冷，肌肉萎缩，趾甲生长缓慢、增厚变形，患肢足背、胫后动脉搏动消失。

（3）组织坏死期。此期患肢动脉完全闭塞，肢体自远端逐渐向上发生干性坏疽，坏死组织可自行脱落，形成经久不愈的溃疡。当继发感染时，可形成湿性坏疽，常伴有全身感染中毒症状。

（四）辅助检查

1. 一般检查

（1）测试皮肤温度。双侧肢体对应部位皮肤温度相差2.0 ℃以上，提示皮肤温度降低侧动脉血流减少。

（2）测定间歇性跛行距离和时间。

（3）肢体抬高试验（Buerger试验）。患者取平卧位，患肢抬高45°，3分钟后若出现麻木、疼痛，足部尤其是足趾、足掌部皮肤呈苍白或蜡黄色为阳性。让患者坐起，患肢自然下垂于床沿以下，若足部皮肤出现潮红或斑片状发绀，提示患肢有严重的循环障碍。

（4）解张试验。通过蛛网膜下隙或硬脊膜外腔阻滞麻醉，对比阻滞前后患肢同一部位皮肤的温度变化。阻滞麻醉后皮肤温度升高明显，为动脉痉挛因素；若皮肤温度无明显改变，提示病变动脉已严重狭窄或完全闭塞。

2. 特殊检查

（1）肢体血流图。电阻抗血流图和光电容积血流检测显示峰值降低、降支下降速度减慢。前者提示血流量减少，后者说明流出道阻力增加，其改变与病变程度成正比。

（2）多普勒超声血流图检查。可了解动脉管腔病变程度。

（3）动脉造影。可确定患肢动脉闭塞的部位、范围、程度及侧支循环等情况。

（五）处理原则

根据患者的病史、症状、体征，结合辅助检查即可明确诊断。

治疗原则为解除血管痉挛，促进侧支循环建立及防治局部感染，尽可能保全肢体，减少伤残程度。

（1）药物治疗。主要有血管扩张剂、右旋糖酐 40、广谱抗生素等。

（2）高压氧舱疗法。该疗法能提高血氧浓度，对减轻患肢疼痛和促进溃疡的愈合有一定作用。

（3）手术治疗。手术目的是增加肢体血液供应和重建动脉血流通路。手术方法有多种，可根据病情选用，如腰交感神经切除术，动脉重建术，分期动、静脉转流术，截肢（趾）术等。

（六）护理评估

1. 健康史　了解患者有无吸烟嗜好、受寒及外伤史。

2. 身体状况　了解患肢皮肤温度、颜色、感觉和足背动脉搏动情况；了解患肢疼痛的程度、性质、持续时间，有无采取相应的镇痛措施及镇痛效果；了解患肢有无坏疽、溃疡与感染；通过辅助检查了解患者动脉闭塞的部位、范围、性质、程度及侧支循环等情况。

3. 心理-社会评估　患者常有焦虑、悲观的情绪，对治疗和生活丧失信心。

（七）护理诊断

1. 疼痛　与患肢缺血、组织坏死有关。

2. 焦虑/恐惧　与患肢疼痛、久治不愈有关。

3. 皮肤完整性受损　与患肢远端供血不足、趾端或更高平面坏疽有关。

4. 知识缺乏　与患者缺乏疾病的预防知识及患肢锻炼方法的相关知识有关。

5. 潜在并发症　有溃疡和感染。

（八）护理目标

（1）患者的疼痛减轻。

（2）患者的焦虑减轻。

（3）患者皮肤完整，无破损。

（4）患者并发症能够得到及时发现和处理。

（5）患者能够叙述疾病的预防知识，学会正确的患肢锻炼方法。

（九）护理措施

1. 一般护理

（1）防止外伤，注意保暖，但不能局部加温。

（2）保持足部清洁、干燥，有足癣者要及时治疗。

（3）已发生坏疽的部位应保持干燥，每天用 75% 乙醇消毒包扎，同时应用抗生素防治感染。已发生感染的创面，可遵医嘱选用有效抗生素进行湿敷。

2. 疼痛护理

（1）早期。应用血管扩张药物及右旋糖酐40，以减少血液黏稠度和改善微循环。

（2）中、晚期。应用麻醉药镇痛，必要时可用连续硬膜外阻滞镇痛。

3. 术前准备　做好手术前的皮肤准备，如需植皮时，需注意供皮区的皮肤准备。

4. 术后护理

（1）一般护理。静脉血管重建术后，抬高患肢30°，并卧床制动1周。动脉血管重建术后，平放患肢，并卧床制动2周。对卧床制动者，应鼓励患者做足背跖屈活动，以利于静脉血液回流。

（2）病情观察。

1）密切观察患者血压、脉搏及切口渗血等情况。

2）对血管重建术后及动脉血栓内膜剥脱术后，需观察患肢远端的皮肤温度、色泽、感觉及脉搏强度来判断血管通畅度。

3）常温下患肢皮肤温度一般较正常侧低2.0℃以上，应定时用半导体测温计测量皮肤温度，并进行两侧对照，做好记录，以观察疗效。

（3）防止感染。密切观察患者体温的变化和伤口恢复情况。

5. 心理护理　帮助患者消除悲观情绪，树立信心，促进身心健康，密切配合治疗和护理。

（十）健康教育

（1）嘱患者绝对戒烟，以消除烟碱对血管的毒性作用。

（2）指导患者进行Buerger运动，促进侧支循环的建立。方法：患者取平卧位，抬高患肢45°，维持2~3分钟，然后双足下垂床边2~3分钟。同时进行足背屈与跖屈、左右摆动的运动，然后将足趾向上翘并尽量伸开，再往下收拢。恢复平卧姿势，双腿平放，并盖被保暖，卧床休息5分钟，完成运动。如此反复运动5~6次，每日进行3~4组。

本章要点

（1）下肢静脉曲张的病因、临床表现和深静脉通畅试验。

（2）血栓闭塞性脉管炎的临床分期、护理问题和护理措施。

思考题

（1）下肢静脉曲张的病因、临床表现有哪些？

（2）为什么对下肢静脉曲张患者了解其深静脉通畅尤为重要？

（3）如何检查足背动脉、胫后动脉及腘动脉？在临床上有何意义？

（4）深静脉检查在下肢静脉曲张患者的手术方式选择中有何临床意义？

（5）血栓闭塞性脉管炎的临床分期有哪些？

第十五章　泌尿外科疾病患者的护理

学习目标

（1）掌握泌尿系统损伤的病因病理和护理措施；尿石症的病因病理、临床表现和护理措施；前列腺增生的临床表现和护理措施；泌尿系统肿瘤的病因病理、临床表现和护理措施。

（2）运用相关知识对泌尿外科疾病患者进行护理评估。

（3）学会泌尿系统常见疾病患者的护理。

第一节　泌尿系统损伤患者的护理

引导案例

患者，男，35 岁。因从高处跌落骑跨于硬物上导致会阴部疼痛 3 小时入院。患者伤后排出少量血尿。查体：体温 37.2 ℃，心率 86 次/分，呼吸 22 次/分，血压 102/80 mmHg。患者会阴部淤血，阴囊部、阴茎有积液肿胀。

案例思考：该患者最可能的医疗诊断及依据和治疗要点是什么？

泌尿系统损伤包括肾脏、输尿管、膀胱和尿道损伤。泌尿系统损伤常合并其他脏器的损伤。当患者腹部、会阴部和骨盆受到严重暴力打击、挤压或穿透性损伤时，常伴有泌尿系统损伤。泌尿系统检查时因操作不当也可引起损伤。

一、肾损伤

（一）病因病理

肾损伤的机会较低，仅见于上腹部或腰部受较大暴力打击或遭受锐器、火器等损伤。临床上以闭合性肾损伤为多见。根据肾损伤程度，可分为以下几种类型。

（1）肾挫伤。

（2）肾部分裂伤。

（3）肾全层裂伤。

（4）肾蒂损伤。

（二）临床表现

肾挫伤的症状较轻，可能仅有腰部钝痛和镜下血尿。损伤严重时患者可表现如下。

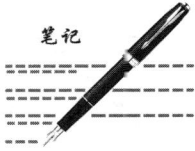

（1）休克。休克的程度与肾损伤程度、有无其他脏器合并损伤有关。

（2）血尿。多为肉眼血尿，一般血尿的程度与肾损伤程度一致。

（3）腰痛及肿块。出血或尿外渗可引起肾区肿胀、疼痛，在腰部可触及不规则包块并有压痛。

（三）辅助检查

为明确损伤部位、程度、有无尿外渗等，根据具体情况可行静脉尿路造影、B 超、CT 检查及实验室检查等。

（四）处理原则

大多数肾损伤患者经非手术治疗可以痊愈，但少数患者非手术治疗无效。若休克不见好转，血尿加重或腰部肿块继续增大者，需及时进行手术治疗。手术方式依据术中肾损伤情况而定，可酌情行肾完整切除术、肾部分切除术或肾修补术。有尿外渗时必须充分引流。对肾损伤合并腹部其他内脏损伤患者，应及时行剖腹探查术。

二、膀胱损伤

（一）病因

膀胱充盈时容易发生损伤，多为暴力引起的骨盆骨折。邻近骨折部位的膀胱壁可能被骨折断端刺破，偶尔见于盆腔手术或经膀胱镜手术时的意外损伤。临床上的膀胱损伤主要是指膀胱破裂。根据损伤部位与腹膜的关系可分为腹膜内型和腹膜外型。

（二）临床表现

1. 休克　因疼痛和骨盆骨折大出血所引起。

2. 腹部剧痛　腹膜外型破裂患者疼痛可局限于下腹部；腹膜内型破裂患者疼痛由下腹部扩散至全腹部，可有急性腹膜炎征象。

3. 排尿障碍　患者多有尿意，但无尿排出或仅排出少许血尿。

4. 尿外渗　因腹膜返折以下膀胱破裂，使尿外渗至耻骨后间隙，引起急性疏松结缔组织炎症。

（三）辅助检查

为明确损伤部位、程度、有无尿外渗等，按具体情况可行导尿试验、X 线、B 超及实验室检查等。

（四）处理原则

有休克者应尽快纠正。当患者休克纠正后，应立即行手术修复膀胱破裂处，同时行膀胱造瘘引流尿液。在尿外渗部位做多个切口引流，并应用抗生素控制感染。

三、尿道损伤

尿道损伤在男性泌尿系统损伤中最为常见。由于其解剖上的特点，主要见于男性。

（一）病因

男性尿道可分为前、后两部分，前尿道包括阴茎部和球部，后尿道包括膜部和前列腺部。尿道球部位于耻骨弓下，当发生骑跨伤或会阴部受暴力打击时，尿道球部被挤压

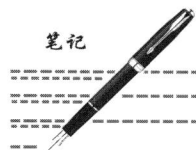

至耻骨弓与硬物间而受伤；尿道膜部穿过尿生殖膈，当外伤造成耻骨、坐骨骨折使尿生殖膈撕破时，尿道膜部也常同时撕裂或断裂。此外，因男性尿道有两个生理弯曲，如使用金属器械检查不当时，也可引起尿道损伤。依照损伤程度，尿道损伤可分为尿道黏膜损伤、尿道部分断裂和尿道全层断裂。尿道部分或全层断裂后，损伤部位可形成血肿，当尿液及血液经破损的尿道渗至周围组织内形成尿外渗后，易继发感染。尿道损伤部位愈合后，常形成瘢痕狭窄，造成患者排尿困难。

（二）临床表现

单纯尿道球部损伤一般情况大多良好，而骨盆骨折合并后尿道损伤时，出血较多，常有休克表现。尿道出血、排尿障碍和尿外渗是尿道损伤后的 3 个主要症状。

（1）尿道出血。尿道口滴血多见于前尿道损伤，出血不多，常可自行停止。

（2）排尿困难与尿潴留。此为尿道全层断裂产生的症状。当尿道部分断裂时，因疼痛所引起的反射性尿道括约肌痉挛，也可导致排尿障碍。

（3）尿外渗。根据损伤的部位和程度，可有不同范围的尿外渗。

（三）辅助检查

可行尿道造影、插导尿管及实验室检查。

（四）处理原则

对有骨盆骨折等合并伤者，应积极防治休克。尿道损伤的局部处理原则：恢复尿道连续性；引流膀胱，解除尿潴留；尿外渗部位切开引流，防止组织坏死和继发感染；尿道损伤部位修复后，应定期行尿道扩张术，以防止尿道狭窄。

（五）护理诊断

1. 焦虑/恐惧　与外伤打击、患者害怕手术和担心预后不良有关。

2. 舒适的改变　与疼痛、损伤有关。

3. 排尿异常　与损伤或尿道狭窄有关。

4. 有感染的危险　与损伤局部积血、尿外渗有关。

5. 知识缺乏　与患者缺乏疾病治疗及保健的相关知识有关。

6. 潜在并发症　有休克。

（六）护理措施

1. 防治休克　多数泌尿系统损伤患者需积极采取补液、输血、镇痛和应用止血药物等抢救措施，护士应主动做好配合工作。

2. 限制活动　肾损伤后应卧床休息 10~14 天，防止过早起床活动造成继发出血。一般应在患者尿内红细胞消失 1 周后才能下地活动。

3. 解除尿潴留　对尿道损伤患者，应嘱其不可勉强用力排尿，以免加重尿外渗。护士应试插导尿管为患者排出尿液。若成功，则应保留导尿管并妥善固定 1~2 周。对无法插入导尿管者，可行耻骨上膀胱穿刺排出尿液，同时应积极做好术前准备。

4. 防治感染　除常规应用抗生素外，对尿道部分或全层断裂患者还应定期清洁和消毒尿道外口，做好尿外渗部位软组织切开引流创口的护理。

5. 心理护理　关心、体贴患者，做好思想解释工作，消除患者的恐惧心理，鼓励其树立战胜疾病的信心。

笔记

6. 加强各种引流的护理　保持膀胱造瘘管引流通畅，避免引流管折曲或阻塞。一旦发现阻塞时，先用手指挤压引流管，必要时应在无菌操作下用生理盐水冲洗，保持引流通畅；保持造瘘口周围皮肤干燥，切口敷料如有浸湿，需及时更换；耻骨上烟卷式引流条或负压引流管于术后 2～3 天拔除；暂时性膀胱造瘘管一般留置 1～2 周。拔管前须夹管，观察患者能否自行排尿，若排尿通畅方可拔除。如需长期留置时，则首次换管时间为 3～4 周。以后需每隔 2 周在无菌操作下更换造瘘管 1 次。

7. 肾损伤术后护理

（1）观察出血及排尿情况。肾手术后 24～48 小时，应定时监测血压、脉搏，注意伤口引流物的量、性状及有无出血。此外，肾切除术后应留置导尿，观察患者尿量变化及血尿情况，以了解健侧肾功能，防止并发急性肾衰竭。

（2）术后禁食 2～3 天，肠蠕动恢复后即可逐步恢复正常饮食。

（3）肾完整切除术后患者应卧床 2～3 天，如无异常，即可下床活动。对肾部分切除术患者，为防止继发性出血和肾下垂，应卧床 10～14 天。

（4）对有留置肾盂、输尿管等引流管的患者，应做好引流管的护理。

（七）健康教育

肾损伤患者出院时，应告知患者注意保护对侧肾脏，避免各种有害因素对肾脏的影响。半年后复查，以了解有无输尿管狭窄和肾功能减退等并发症。对尿道损伤患者，应嘱其坚持定期尿道扩张，以预防尿道狭窄。

（八）护理评价

（1）患者的疼痛是否减轻。

（2）患者组织灌注量是否正常，生命体征是否平稳，毛细血管是否充盈正常。

（3）患者术后伤口及损伤器官愈合情况，伤口有无感染，患者体温及血白细胞计数是否正常。

（4）患者焦虑、恐惧是否减轻，情绪是否稳定。

第二节　尿石症患者的护理

引导案例

患者，男，55 岁。因活动后右腰部疼痛 1 年余，偶伴有血尿入院。患者于 1 年前活动后出现右腰部疼痛，如刀割样，并沿输尿管向下腹部、外阴部和股内侧放射，有时伴有恶心、呕吐、面色苍白、出冷汗。查体：体温 37.2 ℃，心率 85 次/分，呼吸 22 次/分，血压 102/80 mmHg。辅助检查：B 超检查显示右肾有一 1.2 cm×2.1 cm 大小的强回声团块。

案例思考：该患者医疗诊断及合适的治疗手段和术后健康教育是什么？

泌尿系统结石即尿石症，是常见的泌尿外科疾病。按结石分布的部位分为肾结石、输尿管结石、膀胱结石及尿道结石。按结石成分分为草酸钙结石、磷酸钙结石、尿酸钙结石、磷酸镁铵结石、胱氨酸结石。

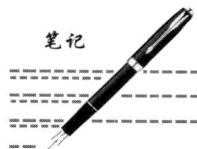

（一）病因

大多数尿结石的形成原因不清，许多因素均可影响尿结石的形成。尿中形成结石晶体的盐类呈过饱和状态，尿中抑制晶体形成的物质不足和核基质的存在，是形成结石的主要因素。

1. 流行病学　包括患者年龄、性别、职业、社会经济地位、饮食成分和结构、水分摄入量、气候、代谢和遗传等因素。

2. 尿液因素

（1）形成结石的物质产生过多，如尿液中钙、草酸量增加；长期卧床骨质脱钙、甲状旁腺功能亢进，尿钙增多；痛风患者尿酸增高；内源性合成草酸增加或肠道吸收草酸增加。

（2）尿 pH 改变，如尿酸钙结石和胱氨酸结石在酸性尿中形成；磷酸镁铵结石和磷酸钙结石在碱性尿中形成。

（3）尿量减少致使尿液浓缩，可使尿中的有机物和盐类的浓度相对增高。

（4）尿中抑制晶体形成的物质含量减少，如枸橼酸、镁、焦磷酸盐、酸性黏多糖、某些微量元素等。

3. 泌尿系统局部因素

（1）尿液淤滞，如尿路狭窄、尿路梗阻等使尿液淤滞，导致晶体或核基质在引流较差的部位沉积；继发尿路感染，更易形成结石。

（2）尿路感染，如细菌、坏死组织、脓块均可成为结石的核心。

（3）尿路异物，如长期留置的导尿管，不可吸收的缝线、塑料管等均可成为结石的附着体。

4. 全身性代谢异常　如甲状旁腺功能亢进，钙、磷代谢异常，均可致高尿钙。

（二）病理生理

尿路结石所致的病理生理改变，与结石部位、大小、数目、继发炎症和梗阻程度等因素有关。尿路结石可引起泌尿系统直接损伤、梗阻、出血、感染和恶性变。上尿路结石所致的急性梗阻，可导致平滑肌痉挛，引起肾绞痛。慢性不完全性梗阻可导致肾积水，使肾实质逐渐损害，造成肾功能逐渐减退。肾积水感染可导致肾积脓，梗阻与感染又可使结石增大，互为因果，可加重泌尿系统损害。肾盂和膀胱黏膜可因结石的长期慢性刺激而发生恶变。

（三）临床表现

1. 肾及输尿管结石　肾及输尿管结石的主要表现是与活动有关的疼痛和血尿。

（1）疼痛。钝痛是较大结石在肾盂或肾盏内压迫、摩擦或引起积水所致。绞痛则为较小结石在肾盂或输尿管内移动和刺激，引起平滑肌痉挛所致。典型的肾绞痛常突然发作，如刀割样，可沿输尿管向下腹部、外阴部和股内侧放射，有时伴有恶心、呕吐、面色苍白、出冷汗。输尿管末端结石可引起尿频、尿急、排尿终末疼痛。

（2）血尿。活动或肾绞痛后出现血尿，出血量的多少与损伤程度有关。一般多为显微镜下血尿，也可为肉眼血尿，是由于结石损伤肾和输尿管黏膜所致。

（3）脓尿。肾及输尿管结石并发感染时，可有尿频、尿急、发热、畏寒等症状。

（4）其他。结石梗阻可引起肾积水，检查时能扪及腹部肿块。

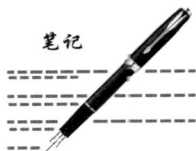

2. 膀胱和尿道结石

（1）膀胱结石。典型症状为排尿突然中断并感疼痛，可放射至阴茎头部及远端尿道，并伴有排尿困难和膀胱刺激症状。

（2）尿道结石。典型症状为排尿困难，可致急性尿潴留，并伴有会阴部剧痛，也可表现为排尿不畅、点滴状排尿及排尿痛。

（四）辅助检查

1. 实验室检查

（1）尿常规检查可有显微镜下血尿，如伴有感染时可有脓尿。

（2）尿细菌培养可用于判定患者有无感染。

（3）酌情测定血中钙、磷、肌酐、碱性磷酸酶、尿酸和蛋白及 24 小时尿中尿钙、尿酸、肌酐、草酸含量，了解患者代谢状况及有无内分泌紊乱，是否存在高血钙、高血尿酸、低血磷、高尿钙、高尿酸等。必要时可进行钙负荷试验。

（4）肾功能测定。

2. 影像学检查

（1）泌尿系统 X 线检查。95% 以上的结石能在 X 线片中发现，应行正、侧位摄片检查，以排除腹内其他钙化阴影。静脉尿路造影可显示结石所致的肾结构和功能改变，有无引起结石的局部因素。透 X 线的尿酸结石可表现为充盈缺损，对治疗方法的选择有帮助。逆行肾盂造影适用于其他方法不能确诊时。

（2）B 超检查。B 超检查能发现 X 线片不能显示的小结石和透 X 线的结石，也能显示肾结构改变及肾积水等。

（3）CT 检查。CT 检查能显示 X 线片、静脉尿路造影和 B 超检查不能发现的或较小的输尿管中、下段结石。

（4）输尿管肾镜检查。当 X 线片未显示结石时，静脉尿路造影有充盈缺损而不能确定诊断时，此项检查能明确诊断。

（五）处理原则

根据尿结石的位置、大小、数目、患者肾功能和全身情况，以及有无确定病因、有无代谢异常、有无尿路梗阻和感染等制订治疗方案。

1. 肾及输尿管结石

（1）非手术治疗。肾绞痛、结石直径<0.6 cm，结石光滑、无尿路梗阻及感染，以及纯尿酸结石和胱氨酸结石患者，可先采用非手术治疗。

1）大量饮水：保持每日尿量 2000 ml 以上。

2）适当运动：在病情允许的情况下做跳绳运动，可促进排石。

3）饮食调节：根据结石性质，适当调节饮食习惯，以减少结石形成。

4）调节尿 pH：口服枸橼酸钾、碳酸氢钠等以碱化尿液，对尿酸和胱氨酸结石的预防和治疗有意义。口服氯化铵可酸化尿液，防止感染性结石的生长。

5）控制感染：伴有感染时，应根据细菌培养及药物敏感试验选用抗生素。

6）肾绞痛的治疗：解痉、镇痛、镇静。

7）中西医结合治疗：解痉、镇痛、利尿。常用的针刺穴位有肾俞、膀胱俞、三阴交等。常用的中药有金钱草、石韦、滑石、车前子、鸡内金等。

8）感染性结石的治疗：控制感染、酸化尿液、应用脲酶抑制剂有控制结石长大的

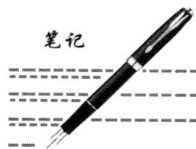

作用。

（2）体外冲击波碎石术（ESWL）。通过 X 线、B 超等检查对结石进行定位，将冲击波聚焦后作用于结石使之粉碎，然后随尿流排出。

（3）手术治疗。根据结石的部位选择合适的术式，如输尿管切开取石术、肾盂切开取石术、肾实质切开取石术等。

（4）内镜治疗。

1）输尿管肾镜取石术或碎石术：适用于中、下段输尿管结石，以及 X 线片不显影的结石。因肥胖、结石硬、停留时间长而不能采用 ESWL 治疗者。

2）经皮肾镜取石术或碎石术：经腰背部细针穿刺直达肾盏或肾盂，扩张皮肤至肾内通道，放入肾镜，于直视下取石或碎石。本法适用于直径>2.5 cm 的肾盂及下肾盏结石。

2. 膀胱和尿道结石　膀胱结石采取手术治疗的同时应治疗病因。膀胱感染严重时，应用抗生素治疗。多数结石可经膀胱镜机械、液电效应、超声或气压弹道碎石。结石过大、过硬或有膀胱憩室时，宜采取耻骨上膀胱切开取石。尿道结石位于前尿道，可向尿道注入无菌液体石蜡向外挤出或应用腔内器械碎石，尽量不做尿道切开取石术；后尿道结石应在麻醉下用尿道探子轻柔地将结石推回膀胱，再按膀胱结石处理。

（六）护理诊断

1. 疼痛　与结石的刺激、平滑肌痉挛有关。

2. 排尿异常　与结石梗阻有关。

3. 有感染的危险　与结石引起尿路梗阻、黏膜损伤有关。

4. 焦虑/恐惧　与患者对疾病缺乏认识或对治疗有顾虑等因素有关。

5. 知识缺乏　与患者缺乏疾病病因和预防复发的相关知识有关。

（七）护理措施

1. 一般护理

（1）解痉镇痛。肾绞痛发作时，可使用阿托品 0.5 mg，皮下注射。绞痛剧烈者可给予哌替啶 50~100 mg，肌内注射。配合应用局部热敷、针灸等治疗，以缓解疼痛。对膀胱结石，应指导患者采取适当体位如侧卧排尿，可缓解疼痛和排尿困难。

（2）促进排石。鼓励患者多饮水，增加尿量，适当运动，内服利尿、排石的中草药和溶石药物等。

（3）病情观察。嘱患者每次排尿时注意是否有结石排出，并观察体温的变化。

2. 体外冲击波碎石术护理　术前应测定出、凝血时间，术前 3 日忌食易产气食物，术前 1 日服用缓泻剂或药用炭，以减少肠道积气。治疗时使用镇静、镇痛剂。术后可能出现血尿（持续 1~2 天）和一过性肾绞痛等并发症，故术后应严密观察并记录碎石后排尿情况。嘱患者卧床休息，注意多饮水，并酌情使用抗生素和止血剂 2~3 天。如经 X 线检查后，仍有较大的结石颗粒残留，1 周后可行再次治疗。

3. 手术前后的护理　术前应协助医生做好必要的检查，对合并有泌尿系统感染者，应待感染控制后再行手术。肾、输尿管结石术后，常放置有肾盂或输尿管引流管，应按泌尿系统引流管常规护理。肾盂造瘘管如引流不畅需要冲洗时，每次冲洗液量不得超过 5 ml，注入压力要低，患者如自觉有腰部胀感时即应停止。术后造瘘管应留置 10 天以上，拔管前应夹管观察 2~3 天，如无漏尿、腰痛、发热等现象或经造瘘管造影证明肾盂至膀胱引流通畅时，才可拔除。拔管后，造瘘口覆盖无菌敷料，患者向健侧卧，以防漏尿。

一般约1周后瘘口即可愈合。耻骨上膀胱切开取石术后常需做膀胱造瘘，注意膀胱造瘘管的护理。

4. 经膀胱镜钳夹、液电效应、激光碎石术的护理　注意观察患者术后排石及血尿情况。嘱患者卧床休息3天，并适当变换体位活动，以促进排石；多饮水，增加尿量，起到内冲洗作用；适当使用镇痛剂；应用抗生素预防感染。

（八）健康教育

（1）嘱患者多饮水，多运动。

（2）根据已排出结石成分适当调整患者饮食和辅以药物治疗，以预防结石再生。

（3）对于长期卧床患者，应鼓励并协助其多做床上活动，以减少骨质脱钙，对预防膀胱结石的形成有一定的意义。

（九）护理评价

（1）患者的疼痛程度是否减轻或消失，有无痛苦表情。

（2）患者体液是否正常，尿量及肾功能是否恢复。

（3）患者有无感染的征象，有无体温升高及血白细胞计数增高。

（4）患者是否能够掌握尿路结石的致病因素，以及预防复发的方法。

第三节　肾结核患者的护理

肾结核是全身结核病的一部分，原发病灶大多在肺部，其次是骨关节及肠道。

（一）病因病理

结核分枝杆菌由原发病灶通过血行途径进入肾脏。结核分枝杆菌先在肾皮质内停留，引起粟粒性结节，几乎是双侧同时感染。若患者免疫状况良好，大多可自行痊愈，不引起症状，也不易被发现，称为病理性肾结核；肾皮质结核发展为髓质结核以后，肾乳头发生溃疡、干酪坏死，病变蔓延至肾盏，则出现临床表现，称为临床肾结核，扩散可累及全肾。纤维化和结核钙化是结核病常见的病理改变，造成肾盂出口的狭窄和肾功能的破坏。结核病变经肾盂黏膜、黏膜下层和结核分枝杆菌尿液的接触，扩散至输尿管、膀胱和尿道。

（二）临床表现

肾结核多发于20~40岁的青壮年，男性比女性多见。

1. 尿频、尿急、尿痛　尿频是肾结核最早出现的症状，为结核菌尿及脓尿刺激膀胱黏膜所致。以后病变累及膀胱时，尿频加剧。若发生膀胱挛缩，膀胱容量减少，每日排尿达数十次，甚至出现尿失禁。结核病变累及尿道时，可出现排尿时会阴部灼痛或剧烈的尿痛及排尿困难。

2. 血尿和脓尿　血尿可为肉眼血尿或显微镜下血尿，多为终末血尿。破坏膀胱血管后可出现全程血尿。脓尿为"淘米水"样，含有组织碎屑和絮状物。

3. 肾区疼痛　患者一般无明显的腰痛，但在结核菌影响到肾包膜和继发感染时，可发生腰部酸痛。

4. 全身症状　泌尿系统结核患者全身症状可不明显，晚期合并其他脏器结核时，患

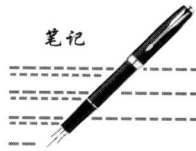

者可出现消瘦、发热、盗汗、乏力、贫血、食欲减退等结核中毒症状。

（三）辅助检查

1. 实验室检查

（1）尿常规检查。尿液呈酸性，有脓细胞，少许蛋白质及红细胞，普通培养基培养无细菌生长。

（2）尿细菌学检查。连续 3 天进行 24 小时尿沉淀物可找到抗酸杆菌，其阳性率为 50%~70%，尿结核分枝杆菌培养阳性率为 80%~90%。

2. 膀胱镜检查　可见膀胱黏膜充血、水肿、结核结节、结核性肉芽肿及瘢痕等病变。必要时需做活体组织病检。膀胱挛缩容量<50 ml 或有急性膀胱炎者，不宜行膀胱镜检查。

3. 影像学检查　钙化型肾结核 X 线片上可见钙化阴影。局灶性肾结核 X 线片上可见斑点状钙化影。静脉尿路造影及逆行肾盂造影早期为肾盂边缘不整齐，如虫蛀样改变。继而肾盏失去杯口形态而形成空洞，肾功能丧失时，肾盏、肾盂不显影，输尿管显示僵硬、狭窄、节段性边缘不整齐等。B 超检查有强回声和对侧肾有积水。

（四）处理原则

肾结核的治疗主要包括抗结核药物治疗、全身营养支持疗法、手术治疗和并发症的治疗。

1. 抗结核药物治疗　早期肾结核逆行肾盂造影显示病变较轻或局限，正确使用抗结核药物多能治愈。在治疗中将 2~3 种药物联用，疗程要足，一般至少要治疗半年以上。

2. 营养支持疗法　给予患者高能量、高蛋白、富含营养的食物，保证休息，改善全身的营养状况。

3. 手术治疗　有肾完整切除术、肾结核病灶清除术和肾部分切除术。

4. 并发症的治疗　对有尿道梗阻的挛缩膀胱患者需考虑行尿流改道手术。

（五）护理诊断

1. 营养失调：低于机体需要量　与机体消耗过多、补充不足有关。

2. 排尿异常　与膀胱结核致膀胱挛缩有关。

3. 焦虑/恐惧　与患者病程长、病肾切除、晚期并发症等因素有关。

4. 潜在并发症　有肾功能不全。

（六）护理措施

1. 一般护理　注意患者的营养和休息，适当进行户外活动，以增强体质。加强心理护理，主动向患者说明肾结核治疗的长期性，使其能主动配合。

2. 观察抗结核药物　抗结核治疗可能出现的毒副反应。肾结核手术前需进行抗结核药物准备，如肾完整切除术至少需药物准备 2 周以上，肾部分切除术需进行药物准备 3~6 个月，术后仍需继续抗结核治疗 3~6 个月。此期间应注意有无毒副反应发生，如链霉素可致听神经损害，异烟肼可引起周围神经炎，对氨水杨酸可致胃肠道反应等。治疗上应配合其他辅助药物，加强抗结核药物的治疗作用，减轻毒副反应。

3. 肾切除术后的护理

（1）观察患者出血及排尿情况。肾切除手术后 24~48 小时，应定时测患者血压、脉搏，注意伤口引流物量、性状及有无出血。此外，肾完整切除术后应留置导尿，观察尿量变化及血尿情况，以了解健侧肾功能，防止并发急性肾衰竭。

（2）术后患者须禁食 2~3 天，患者肠蠕动恢复后即可逐步恢复正常饮食。

（3）肾完整切除术后患者应卧床 2~3 天，如无异常，即可下床活动。对肾部分切除术患者，为防止继发性出血和肾下垂，应卧床休息 10~14 天。

（4）对有留置肾盂、输尿管等引流管的患者，应做好引流管的护理。

4. 预防感染　应用抗生素及多饮水。

（七）健康教育

嘱患者术后仍需按医嘱坚持药物治疗，以免结核病灶复发与扩散。同时应定期复查，每月复查尿常规 1~2 次，每 3~6 个月做泌尿系统造影检查 1 次，并注意加强营养和锻炼身体，以增强机体抵抗力。

第四节　前列腺增生患者的护理

引导案例

患者，男，75 岁。因进行性排尿困难 2 年余入院。患者 5 年前出现尿频和夜尿增多，2 年前出现排尿延迟、排尿费力、尿流射程短、尿线变细等症状，便秘、饮酒、寒冷、劳累后加重。查体：体温 37.2 ℃，心率 86 次/分，呼吸 22 次/分，血压 102/80 mmHg。直肠指诊：前列腺增大。

案例思考：该患者的医疗诊断及术后护理措施是什么？

前列腺增生，也称前列腺良性肥大，是老年男性的常见病。以病理学角度讲细胞增多是增生，细胞增大为肥大。前列腺增生是细胞增多，不是肥大，所以正确命名应为前列腺增生。男性自 35 岁后可有不同程度的前列腺增生，常在 50 岁以后出现临床症状。

（一）病因

前列腺的正常发育有赖于雄激素的作用，青少年时期切除睾丸者，其前列腺即可不发育。前列腺增生的病因尚不完全清楚，但目前公认的是老龄和有功能的睾丸是发病的基础，两者缺一不可。上皮和基质的相互影响，各种生长因子的作用，随着年龄的增长，睾酮、双氢睾酮及雌激素的改变和失去平衡仍然是前列腺增生的重要病因。近来发现增生的前列腺内双氢睾酮比正常高 3~4 倍，这可能与前列腺内双氢睾酮的分解代谢减少有关。

（二）临床表现

症状的严重程度取决于尿路梗阻程度、病情发展的速度及是否合并感染和结石。

1. 尿频　常是前列腺增生患者最初出现的症状。早期是因前列腺充血刺激所引起，夜间较显著。梗阻加重时，出现膀胱残余尿使膀胱有效容量减少，可使尿频加重。

2. 进行性排尿困难　是前列腺增生最重要的症状。随着尿路梗阻程度加重，患者可表现为排尿延迟，排尿费力、尿流射程短，尿线变细、断续或滴沥状。当尿路梗阻达到一定程度，膀胱可出现残余尿。随着残余尿的增加，梗阻越严重，膀胱逼尿肌收缩越无力，逐渐发生尿潴留。便秘、饮酒、寒冷、劳累等情况都可诱发急性尿潴留，如果膀胱过度充盈，可出现充盈性尿失禁。

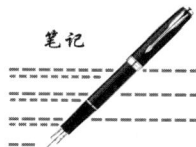

3. 血尿　是由于覆盖在增生组织上的黏膜静脉破裂所致。出血量不等，呈间歇性，多数出现在排尿后。

4. 其他　前列腺增生合并感染可出现尿急、尿痛。长期排尿困难可导致腹内压增高，并发腹股沟疝、脱肛或内痔等。

（三）辅助检查

1. 实验室检查　尿常规检查。

2. 尿流率检查　在前列腺增生早期即可发生排尿的功能改变，如最大尿流率每秒<15 ml，说明排尿不畅；每秒<10 ml 则提示尿路梗阻严重，必须进行治疗。

3. 超声检查　可以直接测定前列腺的大小、内部结构、是否突入膀胱及膀胱残余尿的多少。经直肠前列腺彩色超声扫描诊断可更为精确。

4. 血清前列腺特异性抗原测定　在前列腺体积较大、有结节或较硬时，应测定血清前列腺特异性抗原（PSA），以排除是否合并前列腺癌。

5. 膀胱造影检查　膀胱造影可显示膀胱边缘粗糙不整齐，并可见增大前列腺所致的充盈缺损。

6. 膀胱镜检查　膀胱镜可以看到增大的前列腺及膀胱小梁等。

（四）处理原则

前列腺增生患者多数年老体衰，在治疗时必须同时考虑梗阻程度和全身情况，尤其是心、肺、肝、肾功能是否能耐受手术。尿路梗阻较轻或难以耐受手术治疗的患者可采取非手术疗法或姑息性手术。

1. 药物治疗

（1）α 受体阻滞剂，如特拉唑嗪、阿夫唑嗪、坦索罗辛等，对症状较轻的患者有良好的疗效。

（2）激素类，如 5α-还原酶抑制剂，可以降低前列腺组织内双氢睾酮的含量，通常服用 3 个月左右可以使体积在 40 ml 以上的前列腺缩小，并能改善患者排尿功能。过去常用的雌激素副作用较大，特别是对心血管系统的危害，不宜应用。

2. 手术治疗　膀胱残余尿量超过 50 ml 或曾经出现过急性尿潴留者，应争取早日手术治疗，手术方式有以下几种。

（1）经尿道前列腺切除术（TURP）。

（2）耻骨上经膀胱前列腺切除术。

（3）耻骨后前列腺切除术。

（4）姑息性手术，如耻骨上膀胱造瘘术。

（五）护理诊断

1. 排尿异常　与前列腺增生、并发感染有关。

2. 心排血量减少　与手术失血有关。

3. 有感染的危险　与尿路梗阻有关。

4. 体液不足　与手术出血有关。

（六）护理措施

1. 术前护理

（1）做好患者的心、肝、肾功能检查，协助患者恢复体力以适应手术。由于前列腺增生多为老年患者，因此应做好老年外科患者的围手术期护理。

（2）每日询问患者排尿情况，嘱患者多食粗纤维食物，防止便秘，忌食辛辣食物和饮酒，鼓励患者多饮水。

（3）对术前带有造瘘管或留置导尿管的患者，应保证持续引流通畅。为预防感染应行膀胱冲洗，冲洗时以少量、多次、微温、低压、无菌为原则。

（4）每日测体温 4 次。

2. 经尿道前列腺切除术（TURP）的术后护理

（1）注意观察患者意识状态、呼吸、血压及脉搏的变化。

（2）观察三腔管气囊导尿管固定及通畅情况，并观察导尿管是否连续地有尿液或冲洗液流出，如不能持续流出则说明有血块堵塞，应施行高压冲洗，吸出阻塞的血块，以免造成膀胱充盈而加重出血。

（3）观察有无 TURP 综合征的发生。TURP 术中通常应用尿道冲洗液 10~30 L，大量的冲洗液被吸收可使血容量急剧增加，引起稀释性低钠血症，患者可在术后几小时内出现烦躁不安、恶心、呕吐、抽搐、痉挛、昏睡症状，严重者可出现肺水肿、脑水肿、心力衰竭等。此时应遵医嘱减慢输液速度，并给予脱水剂、利尿剂对症治疗。

（4）拔除三腔管气囊导尿管。TURP 术后 3~5 天冲洗液清亮后即可拔管。

（5）嘱患者多饮水，饮食以易消化、富含营养的食物为宜。同时嘱患者逐渐开始下床活动，以防发生并发症。

3. 开放手术切除前列腺的术后护理

（1）观察患者体温、脉搏、血压及呼吸的变化。

（2）术后 3 日改为半卧位。

（3）术后根据需要间断或持续地进行膀胱冲洗。冲洗速度可根据冲洗液的颜色而定，色深则快，色浅则慢，并准确记录冲洗液量和耻骨后负压引流量。

（4）观察伤口敷料渗出情况，预防切口感染。

（5）观察膀胱痉挛情况，及时与医生联系。术后留置硬膜外阻滞麻醉导管，按需定时注射小剂量吗啡可有良好的镇痛效果。

（七）健康教育

（1）向患者讲解手术的必要性、术式及术前和术后护理的注意事项。

（2）向患者说明导尿管、膀胱持续冲洗的意义及注意事项。

（3）向患者讲解会阴部护理的意义，使患者主动配合护理。

（4）向 TURP 手术患者宣传出院后应减少活动、忌烟酒、防感冒、忌刺激、预防再出血的意义，教会患者肛提肌锻炼，以尽快恢复尿道括约肌的功能。

（八）护理评价

（1）患者的焦虑、恐惧是否消失，情绪是否稳定。

（2）患者的疼痛是否减轻，有无疼痛症状。

（3）患者有无感染发生，有无体温升高、伤口红肿及尿液混浊。

（4）患者排尿型态是否恢复正常，排尿是否通畅，能否节制。

（5）患者是否有血尿，血尿程度如何，生命体征是否平稳。

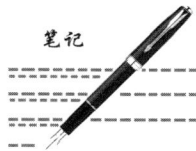

第五节　泌尿系统肿瘤患者的护理

引导案例

患者，男，61岁。因肉眼间歇性无痛血尿7个月余入院。患者7个月前出现腰部隐痛，夜晚疼痛明显。偶有血尿，呈间歇性，无痛。近3个月来患者腰部疼痛及血尿加重。查体：体温37.2℃，心率86次/分，呼吸22次/分，血压139/91 mmHg。B超检查：可见膀胱内有一蒂状物。

案例思考：该患者可能的医疗诊断及依据和术后护理措施是什么？

泌尿系统各部位均可发生肿瘤，最常见的是膀胱癌，其次是肾肿瘤。欧美国家最常见的前列腺癌在我国比较少见，但也有明显增长趋势。我国过去常见的阴茎癌，现已日趋减少。

一、肾肿瘤

肾肿瘤包括肾癌、肾盂癌和肾母细胞瘤。肾肿瘤多为恶性，成人恶性肿瘤中肾肿瘤仅占2%左右。但在儿童，肾母细胞瘤占20%以上，是儿童最常见的腹部肿瘤之一。

（一）病理

1. 肾癌系实质性肿瘤　由肾小管上皮细胞发生，外有假包膜，有时呈多囊性，可有出血、坏死和钙化。肾癌局限在包膜内时恶性度较小，穿透假包膜后可经血液和淋巴转移。肿瘤可直接扩展至肾静脉、腔静脉形成癌栓，也可转移至肺、脑、骨、肝等，淋巴转移最先到肾蒂淋巴结。

2. 肾母细胞瘤　肿瘤来自胚胎性肾组织，是上皮和间质组成的恶性混合瘤，包括腺体、神经、肌肉、软骨、脂肪等。肿瘤生长速度极快，肿瘤与正常组织无明显界限。双侧肾母细胞瘤约占5%。转移途径同肾癌，早期即可侵入肾周围组织，但很少侵入肾盂、肾盏内。

（二）临床表现

1. 血尿　多见于50%～60%的病例。肿瘤侵犯肾盏、肾盂后才有血尿，并非早期症状。血尿的特点是无痛性、间歇性肉眼全程血尿。肾盂肿瘤的血尿出现较早且常见。肾母细胞瘤血尿较少见。

2. 腰腹部肿块　肿瘤较大时腹部或腰部可扪及肿块。肾母细胞瘤以腹部包块为早期表现，大多在5岁以前发病。

3. 疼痛　腰部钝痛或隐痛，血块阻塞输尿管时可产生肾绞痛。

4. 肾癌可有肾外的临床表现　如低热，可能因肿瘤坏死、出血、毒性物质吸收所引起，现已分离出内生致热原。肾癌也可引起红细胞沉降率加快、红细胞增多症、高血钙等，同侧阴囊内可发现精索静脉曲张。消瘦、贫血、虚弱等是晚期症状。临床上有10%左右的患者因转移病灶就医，如病理性骨折、咯血等。肾癌患者就医时约有1/4已有肿瘤扩散表现。

257

（三）辅助检查

1. 腹部 X 线检查　可见肾外形增大，不规则，偶尔有点状、絮状或不完整的壳状钙化。

2. 静脉尿路造影　可见肾盏、肾盂因受肿瘤挤压有不规则变形、狭窄、拉长或充盈缺损。

3. 逆行肾盂造影　在静脉尿路造影显示不清时，可以较清晰地显示肾病变情况。

4. 动脉造影　可见丰富、不规则的肿瘤血管或有小血窦或动静脉瘘，并可了解有无癌栓形成。对诊断早期肾肿瘤有较高的价值，但操作较复杂。

5. B 超检查　能鉴别肾实质性肿块与囊性病变。实质性肿块表现是相对不规则的边界中有内部回声，较囊性透声性差。

6. CT 和 MRI 检查　能确定肾肿瘤情况、邻近脏器的浸润、淋巴转移和静脉的癌栓，并能分期。可用于鉴别肾炎性包块与肾肿瘤。

（四）处理原则

1. 手术治疗　肾癌和肾母细胞瘤患者应行根治性肾完整切除术。肾盂肿瘤除了要行肾完整切除术外，还要同时切除同侧全长输尿管包括输尿管开口的膀胱壁。若肾癌体积太大，术前应先行肾动脉栓塞术使瘤体缩小，以提高肿瘤切除率和手术的安全性。

2. 放疗　对肾癌采取放疗效果不佳。

3. 化疗　可采用抗癌药物联合治疗。

4. 免疫治疗　肿瘤切除术后，患者可行免疫治疗。

二、膀胱肿瘤

膀胱肿瘤是全身常见的肿瘤之一，是泌尿系统最常见的肿瘤。好发年龄在 50～70 岁，男女比例为 4：1。以表浅的膀胱乳头状癌最为常见。分化不良的浸润性膀胱癌常发生在高龄病例。

（一）病因

膀胱肿瘤的病因尚不完全清楚，可能与下列因素有关。

1. 环境和职业　苯胺染料的中间产物或橡胶塑料工业的防氧化剂（抗氧化剂）是膀胱癌的致癌物质，长期接触这类致癌物质易发生膀胱癌，但个体差异较大，潜伏期很长。长期吸烟、接触塑料制品、油漆、洗涤剂等可能是致癌的原因。

2. 其他　色氨酸和烟酸代谢异常可为膀胱癌的病因；寄生在膀胱的埃及血吸虫病、膀胱白斑病、腺性膀胱炎、尿石症、尿潴留等也可能是膀胱肿瘤的诱因。

（二）病理

与肿瘤的组织类型、细胞分化程度、生长方式和浸润深度有关，其中以细胞分化和浸润深度最为重要。

1. 组织类型　上皮性占 95％以上，其中多数为移行上皮细胞乳头状癌，鳞癌和腺癌各占 2％～3％。非上皮性肿瘤罕见，由间叶组织发生，多数为肉瘤，好发于婴幼儿。

2. 分化程度　按肿瘤细胞大小、形态、染色、核改变、分裂相等可分为 3 级，Ⅰ级分化良好，属于低度恶性；Ⅲ级分化不良，属于高度恶性；Ⅱ级分化居Ⅰ～Ⅲ级之间，属于中度恶性。

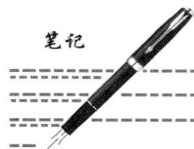

3. 生长方式　分为原位癌、乳头状癌和浸润癌。原位癌局限在黏膜内，无乳头也无浸润。移行细胞癌多为乳头状，鳞癌和腺癌常有浸润，不同生长方式可单独或同时存在。

4. 浸润深度　是肿瘤临床和病理分期的依据，可分为：原位癌 Tis；乳头状癌无浸润 Ta；局限于膀胱固有层以内 T_1；浸润浅肌层 T_2；浸润深肌层或穿透膀胱壁 T_3；浸润前列腺或膀胱邻近组织 T_4。

5. 发生部位　肿瘤分布以膀胱侧壁及后壁最多，其次为三角区和顶部，其发生可为多中心性。

6. 转移方式　膀胱肿瘤的扩散主要向深部浸润，直至膀胱外组织。淋巴转移常见，浸润浅肌层者约 50% 淋巴管内有癌细胞，浸润深肌层者几乎全部淋巴管内有癌细胞。血行转移多在晚期，主要转移至肝、肺、骨和皮肤等处。肿瘤细胞分化不良者容易发生浸润和转移。

（三）临床表现

绝大多数患者以无痛肉眼血尿就医，血尿呈间歇出现，可自行停止或减轻，容易造成"治愈"或"好转"的错觉。出血量或多或少，一般表现为全程血尿，终末期加重。出血量和肿瘤大小、数目、恶性程度不一致，非上皮性肿瘤血尿较轻。

膀胱肿瘤患者以尿频、尿痛、排尿困难、尿潴留和下腹肿块为初始症状就医者多属于晚期症状。膀胱刺激症状常因肿瘤坏死、溃疡合并感染所致。肿瘤大或堵塞膀胱出口时，可发生排尿困难、尿潴留。膀胱癌晚期尚可见腹部浸润性肿块、贫血、水肿等表现。盆腔广泛浸润时，患者可出现腰骶部疼痛、下肢水肿。

（四）辅助检查

成人出现无痛性血尿时都应想到泌尿系统肿瘤的可能，而其中膀胱肿瘤尤为多见，常需行下列检查。

1. 尿脱落细胞检查　膀胱肿瘤患者的尿中可找到脱落的肿瘤细胞。

2. 膀胱镜检查　可直接看到肿瘤所在部位、大小、数目、形态、蒂部情况和基底部浸润程度等。同时做肿瘤活体组织检查，可明确诊断和制订治疗方案。

3. X 线检查　静脉尿路造影可了解肾盂、输尿管有无肿瘤，以及肿瘤对肾功能的影响；肾积水或显影不良常提示肿瘤浸润输尿管口。膀胱造影可见充盈缺损，浸润膀胱壁时可有膀胱壁僵硬不整齐。

4. CT 和 MRI 检查　可发现肿瘤浸润的深度，以及局部转移病灶。

5. 超声检查　可发现直径 0.5 cm 以上的膀胱肿瘤，如应用经膀胱超声扫描，能比较准确地了解肿瘤浸润的深度和范围。

（五）处理原则

以手术治疗为主，放疗和化疗处于辅助地位。手术治疗分为经尿道手术、膀胱切开肿瘤切除术、膀胱部分切除术和膀胱全切除术。原则上 Ta、T_1、局限的 T_2 期肿瘤可采用保留膀胱的手术；较大的、多发的、反复发作及 T_2、T_3 期肿瘤，应行膀胱全切除术。

1. 表浅膀胱肿瘤（Tis、Ta、T_1 期）　可经尿道或膀胱切除肿瘤。术后采用膀胱内药物灌注治疗。常用药物有卡介苗、丝裂霉素等。基本疗程为每周 1 次，共 6 次。灌注后部分肿瘤消退或明显减小。目前认为卡介苗的治疗效果较好。

2. 浸润性膀胱肿瘤（T_2、T_3、T_4 期）　一般可选择膀胱部分切除术或膀胱全切除术，膀胱部分切除时应包括距离肿瘤 2 cm 以内的全层膀胱壁。输尿管开口在切除范围，应行输尿管膀胱再植术。膀胱全切除术后须行尿流改道，常用回肠代膀胱，取一段回肠做膀胱，输尿管吻合在这段回肠上，并自腹壁造瘘排出尿液。

T_2、T_3 期肌层有浸润的膀胱肿瘤术前配合放射治疗，可提高 5 年生存率。化疗药物选用氨甲蝶呤、长春新碱、阿霉素等有一定的疗效，多用于晚期病例。

膀胱肿瘤切除后容易复发，而复发的患者仍有可能治愈。凡保留膀胱的各种手术治疗，2 年内超过半数肿瘤可能复发，复发常不在原来部位，属于新生肿瘤，而且 10% ~ 15% 有恶性程度增加趋势。因此，任何保留膀胱的手术后患者都应进行严密的随诊，每 3 个月做膀胱镜检查 1 次，1 年无复发者酌情延长复查时间，此种复查应成为治疗的一部分。

（六）护理诊断

1. 焦虑/恐惧　与患者因癌症诊断、面临手术、担心复发、恐惧死亡、丧失劳动力及经济困难等因素有关。

2. 营养不良：低于机体需要量　与食欲减退、厌食、摄入减少、肿瘤消耗有关。

3. 舒适性改变　与切口疼痛、膀胱痉挛有关。

4. 知识缺乏　与患者缺乏预防复发及术后化疗知识和术后康复的相关保健知识有关。

5. 潜在并发症　有感染、大出血、膀胱痉挛。

（七）护理措施

1. 术前护理

（1）嘱患者多食高蛋白、易消化、营养丰富的食物，纠正贫血，改善一般营养状况。

（2）做好尿检肿瘤细胞的尿液收集、膀胱镜检及静脉尿路造影的准备工作。

（3）行开放手术者，术晨不排尿或膀胱灌注生理盐水 200 ml。

（4）行膀胱全切回肠代膀胱术的患者术前 3 日给予无渣饮食、术前 1 日禁食，并给予肠道抗生素，术前 1 日晚行清洁灌肠。

2. 术后护理

（1）观察患者血压、脉搏、呼吸的变化，密切注意病情发展，早期进行处理。

（2）观察膀胱冲洗液的颜色或尿量及颜色，可以发现有无内出血及术后血尿的情况。

（3）行经尿道膀胱颈肿瘤电切术的患者保持三腔管气囊导尿管通畅，防止导尿管气囊破裂。术后取平卧位。尿液颜色较深时，可用无菌生理盐水冲洗膀胱，防止血凝块阻塞气囊导尿管。

（4）膀胱造瘘术后每日常规冲洗膀胱 2 次。膀胱部分切除术后患者要妥善固定留置导尿管和左、右输尿管支架管，并保持管道通畅。可间断或持续冲洗膀胱，防止因出血而致的膀胱痉挛。

（5）行膀胱全切回肠代膀胱术的患者观察左、右支架管，以及回肠代膀胱引流管内尿量和颜色并详细记录，了解回肠代膀胱乳头的血供情况。

（6）行膀胱全切输尿管皮肤造瘘术的患者观察输尿管皮肤乳头的血供情况及皮肤回缩现象。若出现回缩及颜色变黑时，则说明出现血供障碍，应立即通知医生。

（7）保持胃肠引流管通畅，观察引流液的量和颜色并详细记录。肛门排气后遵医嘱拔除胃肠引流管。

（8）每日口腔护理 2 次，测体温 4 次。每 2 小时叩背、排痰 1 次。痰液黏稠时应定时雾化吸入。

（9）保留膀胱手术患者术后均应进行膀胱灌注化疗药，免疫治疗。化疗药行膀胱灌注后可能会出现尿频、尿痛、血尿。注意饮食，保持体力，常规服用抗生素，控制感染。

（10）做好患者的心理护理，解除其焦虑、恐惧情绪，以减轻患者的心理压力，加强康复的信心。

（八）健康教育

（1）向患者讲解各种导管的意义，说明尿流改道的目的，以及教会患者自行使用尿袋。

（2）膀胱癌易复发，嘱患者须定期复查。

（3）嘱患者需坚持膀胱灌注化疗药和综合治疗。

本章要点

（1）泌尿系统损伤的病因病理和护理措施。
（2）尿石症的病因病理、临床表现和护理措施。
（3）前列腺增生患者的临床表现和护理措施。
（4）泌尿系统肿瘤的病因病理、临床表现和护理措施。

思考题

（1）简述尿失禁及 4 种常见尿失禁的定义。
（2）简述肾及尿道损伤的临床表现及护理措施。
（3）简述尿石症的临床表现及护理措施。
（4）简述前列腺增生患者临床表现和护理措施。
（5）简述膀胱癌的病理及临床表现。

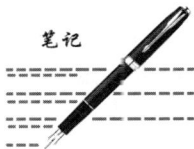

第十六章　骨与关节疾病患者的护理

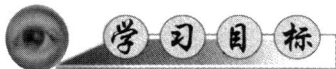

学习目标

（1）掌握骨折的定义、并发症、治疗原则、愈合过程、护理措施；关节脱位的治疗要点；化脓性骨髓炎的病理、治疗要点；常见骨肿瘤的临床表现；颈椎病和腰椎间盘突出症的临床表现和护理措施。

（2）运用相关知识对骨科疾病患者进行护理评估。

（3）学会骨折、颈椎病和腰椎间盘突出症患者的护理。

第一节　骨　　折

骨组织的完整性或连续性中断称为骨折。

（一）病因

1. 直接暴力　是指外界暴力直接作用的部位发生骨折，常合并软组织损伤或有开放伤口，如汽车撞击小腿引起的胫、腓骨骨折。

2. 间接暴力　是指外力通过传导、杠杆或旋转作用所造成的骨折，发生在作用点以外的部位。例如，如果滑倒时手掌撑地，外力经传导而发生的肱骨髁上骨折。

3. 牵拉暴力　是指肌肉突然强烈收缩造成的骨折，常称撕脱骨折。例如，上肢进行过猛的投掷动作时，可造成肱骨内上髁骨折。

4. 骨骼病变　在原有骨病的基础上，因轻微的外力或在正常活动中发生的骨折称为病理性骨折，如骨髓炎、骨肿瘤、骨结核并发的骨折。

5. 积累劳损　长期的慢性压力集中作用于骨骼，造成的骨折称为疲劳骨折，如长距离跑步、行军造成的跖骨疲劳性骨折。

（二）分类

1. 根据骨折端是否与外界相通

（1）闭合性骨折。骨折处皮肤或黏膜完整，骨折端与外界不相通。

（2）开放性骨折。骨折附近的皮肤或黏膜破损，骨折端与外界相通，如合并膀胱破裂或尿道损伤的骨盆骨折，合并直肠破裂的尾骨骨折。

2. 根据骨折断裂的程度

（1）不完全骨折。骨的连续性或完整性仅有部分中断，如儿童的青枝骨折。

（2）完全性骨折。骨的连续性或完整性全部中断。完全性骨折常常出现骨折端的移位，包括成角、重叠、分离、侧方、旋转移位5种形态。临床上常合并发生，同时出现。

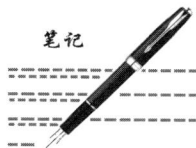

3. 根据骨折线的形态 通过 X 线片检查，根据骨折线的走向不同分类如下。

（1）裂缝骨折。裂缝骨折像瓷器上的裂纹，常见于颅骨、肩胛骨等处。

（2）青枝骨折。青枝骨折多发生于儿童。骨虽断裂，但因儿童骨质柔韧，不易完全断裂，如同青嫩的树枝被折，而称为青枝骨折。

（3）横行骨折。骨折线与骨干纵轴接近垂直。

（4）斜行骨折。骨折线与骨干纵轴呈一定角度。

（5）螺旋骨折。骨折线呈螺旋状，多由于扭转性外力所引起。

（6）粉碎骨折。骨折块碎裂成两块以上者，多因受较大的直接外力打击而引起。

（7）嵌插骨折。发生在长管骨干骺端骨密质与骨松质交界处。骨折后，骨皮质嵌插入骨松质内。常见于股骨颈骨折、肱骨外髁颈骨折，多由于压缩性间接外力所致。

（8）骨骺分离。通过骨骺的骨折，骨骺的断面可带有部分骨组织，是发生于儿童期的一种骨折类型。

（9）压缩骨折。骨松质因外力压缩而变形，如椎骨及跟骨受到垂直外力所致的骨折。

（10）凹陷骨折。受直接外力打击而致骨折块下陷，如颅骨骨折。

4. 根据骨折的稳定程度

（1）稳定骨折。复位固定后不易再移位的骨折，如横断面骨折、有锯齿状的短斜骨折。

（2）不稳定骨折。复位固定后骨折断端仍然容易再移位，如骨折面呈螺旋形、长斜形、粉碎形及周围肌肉丰厚的股骨干骨折。

（三）临床表现

1. 全身症状 一般骨折可无明显的全身症状，但严重骨折及骨折合并重要器官损伤时，会导致患者全身病理改变出现相应症状，如肋骨骨折合并肺损伤的患者可出现呼吸功能障碍，严重的开放性骨折失血量过多可引起休克。因此，要注意观察患者的全身情况，如神志是否清楚，血压、脉搏、呼吸是否正常。同时要警惕合并伤的性质和程度，许多合并伤往往比骨折更为严重。因此，不能仅满足于骨折的诊断，还要进一步明确或排除合并损伤。对于那些短时间内影响患者生命的合并伤，应先于骨折治疗，把抢救患者生命放在第一位。

2. 局部症状与体征

（1）骨折的特殊体征。①畸形，完全性骨折，可因移位而造成局部畸形。②反常活动，在肢体没有关节的部位，可出现不正常的假关节样活动。③骨擦音或骨擦感，骨折端互相摩擦时可听到骨擦音或感到骨擦感。以上 3 种体征只要发现其中之一，即可确诊。但未见此 3 种体征时，也可能有骨折，如嵌插骨折、裂缝骨折。

（2）骨折的一般症状与体征。①疼痛与压痛，患者骨折处均可感到疼痛，在移动患肢时疼痛加剧。叩诊时，骨折处有局限性压痛。②局部肿胀与淤斑，骨折时骨髓、骨膜及周围软组织内的血管可破裂出血，软组织也因受伤而发生水肿，使患肢显著肿胀，皮肤可发亮，出现张力性水疱。严重时可阻碍静脉回流，使骨筋膜压力增高，甚至可阻碍动脉血液循环。骨折位置浅表或出血较多时，血肿可透过撕裂的肌膜及深筋膜渗到皮下，使骨折周围皮肤发绀、淤斑。③功能障碍，骨折后由于肢体内部支架的断裂和疼痛，使肢体丧失部分或全部活动功能，但嵌插、裂缝骨折对活动功能影响较小，患者仍可有部分活动功能。以上 3 项可见于新鲜骨折，也可见于软组织损伤及炎症。有些骨折患者仅

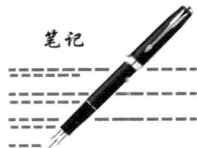

有某些临床表现，必须采用X线检查才能确诊。

（3）评估有无骨折并发症。特别注意患者有无休克表现，骨折肢体局部肿胀、疼痛、畸形、异常活动、骨擦音、活动障碍等情况，肢体远端有无发凉、肿胀、发绀、苍白、脉弱、毛细血管充盈情况，有无皮肤感觉功能及肢体运动功能异常，以及有无被动伸指（趾）疼痛等，以判断有无血管神经损伤；患者有无体温升高及局部伤口红、肿、热、痛等感染征象。

1）早期并发症：①休克，创伤或出血性休克是某些骨折的常见的并发症。②血管损伤，肱骨髁上骨折可能伤及肱动脉，应检查伤肢桡动脉的搏动。胫骨上段骨折可能伤及动脉，应检查伤肢足背动脉搏动。③周围神经损伤，较多见的有上肢骨折可能损伤桡神经、正中神经和尺神经。腓骨小头和腓骨颈骨折时，跨越腓骨颈的腓总神经经常同时受损。④脊髓损伤，多发生于颈段和胸、腰段脊柱骨折和脱位时，可形成损伤平面以下的截瘫。⑤内脏损伤，肋骨骨折可并发肺实质损伤，引起血胸或血气胸；下胸部的肋骨骨折可并发肝脾破裂；骨盆骨折可并发后尿道损伤。⑥脂肪栓塞，在成人中，若骨干骨折处髓腔内血肿张力过大，致骨髓被破坏，使脂肪滴进入破裂的静脉窦内时，可以引起肺脂肪栓塞等。

2）晚期并发症：①压疮，截瘫和严重外伤的患者因长期卧床，若护理不当，骨隆突处如骶骨部、股骨大粗隆部等长期受压，致局部软组织发生血液供应障碍，易形成压疮。②缺血性肌挛缩，由于上、下肢的重要动脉损伤后使肢体血液供应不足或肢体肿胀和包扎过紧，可造成前臂或小腿的肌肉群缺血、坏死、机化而发生挛缩，如肱骨髁上骨折或尺、桡骨骨折所造成的前臂缺血性肌挛缩，形成特有的畸形，称为爪形手。③骨化性肌炎，关节附近的骨折，发生骨膜剥离后，可形成骨膜下血肿。若处理不当，血肿扩大，经机化后，在关节附近的软组织内可有广泛的骨化，从而影响关节活动功能。④关节僵硬，受伤肢体经长时间固定而不注意功能锻炼，致关节囊及周围肌肉挛缩，使关节内、外发生纤维粘连，造成关节僵硬。⑤创伤性关节炎，若关节发生骨折未准确复位，畸形愈合后，因关节面不平整，可引起创伤性关节炎。⑥缺血性骨坏死，骨折发生后，骨折段的血液供应被切断而致骨坏死，称为缺血性骨坏死。常见的骨折有股骨颈骨折、腕舟状骨骨折。⑦泌尿系统感染、结石，脊柱骨折伴有截瘫的患者因尿潴留或导尿可引起泌尿系统感染，患者长期卧床、尿路感染等因素也均可诱发尿路结石。⑧坠积性肺炎，主要发生于因骨折长期卧床不起的患者，特别是老年人、体弱和伴有慢性病的患者，有时可因此而危及生命，护士应鼓励患者进行力所能及的锻炼及早下床活动。

（四）辅助检查

1. X线检查　骨折的诊断主要依靠患者的病史及体征，但X线检查能进一步明确骨折端的形态及移位情况，对治疗和护理有重要的指导意义。X线检查还能够显示临床检查中难以发现的一些情况，如不完全骨折、体内深部骨折、脱位时伴有小骨片撕脱的骨折等。X线检查时必须包括正、侧位片，并需包括邻近关节，有时还要加摄特定位置或健侧相应部位的对比X线片。

2. CT检查　有些部位的骨折仅有X线检查是不够的，还应行CT扫描，以更准确地了解骨折移位情况，如髋臼骨折、脊柱骨折。

（五）处理原则

1. 骨折的急救处理　骨折急救的目的在于用简单而有效的方法抢救患者生命及保护

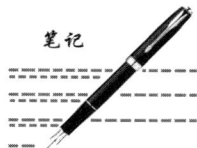

患肢，使患者安全而迅速地运送至附近医院，以便获得妥善的治疗。

（1）首先抢救生命，保持患者呼吸道通畅，防治休克。

（2）伤口包扎，确切止血。

（3）妥善固定。急救固定的目的如下。

1）避免骨折端在搬运时更多地损伤周围软组织、血管、神经或内脏。

2）骨折固定后即可镇痛，有利于防止休克。

3）便于运输，若备有特制的夹板，最为妥善；否则就地取材，如树枝、木棍、木板都适用于制作夹板；也可将患者受伤的上肢绑在胸部，将受伤的下肢同健侧一并捆绑在一起。

（4）迅速转运。四肢骨折患者经固定后，可用普通担架运送；脊柱骨折患者必须平卧于硬板上，运送时应迅速、平稳；运送途中仍应注意患者全身情况及创口有无继续出血。如有上述情况，应及时处理。

2. 骨折治疗的基本原则　骨折治疗的基本原则是复位、固定、功能锻炼。

复位是将移位的骨折段恢复正常或近乎正常的解剖关系，重建骨骼的支架作用。但骨折愈合需要一定的时间，因此还需用固定的方法将骨折维持于复位后的位置，待其坚固愈合。功能锻炼的目的是在不影响固定的前提下，尽快恢复患肢肌腹、肌腱、韧带、关节囊等软组织的舒缩活动，防止发生肌肉萎缩、骨质疏松、肌腱挛缩、关节僵硬等。

复位标准如下。

（1）解剖复位。骨折段通过复位，恢复了正常的解剖关系，对位（两骨折端的接触面）和对线（两骨折段在纵轴上的关系）完全良好时，称为解剖复位。

（2）功能复位。经复位后，两骨折段虽未恢复正常的解剖关系，但在骨折愈合后对肢体功能无明显影响者，称为功能复位。

3. 骨折的愈合过程

（1）血肿机化期。骨折后，骨断端及周围软组织内血肿形成。几天内，新生的毛细血管、成纤维细胞和吞噬细胞侵入血肿，继而形成纤维组织并逐渐增多，把骨折两端连在一起，达到纤维愈合。这一过程需2~3周。

（2）原始骨痂形成期。骨断端通过骨膜的成骨细胞形成骨样组织，并逐渐钙化，称为骨膜内骨化，分别形成内骨痂和外骨痂。骨断端的血肿形成纤维组织后，转变为软骨，并经增生、钙化而构成桥梁骨痂。内骨痂、外骨痂及桥梁骨痂三者汇集融合，成为骨断端的支持，达到骨折的临床愈合。此期4~8周。

（3）骨痂改造塑形期。随着肢体的活动和负重，在应力轴线上的骨痂不断得到加强和改造；在应力线以外的骨痂逐步被清除；使原始骨痂逐渐被改造成为永久骨痂。此为骨性愈合。此期8~12周。

4. 骨折临床愈合的标准

（1）局部无压痛及纵向叩击痛。

（2）局部无反常活动。

（3）X线检查显示骨折线模糊，有连续骨痂通过骨折线。

（4）外固定解除后伤肢能满足以下要求：患者上肢能向前平举1 kg重量达1分钟；下肢能不扶拐在平地连续步行3分钟，且不小于30步。

（5）连续观察2周骨折处不变形。

（6）临床愈合时间为最后一次复位之日至观察达到临床愈合之日所需的时间。

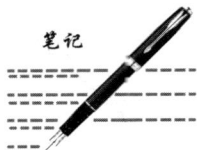

其中第2、第4项的测定必须慎重，可先练习数日，然后再测定，以不损伤骨痂发生再骨折为原则。

5. 影响骨折愈合的因素

（1）全身因素。骨折愈合与年龄及健康状况有关。如儿童生长活跃，愈合较成人快；营养不良及各种代谢障碍疾病也可影响愈合。

（2）局部因素。

1）骨折两端的血供良好者，骨折愈合较快。

2）软组织损伤或开放损伤的程度越严重，骨折愈合越慢。

3）骨折断端接触面越大、越紧密，越容易愈合。反之，如过度牵引使断端分离或有软组织嵌入、复位或固定不良，则可影响愈合。

4）骨折合并感染可影响愈合。

（3）骨折治疗的方法。骨折的治疗也影响愈合的速度。

（六）护理评估

1. 健康史　详细询问患者受伤时间、受伤原因和部位、伤后症状及搬运处理情况；评估患者既往的健康状况。

2. 心理-社会评估　评估患者的心理状态、家庭经济情况及社会支持系统。

（七）护理诊断

1. 疼痛　与外伤、牵引有关。

2. 有体液不足的危险　与外伤后出血有关。

3. 有组织血液灌注异常的危险　与周围循环障碍有关。

4. 躯体移动障碍　与肢体骨折、牵引或石膏固定有关。

5. 组织完整性受损　与外伤所致的开放性骨折有关。

6. 有感染的危险　与组织损伤或开放性骨折有关。

7. 焦虑/恐惧　与患者担心骨折愈后有关。

8. 潜在并发症　有感染、脂肪栓塞、缺血性肌挛缩、关节僵硬等。

（八）护理措施

1. 观察

（1）观察患者的意识、脉搏、血压、尿量情况，及时发现和处理低血容量性休克。如果有条件，应给予监护，以便及时发现病情变化；输血补液，纠正血容量不足；及时止血，减少血液丢失；病情有变化及时通知医生，并认真做好观察记录。

（2）观察患者体温、呼吸情况，皮肤有无出血点，尿中有无脂肪滴等，以便及时发现并发症。

（3）观察患者末梢循环情况，包括骨折远端肢体有无发凉、肿胀、发绀、脉搏减弱或消失、毛细血管充盈缓慢或消失、皮肤感觉异常、运动障碍，以及有无被动伸指（趾）疼痛等，以判断患肢的血供情况。

2. 体位　根据骨折的部位、程度、治疗方式、有无合并其他损伤等采取不同的体位。患肢进行制动，将关节置于功能位，保持患肢高于心脏水平。下肢骨折需时常变更卧姿，预防压疮和坠积性肺炎的发生。老年患者如能坐起，应使用靠背架或床头摇高30°~45°。在变换体位时，应维持患肢对线和保持肢体的固定位置。有些骨折复位固定后

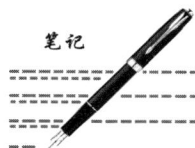

对肢体位置有特殊要求，如股骨转子间骨折牵引治疗，患肢需取外展位。避免造成足下垂畸形。

3. **减轻疼痛**　除创伤、骨折、手术切口引起的疼痛外，骨折固定不确切、神经血管损伤、伤口感染、组织受压缺血均会引起疼痛。护士应根据患者疼痛的原因，采取相应的措施。手术切口疼痛在术后 3 天内较为剧烈，以后可逐渐缓解。

4. **伤肢制动的各项护理**　护士操作时动作要轻柔，尽量少移动患者肢体。若必须移动患者时，应取得其他医务人员的配合，对损伤部位进行托扶保护。

5. **预防感染的发生**　骨折后继发感染所致的疼痛发生在创伤 3 天后，疼痛可呈进行性加重或呈搏动性疼痛，皮肤表现为红、肿、热，伤口可有脓液渗出或有臭味。护士发现感染时，应及时告知医生，并配合处理伤口及引流脓液，保持敷料干燥。按要求给予伤口护理，遵医嘱给予抗生素。

6. **防止组织缺血引起的疼痛**　常因肢体严重肿胀或固定包扎过紧所致，表现为剧烈疼痛，呈进行性，肢体远端有缺血的表现。缺血性疼痛一旦发生，应及时解除压迫，松解过紧的包扎和固定。

7. **用药**　按医嘱给予镇痛剂。

8. **夹板固定患者的护理**

（1）根据固定部位选择合适的夹板。

（2）夹板外捆扎布带 3~4 条，间距大致均等，使其受力均匀。捆扎应松紧适度，外扎布带松紧度以能上下移动 1 cm 为宜。捆扎过松会导致固定失败，过紧可能造成肢体血管、神经受压。骨折复位固定后 3~5 天，患者肢体肿胀逐渐消退，应适当调整夹板的松紧度，重新捆扎时不可同时打开所有布带，以避免固定失败。

（3）固定后抬高患肢，以促进血液回流，减轻肢体肿胀和疼痛。同时密切观察患肢颜色、温度、感觉和运动情况，发现患肢颜色发白或发绀、温度降低、麻木等异常情况时，应立即通知医生处理。

（4）夹板固定后即可指导患者进行合理的功能练习，以改善其肢体血供、防止肌肉萎缩、促进骨折愈合。

（5）及时了解患者骨折临床愈合情况，经 X 线检查证实连续性骨痂通过骨折线即可拆除固定。

9. **石膏固定患者的护理**

（1）准备好石膏固定所需物品。

（2）新上石膏固定的患者应列入交班内容。

（3）进行石膏固定时，使用各种方法促使石膏快速干固。如夏季可将石膏暴露在空气中，以利吹干；温度低、湿度大时可使用电吹风等，尤其是大型石膏，可用特制的内部安装灯泡的拱形烤架促干。因石膏可传热，使用时温度不宜过高，以防止灼伤患者。对于神志不清、不合作者最好不要使用。

石膏未干透时，容易受压变形而产生局部凹陷，也易发生断裂，因此应尽量少搬动患者。若需抬动未干石膏时，应给石膏以适当的支持，如膝关节术后用长腿石膏托，可将覆盖防水布的软枕小心垫在石膏固定的肢体下；抬动髋人字石膏时，应托起患者的后腰部、髋部及膝部。移动患者时，应用手掌托起石膏，切不可用手指抓按，以免形成压迫点。注意擦净患者末梢皮肤上的石膏，以利于观察血液循环。

石膏干固后，脆性增加，要防止折断。在搬动、翻身时应平托并加以保护，切忌将

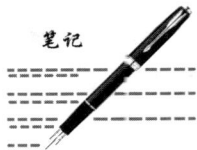

石膏固定肢体直接放在硬板床或地板上。不要在石膏上直接覆盖被褥，以防止受压变形。寒冷季节可用支架托起盖被。

（4）注意观察患肢远端的血液循环，了解肢体有无局部受压情况。凡具有肢端皮肤苍白或发紫、皮肤温度较健侧低、肿胀、足背动脉或桡动脉搏动减弱、疼痛、麻木、感觉异常中的任何一项者，多为血液循环障碍，应通知医生及时处理。必要时可将石膏管型剖开，且不可向石膏管内充填棉花等物。若手指不能主动活动，皮肤感觉减退或消失，但血液循环良好，说明是神经受压，应立即配合医生进行局部开窗减压或更换石膏。

（5）当有血液、渗出液渗出石膏外时，用笔标记范围及时间。若发现血迹边界不断扩大或有腐臭气味，表明伤口出血过多、感染或有压疮，须告知医生，必要时开窗检查或去除石膏固定。

（6）患肢抬高。上肢悬吊或放置胸前，下肢在跟骨下方垫一软枕，抬高 20 ~ 30 cm（高出心脏 15 cm 左右），以利于肢体远端血液、淋巴液的回流，减轻肿胀和出血。

（7）对于石膏边缘受压部位的皮肤，应每日用手指蘸乙醇深入到石膏边缘内按摩，以促进局部血液循环。禁止患者搔抓石膏下的皮肤和将内垫物取出。

（8）保持石膏的清洁、干燥，防止被大小便污染。如石膏外面染上污垢，应立即用毛巾蘸肥皂水及清水擦洗干净。擦洗时，水不可过多，以免石膏软化。给石膏固定患者换药时，应及时清除分泌物，石膏窗周围用纱布填塞，防止药液或分泌物流入石膏内，覆盖敷料的厚度应能充分吸收渗血、渗液，以免污染石膏。

（9）采用石膏背心、髋人字石膏及石膏腰围固定的患者，易发生呼吸困难、腹胀、腹痛等，应少食多餐，适当变换体位。平卧时勿在患者头及肩下垫枕，避免胸腹部受压。必要时禁食，行胃肠减压或剖开部分胸腹部石膏。若患者出现肠梗阻症状，应立即通知医生处理。

（10）指导患者进行功能锻炼，防止出现肌肉萎缩及关节僵硬。

（11）拆除石膏时，尤其是管型石膏前，应向患者解释，以消除其恐惧心理。石膏拆除后，用温水清洗皮肤，并涂抹皮肤保护剂，指导患者继续进行功能锻炼，以尽快恢复各关节正常活动。

10. 牵引患者的护理

（1）凡新上牵引的患者，应列入交接班项目。注意观察牵引肢体的血液循环、感觉、运动情况，尤其是皮牵引，防止出现压迫症状。当发现患者有肢端发凉、发绀、麻木等异常现象时，应立即通知医生处理，防止发生肢体缺血性坏死。牵引重量一次性加到适宜的最大量，复位后逐渐减少重量，对关节挛缩则以逐渐增加重量为原则。

（2）每日测量肢体长度，避免过度牵拉。检查肢体位置及牵引方向，如有异常应及时调整。保持牵引的有效性，牵引重量应悬空，不能中途受阻或随意增减牵引重量及改变牵引方向或体位，以免影响骨折的愈合。牵引绳与被牵引肢体的长轴应成一直线。被子、毛毯等重物不应压迫牵引绳，牵引绳不应脱离滑轮的滑槽；皮牵引时应注意牵引装置有无松脱，以免影响牵引力。颅骨牵引时可抬高床头 20 cm，上臂做悬吊牵引，下肢牵引应将床尾抬高 15 ~ 30 cm，以利用体重设置对抗牵引，达到牵引效果。

（3）骨牵引时注意防止牵引孔处发生感染，每日用 75% 乙醇点滴针孔处。如牵引针有滑动移位，应消毒后再行调整，针孔局部血痂不要随意清除。如发现患者牵引孔处皮肤红、肿、痛、流脓液，应立即通知医生处理。

（4）皮牵引时，应注意牵引部位皮肤有无皮炎或水疱、胶布是否脱落及绷带包扎松

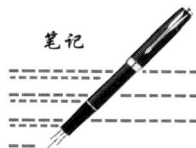

紧是否适宜。若在胶布边缘发现溃疡，小面积可按一般换药法，大面积则需去除胶布暂停皮牵引或改为骨牵引。

（5）卧床患者易发生压疮、泌尿系统感染和尿石症、坠积性肺炎、关节畸形等并发症，应注意加强护理。

（6）行颅部皮牵引和骨牵引时，将患者头部制动，牵引的方向与头、脊柱始终保持在一条直线上。翻身时3人合作，1人固定并牵引头部，另2人托住肩部和臂部，协调动作翻身，防止扭曲造成或加重脊髓的损伤。

（7）指导患者进行功能锻炼，防止出现关节僵直和肌肉萎缩。

11. 维持有效的组织血液灌注　局部创伤或挤压伤、静脉回流不畅、骨折合并内出血、石膏或夹板固定过紧、血管损伤修复较迟或用止血带时间过长等均可导致组织血液灌注不足。

（1）首先应移开或剪开患者影响骨折部位组织血液灌注的衣裤等。

（2）遵医嘱用枕头或悬吊牵引抬高患肢，使之高于心脏水平，促进静脉回流减轻水肿。如怀疑有骨筋膜隔室综合征（由骨、骨间膜、肌间隔和深筋膜形成的骨筋隔膜室内的肌肉和神经因急性严重缺血而产生的一系列早期综合征）发生时，则患肢不能高于心脏水平，以防加重缺血症状，并及时向医生汇报，做好急诊手术的准备。

（3）鼓励患者进行功能锻炼，以促进血液循环。

（4）如发现任何血管、神经损害的表现，应及时松解过紧的夹板，纵行全层剖开石膏，甚至拆除石膏。

12. 心理护理　患者突然受伤骨折，因剧烈疼痛刺激和肢体活动障碍，易使患者产生焦虑、紧张、恐惧等心理变化。护士应随时注意患者的心理变化，关心及安慰患者，耐心解释病情和治疗方式，使患者保持身心健康。

13. 功能锻炼　使患者充分认识功能锻炼的重要性，与患者一起制订适宜的锻炼计划。

（1）长时间卧床的患者应练习深呼吸，以增加肺活量。

（2）骨折早期。伤后1~2周之内，主要进行患侧肢体肌肉的等长舒缩，每日进行多次，每次5~20分钟。此期功能锻炼应视骨折部位和严重程度而异，目的是促进血液循环，预防肌肉萎缩。骨折部上下关节可暂不活动，而身体其他各部位关节、肢体均应进行功能锻炼。

（3）骨折中期。受伤2周后，局部疼痛消失，骨痂逐渐形成。除继续进行患肢肌肉的等长舒缩活动外，帮助患者活动骨折部上下关节，动作应缓慢，活动范围由小到大，活动幅度和力量逐渐加大。

（4）骨折后期。此期骨折已愈合并去除外固定，功能锻炼的目的是增强肌力、克服挛缩与恢复关节活动度。此期可在抗阻力下进行锻炼，从最简单的上肢提重物、下肢踢沙袋等开始。关节活动练习有主动活动和被动活动或用关节练习器锻炼等，进行全范围关节活动的锻炼。

（九）健康教育

（1）为患者制订出院后进行功能锻炼的计划，并告知患者继续功能锻炼的意义，使其长期坚持。

（2）带石膏回家继续治疗的患者，应向患者及其家属详细说明有关石膏的护理知识，如石膏的保护、清洁、功能锻炼的方法及可能发生的问题。如有肢体肿胀或疼痛明显加重、骨折远端肢体感觉麻木、肢端发凉、石膏变软或松动等情况时，应立即回医院复查。

（3）指导患者使用轮椅、步行辅助物，以提高患者自我照顾的能力。

（4）指导家属协助患者完成各项活动。

第二节　常见骨折患者的护理

引导案例

患者，女，65岁。因滑倒后左手手掌着地，致腕部疼痛、畸形、活动受限6小时入院。患者左手手掌从正面看呈枪刺刀畸形，从侧面看呈餐叉畸形。查体：体温37.2 ℃，心率86次/分，呼吸22次/分，血压146/93 mmHg。患处畸形，近端掌侧移位，远端背侧移位。辅助检查：X线检查显示左桡骨远端有一明显骨折线。

案例思考：该患者此时的医疗诊断及主要的护理要点是什么？

一、桡骨远端骨折

（一）病因

桡骨远端骨折是指距离桡骨远端关节面3 cm范围内的骨折。多由间接暴力所致，儿童多为桡骨远端骨骺分离。若跌倒时手掌着地而引起的桡骨远端骨折为伸直型，又称科利斯（Colles）骨折，骨折远端可向背侧及桡侧移位；若跌倒时手背着地，腕部在屈位发生的桡骨远端骨折为屈曲型，又称史密斯（Smith）骨折，骨折远端向掌侧及桡侧移位，较少见。

（二）临床表现

Colles骨折腕关节侧面观似餐叉样畸形，正面观呈枪刺刀样畸形。患者可表现为局部肿胀、疼痛、压痛和功能障碍。

（三）辅助检查

X线检查可了解骨折类型及移位情况。

（四）处理原则

于局部麻醉下行手法复位，用夹板或石膏固定3~4周。

（五）护理评估

1. 健康史　了解患者的年龄、受伤过程、伤后上肢活动等情况。

2. 心理-社会评估　患者伤后会产生焦虑、紧张、恐惧等心理变化，以及担心致残和手术而出现烦躁不安、感觉过敏或夸大伤痛等表现。

（六）护理诊断

1. 焦虑/恐惧　与担心预后有关。

2. 知识缺乏　与患者缺乏功能锻炼的相关知识有关。

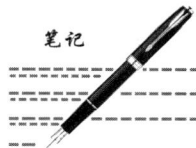

3. 潜在并发症　有周围神经血管功能障碍。

（七）护理措施

（1）护士应安慰患者，并耐心解释病情，取得患者的信任，使其以良好的心理状态接受治疗，取得最佳疗效。

（2）嘱患者不可自行拆移外固定，注意患肢手部的血液循环情况，如有肿胀、严重疼痛、麻木、皮肤发绀、皮肤温度降低等情况时，应立即通知医生及时处理。

（3）复位固定后即开始功能锻炼，指导患者握拳，伸屈五指，以活动手指关节和掌指关节及锻炼前臂肌肉的主动舒缩；指导患者练习肩关节前屈、后伸、内收、外展、内旋、外旋及环转活动和肘关节屈伸活动。

（4）4~6周解除外固定后，可逐渐开始腕关节活动。

二、股骨颈骨折

（一）病因

损伤原因主要是当患者跌倒时，扭转下肢，暴力传导至股骨颈，引起骨折，多见于老年人。因老年人骨质疏松，所以只需较小的扭转暴力就能引起骨折，而中青年患者需要较大的暴力才会发生骨折。由于股骨颈骨折后，骨折部位血供差，因此骨折不愈合的可能性较大。

（二）分类

1. 按骨折线的部位分类
（1）头下型骨折。
（2）经颈型骨折。
（3）基底部骨折。其中头下型与经颈型骨折的近端因血供严重破坏，易发生股骨头缺血性坏死。基底部骨折近端血供影响不大，骨折较容易愈合。

2. 按骨折线角度大小分类
（1）内收型骨折。远端骨折线与两髂嵴连线所形成的角（Pauwels角）>50°。
（2）外展型骨折。Pauwels角<30°。
前者骨折不稳定，后者骨折较稳定。

3. 按骨折移位程度分类
（1）不完全骨折。
（2）完全骨折，但无移位。
（3）部分移位的完全骨折。
（4）完全移位的完全骨折。

（三）临床表现

患者受伤后通常立即无法站立（嵌插骨折除外）。患肢可出现短缩、内收、外旋畸形。患髋疼痛，活动受限，局部压痛，足跟纵向叩击时，髋内有痛感。

（四）辅助检查

X线检查可了解骨折及骨折类型。

（五）处理原则

股骨颈骨折时，因股骨头近侧缺血，骨折不易愈合，故要求准确复位，牢固固定，以尽早建立骨折端血供。治疗的主要目的在于骨折内固定后患者能早期坐起活动，防止肺炎等并发症的发生。

1. 非手术治疗 对于外展型嵌插骨折和无移位的股骨颈骨折可行患肢牵引，持续6~8周。3个月后患者可扶双拐下地活动，患肢不负重，直至骨折愈合。

2. 手术治疗

（1）经皮加压螺纹钉内固定术。对内收型骨折和有移位的骨折，应尽早复位后，经皮多枚骨圆针或加压螺纹钉内固定术。

（2）人工股骨头置换或全髋关节置换术。对于65岁以上患者的股骨头下型骨折，有明显移位，发生股骨头缺血性坏死的机会较多，易引起骨折不愈合。如患者全身情况许可，可行人工股骨头置换术或全髋关节置换术。

（六）护理评估

1. 健康史 了解患者的受伤过程、伤后处理及既往病史。

2. 心理-社会评估 评估患者的心理承受能力，患者及家庭对疾病诊断、检查、治疗及预后的情绪反应，患者的经济承受能力。

（七）护理诊断

1. 自理能力缺陷 如厕、个人卫生、进食自理障碍与患者骨折后卧床有关。

2. 焦虑/恐惧 与患者担心病后无人照顾及病程长有关。

3. 疼痛 与骨折或手术切口有关。

4. 清理呼吸道无效 与年老、长期卧床有关。

5. 便秘 与长期卧床、肠蠕动减慢有关。

6. 有皮肤完整性受损的危险 与患者长期卧床不能活动易引发压疮有关。

（八）护理措施

（1）护士应主动与患者谈心，安慰帮助患者，协助解决生活及各方面的困难，并做好家属的思想工作，以取得他们的合作，使患者心情舒畅地接受治疗。

（2）患者疼痛时，可遵医嘱给予镇痛剂或用分散注意力法，以减轻其疼痛。

（3）定时给予患者翻身、拍背，按摩骨隆突处，骨隆突处垫气圈防止压疮。

（4）鼓励患者有效咳嗽、咳痰，必要时给予雾化吸入，预防坠积性肺炎的发生。

（5）给予患者高蛋白、高能量、富含维生素、粗纤维饮食，鼓励患者多饮水，防止发生便秘及泌尿系统感染。

（6）术后患者穿丁字鞋，保持肢体于外展中立位，防止因髋关节内收、外旋造成的髋关节脱位。

（7）术后鼓励患者尽早活动，根据患者个体差异，3个月后可指导患者扶双拐下地活动，患肢不负重。恢复期时，嘱患者不盘腿坐、不坐矮凳。

三、脊椎骨折

脊椎骨折又称脊柱骨折，占全身骨折的5%~6%，伤情较严重且复杂，最常见的并发症是脊髓损伤。因脊髓损伤造成的截瘫，可使患者丧失全部或部分生活自理能力。

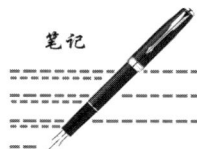

（一）病因

脊椎骨折绝大多数由间接暴力引起，少数因直接暴力所致。当患者从高处坠落时，头、肩、臀或足部着地，地面对身体的阻挡，使身体猛烈屈曲，所产生的垂直分力可导致椎体压缩性骨折。由于水平分力较大，则可同时发生脊椎脱位。患者弯腰时，重物落下打击头、肩或背部时，也可发生同样的损伤。直接暴力所致的脊椎骨折，多见于战伤、爆炸伤、直接撞伤等。

（二）分类

1. 根据受伤时的暴力作用方向分类

（1）屈曲型损伤。最常见，如单纯椎体压缩性骨折、骨折合并椎体向前脱位，多数发生在胸腰段脊柱。

（2）伸直型损伤。极少见，如椎体横行裂开，棘突互相挤压而断裂或椎体向后脱位。

（3）屈曲旋转型损伤。可发生椎间关节脱位。

（4）垂直压缩型。可发生胸、腰椎粉碎压缩骨折或脊椎裂开骨折。

2. 根据损伤程度和部位分类

（1）胸、腰椎骨折与脱位。①椎体单纯压缩性骨折。②椎体粉碎压缩性骨折。③椎体骨折脱位。

（2）颈椎骨折与脱位。①颈椎半脱位。②椎体骨折。③椎体骨折脱位。④寰、枢椎骨折与脱位。

（3）附件骨折。常与椎体压缩性骨折合并发生，如关节突骨折，椎弓根、横突、棘突骨折等。

3. 根据骨折的稳定程度分类

（1）稳定型骨折。单纯压缩性骨折，椎体压缩不超过原高度的 1/3 和第 4~5 腰椎以上的单纯附件骨折，不易发生再移位。

（2）不稳定型骨折。椎体压缩超过原高度 1/3 以上的压缩性骨折、椎体粉碎性骨折和椎体骨折合并脱位等，复位后容易再移位。

（三）临床表现

1. 局部疼痛和活动受限　如颈椎骨折的患者可有头、颈部的疼痛，不能活动。胸、腰椎损伤的患者有局部疼痛、腰背部肌痉挛，不能站立或站立时腰背部无力、疼痛加剧。由于腹膜后血肿对自主神经的刺激，可有腹胀、腹痛、肠蠕动减慢等症状。

2. 骨折损伤部位的棘突明显压痛　在胸、腰段骨折时，患者常有局部肿胀和胸、腰椎后突畸形。

3. 伴有脊髓损伤者　可出现双下肢感觉、运动功能障碍。

（四）辅助检查

X 线检查可了解骨折及骨折类型。

（五）处理原则

1. 抢救生命　如有颅脑、胸、腹脏器损伤及休克时，应先处理紧急情况，抢救患者生命。

2. 卧硬板床　胸、腰椎骨折和脱位，单纯压缩性骨折的椎体压缩可不超过 1/3，患者可仰卧于木板床上，在骨折部加枕垫，使脊柱过伸。

3. 复位固定　颈椎骨折和脱位症状较轻者可用枕颌吊带卧位牵引复位，明显压缩脱位者可用持续颅骨牵引复位。牵引重量为 3~5 kg，复位并牵引 2~3 周后再用头颈胸石膏固定 3 个月。胸腰椎复位后用石膏背心、腰围或支具固定。复位后不稳定或关节突交锁者，应手术治疗，进行植骨和内固定。

4. 腰背肌锻炼　胸、腰椎单纯压缩性骨折时，椎体压缩不超过 1/3 者，在受伤后3 天开始进行腰背肌锻炼。利用背伸肌的肌力及背伸姿势，使脊柱过伸，借椎体前方的前纵韧带和椎间盘纤维环的张力，使压缩的椎体自行复位，恢复原来的形态。8 周后骨折可基本愈合。方法：开始时臀部左右移动，接着要求做背伸动作，使臀部离开床面，随着背肌力量的增加，臀部离开床面的高度逐日增加。

（六）护理评估

1. 健康史　了解患者的受伤过程、伤后搬运及处理情况。

2. 心理-社会评估　评估患者的心理承受能力，患者及其家庭对疾病诊断、检查、治疗及预后的情绪反应，以及患者的经济承受能力。

四、脊髓损伤

脊髓损伤是脊柱骨折、脱位后最严重的并发症，颈椎下部、胸腰段多发。椎体骨折脱位或附件骨折，移位的椎体向后或骨片突入椎管，可压迫脊髓或马尾神经，产生不同程度的损伤。受伤平面以下感觉、运动、反射完全消失，括约肌功能完全丧失称为完全性截瘫，部分丧失称为不完全性截瘫。

（一）病理

按脊髓和马尾损伤的程度可分为如下。

1. 脊髓震荡　脊髓损伤后脊髓有暂时性功能抑制，呈弛缓性瘫痪，使损伤平面以下的感觉、运动、反射及括约肌功能丧失，可为不完全性，常在数分钟或数小时内逐渐恢复，最后可完全恢复。各种较重的脊髓损伤后均可立即发生损伤平面以下弛缓性瘫痪，这是失去高级中枢控制的一种病理现象，称为脊髓休克。脊髓震荡和脊髓休克是两个完全不同的概念。

2. 脊髓损伤　脊髓损伤可以是脊髓部分挫裂，也可以是完全横断。早期也呈弛缓性瘫痪，损伤平面以下肢体的感觉（痛、温、触觉、位置觉）、运动和反射（深、浅反射）完全或部分丧失。如骨折脱位的移位、小骨折片、突出的椎间盘及硬膜外血肿等所致脊髓受压，及时解除压迫后，脊髓功能可部分或全部恢复。

3. 神经根损伤　椎体神经出口处骨折可致神经根损伤。

4. 马尾损伤　在 L_2 以下的椎体骨折脱位，可引起马尾损伤，导致损伤平面以下感觉、运动、反射消失，导致膀胱无张力。

（二）临床表现

由于损伤部位、损伤原因和程度不同，可出现以下不同的表现。

（1）受伤平面以下，单侧或双侧感觉、运动、反射的全部或部分丧失。

（2）常伴有膀胱平滑肌麻痹和排尿反射消失，导致尿潴留或充溢性尿失禁。

（3）在布朗-塞卡综合征中，损伤平面以下同侧肢体的上运动神经元瘫痪和深感觉

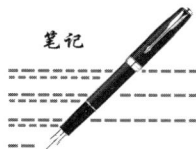

消失，对侧肢体的痛觉和温觉消失。

（4）颈髓损伤患者常因肋间肌瘫痪而引起呼吸功能障碍，使呼吸道分泌物不易排出，易发生肺部感染；可出现四肢瘫痪。胸髓损伤表现为截瘫。瘫痪的早期都是弛缓性瘫痪，胸髓及颈髓损伤常在伤后3~6周，逐渐转变为痉挛性瘫痪。

（三）辅助检查

X线、CT、MRI检查可了解脊柱及脊髓损伤情况。

（四）处理原则

1. 尽早解除对脊髓的压迫　是保证脊髓功能尽可能恢复的首要问题。对椎体骨折或骨折脱位，应早施行闭合复位或手术复位，在复位的同时解除压迫因素。

2. 稳定脊柱　特别对椎体不稳定型骨折，经复位和减压后，应行确切固定，避免再移位。

3. 物理疗法　可采用针灸、电疗、高压氧等治疗。

4. 加强功能锻炼　可促进功能的恢复。

5. 防止发生并发症　如压疮、肺部并发症、泌尿系统感染和尿石症、便秘、失用性肌萎缩及关节僵硬等。

（五）护理评估

1. 健康史　详细询问患者受伤的时间、受伤的原因和部位、受伤时的体位、急救的情况、搬运和送运的方式；评估患者既往健康情况。

2. 心理-社会评估　评估患者的心理状态，患者对突然损伤及身体变化的承受能力，患者家庭经济情况，以及家属对患者的态度及照顾情况。

（六）护理诊断

1. 低效性呼吸型态　与第4颈椎以上脊髓损伤、呼吸肌麻痹有关。

2. 清理呼吸道无效　与呼吸肌麻痹有关。

3. 有体温改变的危险　与脊髓损伤有关。

4. 反射性尿失禁　与脊髓损伤有关。

5. 感知改变（特定的）　与脊髓、神经损伤有关。

6. 躯体移动障碍　与脊髓损伤、四肢瘫痪有关。

7. 便秘　与脊髓、神经损伤有关。

8. 有皮肤完整性受损的危险　与患者瘫痪易引发压疮有关。

（七）护理措施

护理的主要任务是防止各种并发症的发生，为后期的功能恢复和重建创造条件。

1. 呼吸道的管理

（1）密切观察患者的呼吸情况，做好抢救准备。

（2）保持呼吸道通畅。长期仰卧位易发生呼吸道分泌物坠积，护士应每2小时翻身、叩背1次，以促进痰液的排出。

（3）雾化吸入。在吸入液中酌情加入抗生素、地塞米松和糜蛋白酶等药物，可使分泌物稀释，便于排出。

（4）吸痰。这是保持呼吸道通畅、预防肺部并发症的重要措施。当患者有肺不张时，应及时吸出分泌物。

（5）气管切开。必要时可早期施行气管切开。气管切开是减少呼吸道梗阻和防止肺部感染的重要措施。护理气管切开的患者时，应注意保持气道通畅，将气管套管固定牢靠，气管套管口用双层湿纱布覆盖，及时用消毒吸痰管吸出分泌物，定期更换导管。

（6）吸氧。可增加氧气的供给，改善机体的缺氧状态。

（7）无自主呼吸或呼吸微弱的患者应使用呼吸机维持呼吸。

2. 维持正常的体温　颈髓损伤时，患者常产生高热或低温，体温可达 40.0 ℃以上或 35.0 ℃以下。原因主要是自主神经系统功能紊乱，对周围环境温度的变化丧失了调节和适应的能力。体温异常是病情危险的征兆。对高热者可使用物理降温的方法，如乙醇或温水擦浴、冰生理盐水灌肠等，同时应调节室温。对低温者采用物理升温的措施，并注意保暖。

3. 泌尿系统的管理

（1）留置导尿。患者脊髓损伤后，常出现尿潴留。损伤早期可给予留置导尿，持续引流尿液，经过 2~3 周后，改为定时开放，每 4~6 小时开放 1 次，以预防泌尿系统感染和膀胱萎缩，并训练患者膀胱反射功能。

（2）预防泌尿系统感染。由于留置导尿，泌尿系统感染是截瘫患者常见的并发症之一。护士应鼓励患者多饮水，饮水量达每日 3000 ml 左右，以增加尿量。每日冲洗膀胱 1~2 次，以便把膀胱内积存的沉渣冲出。每日进行会阴护理，导尿管一般每周更换 1 次。患者一旦发生感染，应抬高床头，便于体位引流，增加饮水或输液量，将尿管持续开放引流，使用中药或广谱抗生素治疗。

4. 预防压疮的发生　截瘫患者因皮肤失去感觉，自主神经功能紊乱造成局部缺血，而容易发生压疮。好发部位为骨突起处。

（1）轴式翻身。间歇性解除压迫是有效预防压疮的关键，在早期应每 2~3 小时翻身 1 次，分别采用仰卧和左、右侧卧位。侧卧位时，患者两腿之间应垫软枕。

（2）有条件的患者可使用特制翻身床、明胶床垫、电脑分区域充气床垫、波纹气垫等。

（3）特别要注意保护患者骨突起部位，可使用气垫或棉团等，使骨突起部位悬空，每次翻身后对受压的骨突起部位进行按摩。

5. 预防便秘　注意患者饮食的质和量，给予高营养、富含粗纤维的食物，多食新鲜水果和蔬菜，如芹菜、白菜、韭菜、香蕉等，多饮水，以利于排便通畅。饭后 30 分钟给予患者腹部按摩，以刺激肠蠕动。

6. 功能锻炼　注意患者肢体感觉、运动及肌张力的变化情况，瘫痪患者肢体保持关节于功能位，定时被动活动和按摩，鼓励患者做力所能及的自主活动，提高生活自理能力。

7. 心理护理　患者入院后常出现紧张、焦虑、恐惧、多疑、绝望等心理改变，为疾病预后担忧，缺乏自信心。护士应帮助患者了解如何对待损伤，掌握正确的应对机制，提高患者的自我护理能力。

（八）健康教育

（1）指导患者进行出院后的康复锻炼，以使患者的机体功能得到最大限度地恢复，预防并发症的发生。

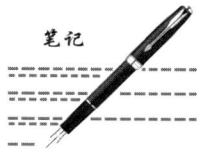

（2）指导患者练习床上起坐，使用轮椅、助行器等辅助工具上、下床和行走，提高患者自我保护能力，并进行理疗。

（3）促进患者肌肉收缩和功能恢复，指导患者定期复查。

第三节 关节脱位患者的护理

引导案例

患者，男，36 岁。因从高处跌下致右手手掌着地出现肘部疼痛难忍 7 小时入院。查体：体温 37.2 ℃，心率 86 次/分，呼吸 22 次/分，血压 102/80 mmHg。患者右肘部皮肤淤血，肘后三角关系异常，肘后能触到空虚的关节盂。辅助检查：X 线检查显示右肘部未见骨折线，可见空虚的关节盂及向后突出的尺骨鹰嘴。

案例思考：该患者的医疗诊断及诊断依据和护理措施是什么？

关节脱位是指关节面失去正常的对合关系。部分失去正常的对合关系，称为关节半脱位。上肢关节脱位多于下肢关节脱位。常见的脱位关节有肩关节、肘关节及髋关节。

（一）病因

1. 创伤性脱位 临床上多见。多发生于青壮年，主要由外来暴力间接作用于正常关节引起。

2. 先天性脱位 是指关节先天性发育不良。患者出生后即发生脱位且逐渐加重，如由于髋臼和股骨头先天发育不良或异常引起的先天性髋关节脱位。

3. 病理性脱位 关节有病变，骨端遭到破坏，不能维持关节面的正常对合关系，称为病理性脱位，如关节结核或类风湿关节炎所致的脱位。

4. 习惯性脱位 患者创伤性脱位后，关节一侧的骨端出现骨缺损，导致关节囊及韧带松弛或在骨附着处撕脱，使关节结构不稳定，轻微外力即可导致再脱位，多次复发后形成习惯性脱位，如习惯性肩关节脱位。

（二）临床表现

1. 关节脱位的特有体征

（1）畸形。关节脱位后，关节处可有明显的畸形。①肩关节脱位后，肩关节盂空虚，肩峰突出，肩部外观呈"方肩"畸形。②肘关节脱位后，肘后三角关系失常。③髋关节脱位后，关节呈屈曲、内收、内旋畸形，伤肢缩短。

（2）弹性固定。关节脱位后，由于脱位关节面失去了正常的对合关系，受关节周围韧带及肌肉的牵拉及关节囊的牵制，使患肢固定在异常的位置，导致关节在被动活动时感到有弹性抗力。①肩关节脱位后，患肢轻度外展不敢活动，患者以健手托患侧前臂，头和身体向患肩倾斜。②肘关节脱位后，肘关节处于半伸直位，患者以健手托患肢前臂。③髋关节脱位后，患肢弹性固定于屈曲、内收、内旋位。

（3）关节盂空虚。关节脱位后，触诊可发现关节盂空虚，移位的关节头可在邻近异常位置触及。肩关节前脱位时，肩关节盂外可触及肱骨头；肘关节后脱位时，肘窝前方可触及肱骨下端；髋关节后脱位时，患者臀部可触及脱位的股骨头，使大转子上移。

2. 局部疼痛、肿胀、功能障碍 肩关节脱位后，患者患侧手掌搭到健肩时，肘部不能贴近胸壁；患侧肘部紧贴胸壁时，手掌不能搭到健肩，称为搭肩试验［杜加（Dugas）征］阳性。肘关节脱位后，局部肿胀明显，易压迫周围血管、神经。髋关节脱位后，患者髋部疼痛、关节功能障碍明显。

3. 血管、神经损伤 关节脱位后，应注意评估患肢的血液循环状况，检查患肢的感觉、运动功能，以早期发现有无血管、神经损伤。

（三）辅助检查

X 线检查可进一步明确脱位的类型、方向、程度，有无合并骨折。对于陈旧性关节脱位，能明确有无骨化性肌炎或缺血性骨坏死。

（四）处理原则

本病的治疗原则是尽早复位，复位后进行外固定及功能锻炼，以恢复关节的正常解剖关系和功能。

（五）护理评估

1. 健康史 了解患者受伤经过，有无既往损伤、手术等病史。

2. 心理-社会评估 无论哪种类型的关节脱位，患者都会产生不同程度的焦虑、不安、恐惧等不良心理反应。患者往往担心能否完全恢复，有无后遗症的发生；担心家庭生活和工作是否会受到影响等。

（六）护理诊断

1. 疼痛 与局部组织损伤及神经受压有关。

2. 躯体移动障碍 与疼痛、制动有关。

3. 有皮肤完整性受损的危险 与外固定有关。

4. 知识缺乏 与患者缺乏复位后继续治疗及正确功能锻炼的相关知识有关。

5. 焦虑/恐惧 与创伤、疼痛、制动及神经、血管受压有关。

6. 自我形象紊乱 与制动有关。

（七）护理措施

1. 妥善复位与固定

（1）复位。

1）做好患者复位前的身体及心理准备，明确诊断后协助医生尽早复位。

2）向患者说明复位的目的与方法，取得患者的合作。

3）复位前，应给予适当的麻醉，减轻疼痛，同时使肌肉松弛，利于复位。

4）复位以手法复位为主，时间越早，复位越容易，效果也越好。若超过 3 周，关节腔被肉芽和瘢痕组织填充，关节周围组织挛缩、血肿机化，手法复位难以成功。髋关节脱位最好在 24 小时内复位，超过 24 小时后再复位则十分困难。当脱位合并有关节内骨折、手法复位失败、有软组织嵌入或陈旧性脱位手法复位无效时，应采用切开复位。

5）复位成功的标志是被动活动恢复正常，患者骨性标志恢复，X 线检查提示已复位。

（2）固定。复位后应将关节固定于稳定位置 2~3 周，使损伤的关节囊、韧带、肌肉等组织得以修复愈合。陈旧性脱位患者应适当延长固定时间。

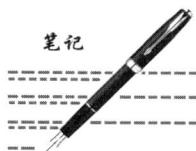

2. 缓解疼痛

（1）移动患者时，应帮助患者托扶固定患肢，动作需轻柔，避免因活动患肢而引起疼痛加重。

（2）指导患者及其家属在患者疼痛时应用心理暗示、转移注意力等方法或采用松弛疗法缓解疼痛。

（3）遵医嘱适当应用镇痛剂，有利于提高患者的舒适感与睡眠质量。

（4）早期正确复位固定，可使疼痛缓解或消失。

（5）局部病情观察。移位的关节头可压迫邻近的血管和神经，引起患肢缺血和感觉运动障碍。定时检查患肢末端的血液循环状况，若发现患肢苍白、冰冷、大动脉搏动消失，提示有大动脉损伤的可能，应及时通知医生处理。对皮肤感觉功能障碍的肢体要防止烫伤。注意随时观察患肢的感觉和运动功能，以了解神经损伤的程度和恢复情况。髋关节脱位合并坐骨神经损伤者，多系挫伤或牵拉所致，可自行恢复。

3. 功能锻炼

（1）向患者及其家属讲述功能锻炼的重要性和必要性，指导正确功能锻炼的方法，使患者能自觉地按计划进行功能锻炼，减少盲目性。

（2）在患肢固定期间，应进行关节周围肌肉的被动收缩运动，除患肢外其他无固定的肢体应主动活动。

（3）解除固定后，应逐渐加大关节活动范围，同时配合理疗、中医疗法等，以促进关节功能的恢复。

（4）进行功能锻炼时，应注意以患者主动锻炼为主，切忌用被动手法强力拉伸关节，以防加重关节损伤。

（八）健康教育

（1）指导患者进行出院后的康复锻炼，以使关节的功能完全恢复，预防并发症的发生。

（2）防止患者关节再损伤。

第四节 化脓性骨髓炎患者的护理

引导案例

患儿，男，8岁。因上呼吸道感染2周后突发右股骨下端红肿10小时入院。患儿疼痛难忍，患处拒绝按压。查体：体温39.0℃，心率95次/分，呼吸22次/分，血压102/80 mmHg。膝关节正常，股骨下端压痛明显。辅助检查：血常规示白细胞计数15.0×10^9/L。

案例思考：该患儿医疗诊断及依据和主要的护理措施是什么？

化脓性骨髓炎是指发生在骨膜、骨皮质、骨松质和骨髓的化脓性感染。化脓性骨髓炎的感染途径：①身体其他部位化脓性病灶中的细菌，经血液循环播散至骨骼。②邻近软组织感染直接蔓延至骨路，如脓性指头炎蔓延引起指骨骨髓炎。③开放性骨折发生感染或骨折手术后出现感染。

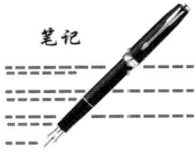

根据化脓性骨髓炎病程长短可分为急性和慢性两种，急性化脓性骨髓炎在临床较常见的是急性血源性骨髓炎。

一、急性血源性骨髓炎

细菌从身体的其他部位的化脓性病灶经血液传播引起骨膜、骨质、骨髓的急性炎症称为急性化脓性骨髓炎。多发生于10岁以下儿童的长骨干骺端，如胫骨上端、股骨下端、肱骨、桡骨、脊椎骨及髂骨等。

（一）病因

急性血源性骨髓炎最常见的致病菌是金黄色葡萄球菌，其次为乙型溶血性链球菌和白色葡萄球菌，其他还有大肠埃希菌、铜绿假单胞菌和肺炎球菌等。

（二）病理

本病的基本病理变化是骨质破坏、吸收和死骨形成，同时可出现反应性骨质增生。在早期以骨质破坏为主，晚期以新骨增生为主。

（三）临床表现

1. 全身症状　起病急骤，全身中毒症状明显，患者高热，体温可达39.0℃以上，伴有寒战、脉快、口干、头痛、烦躁不安、呕吐、惊厥等，重者可有昏迷、感染性休克。

2. 局部症状　患肢有剧痛，局部皮肤温度增高，有局限性深压痛。患者可因疼痛拒做主动与被动活动。3~5天后患者局部肿胀、压痛明显，说明该处已形成骨膜下脓肿。当脓肿穿破骨膜形成软组织深部脓肿时，疼痛反而减轻，局部红、肿、热、压痛更明显，附近关节可有反应性积液，易并发病理性骨折。

（四）辅助检查

1. 血常规　白细胞计数一般在10.0×10^9/L以上，中性粒细胞百分比在90%以上。

2. 局部脓肿分层穿刺　抽出混浊液体或血性液可做涂片检查，发现脓细胞或细菌可明确诊断。同时做细菌培养和药物敏感试验。

3. X线检查　早期表现可不明显。发病2周后，X线片上可见干骺端散在虫蛀样骨破坏，并向骨髓腔扩散，使密质骨变薄，依次出现骨内层与骨外层的不规则改变，可有死骨形成。

4. CT检查　可以较早发现骨膜下脓肿。

（五）处理原则

早期诊断，早期治疗，控制炎症扩散，防止演变为慢性化脓性骨髓炎。

1. 全身支持疗法　患者高热时给予降温、补液，以及维持水、电解质与酸碱平衡。同时补充营养，必要时多次少量输注新鲜血。

2. 抗生素治疗　早期、足量、联合应用抗生素。根据细菌培养和药物敏感试验结果，选择相应的抗生素。由于骨髓炎致病菌大多是金黄色葡萄球菌，故一般选用部分合成青霉素或头孢菌素与氨基糖苷类抗生素联合应用，待患者症状消失后再使用2~3周。

3. 手术治疗　如联合应用大剂量抗生素治疗2~3天不能控制炎症，且局部分层穿刺抽出脓液或炎性液体时，可行局部钻孔引流或开窗减压术。在钻孔或开窗的骨腔内，留置2根硅胶引流管做持续冲洗。近端放置较细的管，连接冲洗用的输液瓶；远端放置较

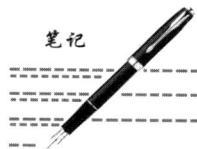

粗的管，接负压吸引瓶。此引流管可开数个侧孔，以利于引流。引流管留置 3 周或患者体温正常，引流液连续 3 次细菌培养均为阴性，即可拔除。

4. 局部制动患肢　采用皮肤牵引或石膏托将患肢固定于功能位，可减轻疼痛，防止关节挛缩畸形和病理性骨折。

（六）护理评估

1. 健康史　了解患者的年龄、性别，以及是否有急性化脓性骨髓炎的扩散途径及其他感染的病灶、开放性损伤等。

2. 心理-社会评估　评估患者及其家属对疾病的认知及心理反应。

二、慢性骨髓炎

大多数由于急性骨髓炎的急性化脓性感染期未能彻底控制感染或反复发作，遗留死骨、无效腔、窦道，迁延为慢性骨髓炎。

（一）病理

病灶区域内有死骨、无效腔和窦道是慢性骨髓炎的基本病理变化。当急性炎症消退后，局部可留有大小不等的死骨，死骨长期停留在新生骨性包壳内，包壳内是无效腔，死骨周围是脓液、坏死组织和炎性肉芽组织，会造成长期不愈。当小的死骨排出后，窦道可暂时闭合。但是，由于无效腔的存在，慢性炎症难以彻底控制，当患者抵抗力降低时，急性炎症可再复发。炎症反复发作，由于炎症和分泌物的刺激，使窦道周围软组织产生大量瘢痕，导致皮肤色素沉着。

（二）临床表现

（1）畸形。患侧肢体增粗变形，邻近关节畸形。患者幼年发病时，肢体可有短缩或内、外翻畸形。

（2）瘢痕和窦道。窦道常流出臭味脓液，周围皮肤有色素沉着或湿疹样皮炎。

（3）患者急性发作时可有发热，局部肿胀、疼痛，表面皮肤红、肿、热及压痛，原已闭塞的窦道口可开放，排出大量脓液，有时可排出小死骨片。在死骨排出后，窦道再次封闭，炎症逐渐消退。

（4）全身表现。患者可有全身衰弱、消瘦、贫血等表现。

（三）辅助检查

1. X 线检查　可见骨干失去原有外形，骨膜掀起；有新生骨形成，骨质硬化，轮廓不规则；髓腔变窄甚至消失；有大小不等的死骨影。

2. 实验室检查　包括白细胞计数及 C 反应蛋白和红细胞沉降率检查。

（四）处理原则

处理原则以手术治疗为主。有死骨、无效腔、窦道形成者均应手术治疗，包括清除死骨、炎性肉芽组织和消灭无效腔。慢性骨髓炎急性发作时，不宜做病灶清除，仅行脓肿切开引流。大块死骨而包壳未充分形成者，不宜摘除死骨。

1. 病灶清除术　在骨壳上开洞进入病灶内，吸出脓液、清除死骨及炎性肉芽组织、切除窦道。对肋骨、腓骨等处的病灶，可将病骨整段切除。

2. 消灭无效腔的方法

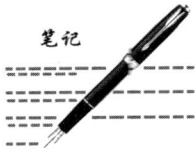

（1）碟形手术。在清除病灶后，凿除无效腔边缘的硬化骨质，使其呈口大底小的碟形，以使周围的软组织逐渐贴近而消灭无效腔。后用凡士林纱布填平创口，外用管型石膏固定，开洞换药。

（2）带蒂肌瓣填塞。将骨腔边缘略做修整后，用附近肌肉做带蒂肌瓣填塞，以消灭无效腔。本法适用于骨腔较大者。

（3）闭式引流灌洗。本法适用于幼儿。

（五）护理评估

1. 健康史　了解患者的发病情况、治疗情况及疗效，以及有无药物过敏史等。

2. 心理-社会评估　评估患者及其家属对疾病的过程、治疗、护理的了解程度；评估患者的心理状态，是否有自卑、恐惧心理等。

（六）护理诊断

1. 体温过高　与化脓性感染有关。

2. 疼痛　与骨组织的炎性改变有关。

3. 焦虑/恐惧　与患者缺乏疾病相关知识有关。

4. 潜在并发症　有病理性骨折。

（七）护理措施

1. 降温　高热时，应采取有效的降温措施。

（1）物理降温。可用冰袋、50%乙醇擦浴、冰盐水灌肠等措施。

（2）药物降温。根据医嘱给予退热药物，并观察患者用药后的体温变化。

2. 维持患者水、电解质与酸碱平衡　应保证足够的液体入量，对于体温高、病情较重者，特别是儿童，应记录液体出入量，并密切注意患者血压、脉搏的变化，出现昏迷、惊厥、谵妄等中枢神经系统功能紊乱症状时，须有专人护理。

3. 体位与镇痛　患者应卧床休息，抬高患肢，限制患肢活动，维持肢体处于功能位，以减轻疼痛及利于局部病灶修复，防止发生关节畸形和病理性骨折。当必须移动患侧肢体时，应给予协助，动作要轻稳，并做好支撑与支托，尽量减少刺激，避免患处产生应力。转移患者的注意力，消除其焦虑情绪。按医嘱给予镇痛剂。

4. 饮食　给予患者高能量、高蛋白、富含维生素的食物，食物要易消化，患者高热期间一般给予流食或半流食。

5. 局部冲洗的护理　进行药物灌注、冲洗、负压引流时，应注意观察局部引流液的量、颜色、性状，并保持引流管通畅，防止引流液逆流。如患者创口外渗液的量较多时，应及时更换敷料，并保持床单位清洁。引流管与一次性负压引流袋或负压引流瓶相连，并保持负压状态。引流袋或引流瓶的位置应低于患肢 50 cm。合理调节药物灌注的滴速，及时更换灌洗液，一般每日 3000~5000 ml，随着冲洗引流液颜色的变淡而逐渐减量。

6. 用药观察　遵医嘱及时静脉滴注抗生素，注意药物浓度和滴入速度，保证药物在单位时间内有效输入。密切观察患者有无用药后的副作用和毒性反应。若联合应用抗生素 2~3 天后，炎症仍不能控制，应及时报告医生进行调整。

7. 心理护理　护士应关心患者，耐心解释有关疾病的知识，使患者正确对待疾病，保持心理健康。

8. 功能锻炼与康复指导　指导患者进行肢体和关节功能锻炼，避免出现患肢功能障

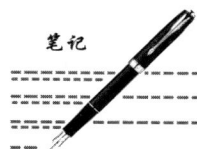

碍。慢性骨髓炎患者每日进行肌肉的等长舒缩练习及关节被动活动或主动活动。

9. 加强营养 提高机体抵抗力，防止复发。

（八）健康教育

（1）嘱患者加强患肢锻炼，恢复患肢功能。

（2）嘱患者出现局部疼痛时，应及时就诊。

（3）慢性骨髓炎易于复发，嘱患者出院后应继续抗感染治疗，并定期复诊。指导患者使用辅助器材如拐杖、助行器等，减轻患肢负重，防止发生病理性骨折。

第五节 脊柱结核患者的护理

在全身骨与关节结核疾病中，以脊柱结核的发病率最高。其中，椎体结核约占 99%，单纯椎弓结核占 1% 左右。在整个脊柱中，腰椎发病率最高，胸椎次之，胸腰段占第 3 位。

（一）病理

椎体结核可分为中心型和边缘型两种。

1. 中心型结核 多见于 10 岁以下儿童。病变始于椎体，以骨质破坏为主，可出现死骨，死骨吸收后遗留空洞，空洞内充满脓液和干酪样物质，椎体可压缩变形，病变进展也可侵入椎间盘和邻近椎体。

2. 边缘型结核 多见于成人。病变发生在椎体上缘或下缘骨骺，以溶骨性破坏为主，死骨较少、较小或无，易侵入邻近椎间盘和邻近椎体。

病变椎体压缩后呈楔状，椎间盘受侵犯，椎体间隙变窄，甚至消失。椎体结核形成寒性脓肿后，可剥离邻近椎体的骨膜，形成椎旁脓肿，脓肿穿破骨膜后可向远处流注。常见的蔓延途径如下。

（1）颈椎结核可有咽后壁脓肿，可流注到锁骨上窝。

（2）胸椎结核多表现为椎旁脓肿。

（3）胸腰段结核可同时有椎旁和腰大肌脓肿。

（4）腰椎结核脓液汇集在腰大肌鞘内，可沿髂腰肌流注到腹股沟部、股骨小转子，甚至腘窝部。

（5）腰骶段结核可同时有腰大肌脓肿和骶前脓肿，脓肿破溃可形成窦道。

（二）临床表现

1. 全身症状 一般发病缓慢，患者全身症状不明显，可有低热、脉快、食欲减退、消瘦、盗汗、疲劳、乏力等结核中毒症状。

2. 局部症状与体征

（1）疼痛。多为轻微钝痛，劳累、咳嗽、打喷嚏或持重物时可加重。

（2）脊柱畸形。病变椎体有棘突后凸或侧凸畸形，胸段以后凸明显。

（3）椎旁肌痉挛。胸、腰椎结核患者抬物试验阳性（即患者腰椎活动受限，常以挺腰屈膝下蹲状去捡拾地上物品）。

（4）寒性脓肿和窦道。

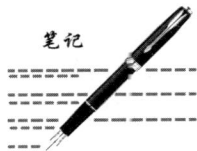

（5）受累椎体棘突有压痛和叩击痛。

（6）截瘫。脓液、干酪样物质、死骨和坏死的椎间盘压迫脊髓，造成患者部分或完全截瘫，出现肢体感觉、运动和括约肌功能障碍。

（三）辅助检查

1. X线检查　中心型结核骨质破坏出现在椎体中央，侧位片可见大范围的骨质破坏区，椎体塌陷后呈楔状变形。边缘型结核早期椎体上缘或下缘骨骺有骨质破坏，椎体间隙变窄或消失，椎体破坏或塌陷程度一般不如中心型严重。

2. CT检查　能发现椎管内或椎管外病变。

3. 其他检查　红细胞沉降率增快。

（四）处理原则

1. 非手术治疗

（1）局部制动。患者需严格卧硬板床休息，可用支架、腰围、头胸石膏或石膏背心固定。

（2）抗结核药物的应用。疗效较好的抗结核药物有异烟肼、链霉素、对氨基水杨酸钠、利福平、乙胺丁醇等。一般可同时使用2~3种抗结核药物，脊柱结核一般应用药2年。形成窦道可有混合感染，则应根据药物敏感试验，给予有效的抗生素。

（3）加强营养。

2. 手术治疗　脊柱结核有明显死骨或较大寒性脓肿不易吸收，窦道流脓经久不愈或合并截瘫，适宜于手术治疗。术前抗结核药物至少应用2周，使全身结核症状改善。

（1）病灶清除术。尽可能彻底清除病变组织，包括死骨和坏死的椎间盘，解除对脊髓的压迫因素。术后卧床3~6个月，继续全身支持疗法及抗结核药物治疗。

（2）植骨脊柱融合术。稳定患者脊柱，促进病灶的愈合。

（五）护理评估

1. 健康史　了解患者此次发病情况，既往有无结核病史，采用的治疗方法和用药情况，有无药物过敏史等。

2. 心理-社会评估　评估患者及其家属对疾病的了解程度，评估患者的心理状态，是否有自卑、恐惧心理等。

（六）护理诊断

1. 低效性呼吸型态　与颈椎结核及咽后壁寒性脓肿有关。

2. 体温过高　与结核分枝杆菌感染有关。

3. 有体液不足的危险　与手术失血或引流过多有关。

4. 营养失调：低于机体需要量　与慢性疾病消耗及饮食不当有关。

5. 自我形象紊乱　与姿态异常及关节畸形有关。

6. 知识缺乏　与患者缺乏疾病治疗与康复的相关知识有关。

7. 潜在并发症　有坠积性肺炎、泌尿系统感染、压疮等。

（七）护理措施

1. 术前护理

（1）环境。保持病房整洁、安静、舒适，空气流通，有充足的阳光。

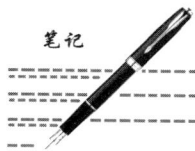

（2）体位。严格卧床休息，并局部制动，以减轻疼痛，防止病理性骨折、关节畸形和截瘫的发生。采用石膏背心及石膏床固定时，应做好相应护理，防止并发症的发生。

（3）心理护理。注意患者心理状态，解除患者的顾虑。

（4）提高机体抵抗力。给予患者高能量、高蛋白、高维生素饮食，同时注意配膳的多样化及色、香、味，以增进患者食欲。对有贫血的患者可输注新鲜血，保持血浆蛋白在 100 g/L 以上；对凝血功能较差者术前给予维生素 K 等药物。

（5）用药护理。一般患者术前需应用抗结核药物 2~3 周。

1）观察抗结核药物的治疗效果：用药后患者是否体温下降、食欲增进、体重增加、局部疼痛减轻、红细胞沉降率正常，如有上述改变，说明药物治疗有效。

2）观察有无药物不良反应：用药过程中如出现眩晕、口周麻木、耳鸣、听力异常、肢端疼痛、麻木、恶心、腹部不适、肝功能受损等改变，应及时通知医生调整药物。

3）对有窦道的患者，除用抗结核药物外，应根据细菌培养和药敏试验结果，术前7 日开始给予敏感的抗生素。

2. 术后护理

（1）病情观察。严密监测患者生命体征，术后每 30 分钟测定脉搏、呼吸和血压 1次，患者病情平稳后可每 1~2 小时测量 1 次。若胸椎结核病灶清除术后出现呼吸困难，常因术中刺破胸膜所致，少量积气可不予处理；若积气量较大，导致患者呼吸短促、胸闷、缺氧，呼吸音减低，应及时通知医生，协助医生在锁骨中线第 2 肋间做闭式胸腔穿刺抽血抽气。若血气胸出血量较大，宜做胸腔闭式引流。观察患者肢端温度、皮肤弹性、口唇色泽、毛细血管充盈情况、尿量、引流量等，如有血容量不足，应适当加快输液速度或输全血。

（2）饮食与营养。给予患者高能量、高蛋白、高维生素饮食。每日摄入热量 8368~12 552 kJ（2000~3000 kcal）、蛋白质 1.5~2.0 g/kg。可食用牛奶、豆浆、鸡蛋、豆腐、鱼及瘦肉等食品，多食蔬菜和水果。

（3）体位。卧硬板床，局部制动。对于脊柱结核术后脊柱不稳定及脊柱融合术后患者必须采取确切的局部制动，以防止病灶复发、假关节形成或植骨块脱落等。患者翻身时采用轴线翻身法。

（4）并发症的预防。脊柱结核合并截瘫患者术后按截瘫常规护理，预防呼吸道、泌尿系统感染和压疮。

（5）功能锻炼。术后长期卧床采取非制动的患者应主动进行练习活动。合并截瘫或脊柱不稳定制动患者，应鼓励其做抬头、扩胸、深呼吸和上肢活动。同时进行被动活动、按摩下肢各关节，以防止关节粘连强直。活动量需视患者能力而定，循序渐进，持之以恒。

（八）康复教育

（1）指导患者及其家属进行出院后的功能锻炼。

（2）用药指导。出院后嘱患者继续用药 2 年左右，向患者及其家属讲解抗结核药物的剂量、用法、副作用及保存方法。在用药过程中，如患者出现耳鸣、听力异常，应立即停药，同时警惕肝功能受损及多发性神经炎的发生。

（3）嘱患者术后继续卧硬板床，3 个月后可在床上活动，半年后方可离床活动，注意防止胸腹部屈曲，以免植骨块脱落或移位。

第六节　骨肿瘤患者的护理

引导案例

患者，女，15岁。因右股骨下端肿胀、疼痛3个月余，伴有夜间痛明显入院。查体：体温37.2℃，心率86次/分，呼吸22次/分，血压102/80 mmHg。患者右膝上方肿胀，表面有少许怒张静脉。辅助检查：X线片显示病变处有日光放射现象。

案例思考：该患者可能的医疗诊断及依据和心理护理是什么？

凡发生在骨内或起源于骨各种组织成分的肿瘤，不论是原发性，还是继发性或转移性肿瘤，统称为骨肿瘤。

原发性良性骨肿瘤比恶性多见。恶性肿瘤以骨肉瘤占首位，良性肿瘤以骨软骨瘤为常见。

骨肿瘤的发病年龄和部位对肿瘤的发生是很有意义的，如尤因肉瘤多见于儿童，骨肉瘤多见于青少年，骨巨细胞瘤多见于20~40岁，骨髓瘤多见于40岁以上男性。骨肿瘤好发于长骨的干骺端，也是生长最活跃的部位，如股骨下端、胫骨上端，而骨骺则很少发生；转移癌好发于脊柱、骨盆等处。

（一）临床表现

1. 疼痛　恶性肿瘤因生长迅速，疼痛剧烈而持久。有些良性肿瘤如骨样骨瘤也可出现疼痛。

2. 局部肿胀和肿块　良性肿瘤的肿块常表现为坚实而无压痛。恶性肿瘤常表现为弥散性肿胀，压痛明显，浅静脉怒张。

3. 功能障碍和压迫症状　肿块巨大时，可压迫血管、神经、肌肉出现相应症状。脊柱肿瘤可压迫脊髓而致截瘫。近关节处肿瘤可使关节活动受限。

4. 病理性骨折和脱位　骨干肿瘤常有骨质破坏，损伤骨的坚固性，而发生病理性骨折。骨干骺端的肿瘤可导致病理性脱位。

5. 转移　恶性肿瘤可经血液或淋巴转移到其他部位。

（二）辅助检查

骨肿瘤的诊断必须是临床表现、影像学检查、病理检查结果三者结合。此外，生化测定也是不可忽视的一种诊断手段。

1. 影像学检查　X线检查能够反映骨肿瘤的基本病变，常作为首选检查。

2. 活体组织学病理检查　包括切开活检和穿刺活检。

3. 实验室检查　应测定血钙、血磷、红细胞沉降率、碱性磷酸酶、酸性磷酸酶等。

（三）处理原则

良性骨肿瘤以手术切除为主。恶性骨肿瘤采取以手术为主的综合治疗，手术前后需结合化疗、放疗、中药及免疫疗法等。

（四）护理评估

1. 健康史　了解患者的年龄及家族史。

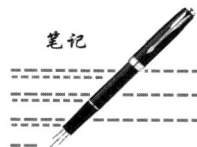

2. 心理-社会评估 恶性肿瘤患者常产生焦虑、失望心理，以及担心肢体缺失及医治无效而死亡的后果，少数患者因绝望可产生轻生的念头。

（五）护理诊断

1. 焦虑/恐惧 与担心疾病的预后有关。

2. 疼痛 与肿瘤压迫、浸润和手术有关。

3. 自我形象紊乱 与肿瘤引起的肢体畸形、药物不良反应、手术截肢有关。

4. 有皮肤完整性受损的危险 与患者长期卧床有关。

（六）护理措施

1. 心理支持 护士应尽快让患者熟悉环境，对患者的情绪反应表示理解，并给予心理安慰和支持，帮助患者认识到手术的必要性和治疗效果。

2. 镇痛剂避免疼痛诱发因素 防止局部受压、扭转和负重。遵医嘱使用镇痛剂，常用"三步阶梯"给药方案。

3. 术前准备

（1）术前常规准备，尤其要注意手术区皮肤和适应性训练。

（2）遵医嘱卧床，防止病理性骨折。

4. 术后护理

（1）观察患者病情。观察患者伤口有无渗血，患肢血供情况，如颜色、温度、动脉搏动、感觉，观察患者生命体征。

（2）引流管的护理。保持引流通畅，做好观察和记录。

（3）需石膏固定的患者，做好石膏固定期间护理。抬高患肢，防止受压。

（4）局部制动，休息。注意保持手术关节部位稳定，保持肢体功能位置。

（5）放疗、化疗期间的护理。注意药物的毒副作用，若发现及时处理。

（七）健康教育

1. 生活指导 指导患者卧床期间的生活。

2. 饮食指导 鼓励患者多食高蛋白、高能量、高维生素、易消化的食物，多饮水。

3. 指导锻炼 鼓励患者功能锻炼，防止肌肉萎缩、关节强直和静脉血栓形成，一般术后48小时主要是肌肉收缩运动，术后3周可进行手术部位远近侧关节的活动，但不能负重，术后6周可加大活动量和范围。

第七节　颈肩痛和腰腿痛患者的护理

引导案例

患者，男，65岁。因腰腿疼痛5年余入院。患者弯腰提重物时腰痛加重，并向右腿放射，可放射至右小腿外侧。查体：体温36.2 ℃，心率86次/分，呼吸22次/分，血压132/80 mmHg。腰部有压痛，并向右侧下肢放射。右小腿外侧痛觉减退。

案例思考：该患者可能的医疗诊断及术后的健康教育是什么？

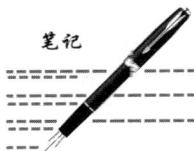

一、颈椎病

颈椎病是指颈椎间盘退行性变及其继发性椎间关节退行性变所致的脊髓、神经、血管损害而表现出的相应症状和体征。好发部位依次为 $C_4 \sim C_5$、$C_5 \sim C_6$、$C_6 \sim C_7$ 椎间盘。

（一）病因

1. 颈椎间盘退行性变　是颈椎病的发生和发展中最基本的原因。由于椎间盘退行性变使椎体间隙狭窄，韧带与关节囊松弛，引起颈椎节段间不稳定、骨质增生与椎间盘突出，导致椎间孔和椎管狭窄，最后引起对脊髓、神经、血管的压迫或刺激。

2. 颈椎先天性椎管狭窄　在此基础上，即使退行性变化比较轻，也可出现明显的压迫症状和体征。

3. 损伤　急性损伤可使原已退变的椎体、椎间盘、椎间关节损害加重而诱发颈椎病；慢性损伤可加速其退变过程。

（二）临床表现

1. 神经根型颈椎病　在颈椎病中发病率最高，占 50%～60%。患者常先有颈痛及颈部僵硬，继而向肩部及上肢放射。咳嗽、打喷嚏及活动时，疼痛加剧。上肢有沉重感，皮肤可有麻木、过敏等感觉异常，上肢肌力和手握力减退。检查可见颈部肌肉痉挛，颈肩部压痛，颈部和肩关节活动可有不同程度的受限。上肢牵拉试验阳性：检查者一只手扶住患侧颈部，另一只手握住患侧腕部外展上肢，双手反向牵引，诱发已受压的神经根出现放射痛与麻木感。压头试验阳性：患者端坐，头后仰并偏向患侧，检查者用手掌在其头顶加压，患者出现颈痛并向患手放射。患者 X 线正、侧位片显示颈椎生理前凸减少或消失，椎体间隙变窄，骨质增生。

2. 脊髓型颈椎病　占颈椎病的 10%～15%。脊髓受压早期，患者颈痛不明显，可出现手部发麻、活动不灵活、握力减退，下肢无力、发麻，步态不稳，踩棉花感等表现。随着患者病情加重可发生自下而上的痉挛性瘫痪，躯干有紧束感。X 线表现与神经根型相似，脊髓造影、CT、MRI 检查可显示脊髓受压情况。

3. 椎动脉型颈椎病　临床表现除有颈部压痛、活动受限外，还可出现眩晕、头痛、视觉障碍、耳鸣、恶心、呕吐、猝倒等一过性脑或脊髓缺血的表现，当患者头部活动时可诱发或加重，体位改变及供血恢复后症状可缓解。

4. 交感神经型颈椎病　可有交感神经兴奋症状，如头痛或偏头痛、头晕、恶心、呕吐、视物模糊、心率加快、血压升高，以及耳鸣、听力下降等。患者也可出现交感神经抑制症状，如头晕、眼花、流泪、鼻塞、心动过缓、血压下降及胃肠胀气等。

5. 复合型颈椎病　临床上出现两型以上共存的症状，称为复合型颈椎病。

（三）辅助检查

辅助检查包括 X 线检查、脊髓造影、CT、MRI 等。

（四）处理原则

1. 非手术疗法　多数患者治疗效果良好。

（1）颌枕带牵引。适用于脊髓型以外的各型颈椎病。患者取坐位或卧位，头微屈 15°左右，牵引重量为 4～6 kg，每日 1～2 次，每次 1 小时。患者也可行持续牵引，每日 6～8 小时，2 周为 1 个疗程。

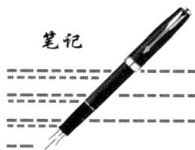

（2）颈托或围领。用以限制患者颈椎过度活动。

（3）推拿和按摩。此法可减轻肌肉痉挛，改善局部血液循环。按摩手法需轻柔，脊髓型颈椎病患者忌用此法。

（4）理疗。此法可改善患者颈部血液循环，促进局部炎性水肿的消退，并松弛肌肉。

（5）药物治疗。目前无治疗颈椎病的特效药物，所用药物只是对症治疗。

2. 手术治疗　对于诊断明确，经非手术治疗无效，或反复发作，或脊髓型颈椎病压迫症状进行性加重患者，适宜手术治疗。手术可分为前路手术、前外侧手术及后路手术3种，常用的术式有颈椎间盘摘除加椎体间植骨融合术、颈椎椎板切除术、椎板成形椎管扩大术等。

（五）护理评估

1. 健康史　了解患者的一般情况，如年龄、职业、此次发病情况、既往史、治疗过程等。

2. 心理-社会评估　评估患者及其家属的心理状态、焦虑的原因、家庭经济情况及社会支持情况。

（六）护理诊断

1. 低效性呼吸型态　与颈髓受压或术后颈部水肿有关。

2. 疼痛　与神经根受压或手术有关。

3. 有受伤的危险　与椎动脉供血不足引起的眩晕有关。

4. 躯体移动障碍　与神经根受压、牵引或手术有关。

5. 有体液不足的危险　与手术中出血或术后引流量过多有关。

6. 焦虑/恐惧　与患者担心手术效果有关。

（七）护理措施

1. 术前护理

（1）心理准备。因手术常在清醒状态下进行，故应做好患者的心理护理，使患者能积极配合手术。

（2）选择适合患者的颈托和围领。

（3）加强患者营养，提高机体抵抗力，并预防感冒的发生。

2. 术后护理

（1）用品准备。准备好麻醉床、血压计、听诊器、吸氧及吸痰装置、气管插管和气管切开包。

（2）体位。取平卧位，前路手术患者维持颈部稍前屈位置。患者病情允许时可给予翻身，应注意采取轴线翻身法，保持患者颈部勿扭曲，防止植骨块脱落。

（3）颈部制动。前路手术患者均应行植骨固定椎体融合术，采用颈领、头颈胸石膏、枕颌吊带或颅骨牵引等固定，也可使用大沙袋放在患者两侧颈肩部，制动颈部。采用颈领、头颈胸石膏固定时，松紧应适宜，保证固定确切。采用枕颌带或颅骨牵引时，做好牵引护理。患者咳嗽、打喷嚏时最好用手轻按颈前部。

（4）术后观察。

1）观察呼吸情况：呼吸困难是前路手术最危急的并发症，多数发生在术后1~3天内。常见原因：①切口内出血压迫气管。②喉头水肿，由于术中反复持续牵拉所致。③

术中损伤脊髓或移植骨块松动、脱落压迫气管。患者可表现为呼吸困难、发绀等。护士应密切观察患者的呼吸情况，如发现问题及时通知医生处理；给予吸氧；保持呼吸道通畅，可使用超声雾化吸入，协助患者及时将痰液排出，必要时给予吸痰；做好再次手术及气管切开的准备。

2）观察切口局部情况：观察患者颈部有无肿胀，是否有呼吸不畅；切口敷料有无渗出，以及渗出液的量、颜色、性状等。当患者切口敷料有渗出时，应及时更换。如切口及敷料渗血增多时，应考虑是否术中止血不完善。若患者颈部明显肿胀增粗，并伴有呼吸困难、烦躁、发绀时，应迅速通知医生，同时立即剪开颈部缝线，迅速清除血肿。当血肿清除后，患者呼吸仍无改善时，可考虑施行气管切开术。

3）观察引流情况：观察患者引流管有无脱出、是否通畅及引流液的量和颜色，如引流量过大，应立即报告医生，并采取处理措施。出血量大或引流不畅可使患者颈部切口内积血，局部肿胀压迫气管时，甚至可危及患者生命。

4）观察患者有无吞咽困难、饮水呛咳、声音嘶哑等表现，以判断有无喉上神经或喉返神经损伤。

5）观察患者四肢的活动、感觉情况，并与术前进行对比。

（5）并发症的预防。患者卧床期间需注意肺部感染、压疮、泌尿系统感染及其他疾病的预防。

（八）健康教育

（1）嘱患者进行深呼吸训练，鼓励患者进行有效咳嗽和咳痰。

（2）嘱患者每日进行四肢肌肉与关节的锻炼，防止肌肉萎缩与关节僵硬。

（3）嘱患者戒烟，以免因刺激引起咳嗽。

（4）嘱患者选择高度适当的枕头，保证充足的睡眠。

二、腰椎间盘突出症

腰椎间盘突出症是指因椎间盘变性，纤维环破裂，髓核组织突出，刺激和压迫神经根、马尾神经所引起的一种综合征。它是腰腿痛常见的原因之一，以 20~50 岁为多发，男性多于女性。因下腰椎负重大，活动范围也大，故腰椎间盘突出症多发生在 $L_4 \sim L_5$ 和 $L_5 \sim S_1$。

（一）病因

1. 椎间盘退行性变　随着患者年龄的增长，髓核水分减少，弹性降低，使椎间盘结构松弛变薄，软骨板发生囊性变，是腰椎间盘突出的基本因素。

2. 损伤　反复弯腰、扭转等积累损伤是腰椎间盘突出的主要诱发因素，腰部急性损伤也可造成腰椎间盘突出。

（二）症状和体征

1. 腰痛　最常见。由于髓核突出压迫纤维环外层及后纵韧带所致。患者早期仅有腰痛表现，常呈急性剧痛或慢性隐痛。后期当髓核突破纤维环外层和后纵韧带时，腰痛反而可减轻。

2. 坐骨神经痛　绝大部分患者发病部位在 $L_4 \sim L_5$、$L_5 \sim S_1$，故会引发坐骨神经痛。疼痛可从下腰部向臀部、大腿后方、小腿外侧直至足背或足外侧放射，并伴有麻木感。

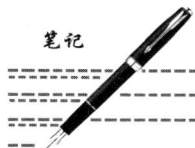

患者咳嗽、排便或打喷嚏时腹压增高，可使疼痛加剧。

3. 马尾受压　中央型突出的髓核或脱垂游离的椎间盘组织可压迫马尾神经，使患者出现鞍区感觉迟钝，导致大小便功能障碍。

4. 体征

（1）腰椎侧凸。腰椎侧凸是腰椎为缓解神经根受压所引起疼痛的姿势性代偿畸形。若髓核突出在神经根外侧，患者上半身向健侧弯曲时，腰椎凸向患侧，可松弛受压的神经根；髓核突出在神经根内侧，患者上半身向患侧弯曲时，腰椎凸向健侧，可缓解疼痛。

（2）腰部活动受限。以前屈时受限最为明显。

（3）压痛。在腰椎相应的病变间隙，棘突旁侧 1 cm 处有深压痛、叩痛，并可引起下肢放射痛。

（4）直腿抬高试验及加强试验阳性。患者仰卧、伸膝、抬高患肢，抬高角度在 60°以内，即可出现放射痛，称为直腿抬高试验阳性。当患者缓慢放下患肢，待放射痛消失再被动背屈踝关节，以牵拉坐骨神经时，如又出现疼痛，称为加强试验阳性。

（5）感觉、肌力、腱反射改变。当患者神经根受损时，可导致患侧小腿前外侧及足背内侧疼痛、触觉减退，姆趾背伸力减弱，踝关节反射减弱或消失。

（三）辅助检查

1. X 线检查　有鉴别诊断意义。

2. 脊髓造影　可间接显示有无椎间盘突出和突出程度。

3. CT 和 MRI 检查　可显示椎管形态，对本病有较大的诊断价值。

（四）处理原则

1. 非手术治疗　对于首次发作、症状较轻的患者可采用此法缓解症状。

（1）一般治疗。嘱患者绝对卧硬板床休息，以解除机械性压迫，缓解疼痛。一般卧床 4 周或至症状缓解后，患者可戴腰围下床活动。患者 3 个月内不做弯腰持重物动作，酌情进行腰背肌锻炼。

（2）骨盆牵引。采用骨盆水平牵引，抬高床脚，牵引重量为 7~15 kg，可持续 2 周。

（3）皮质激素硬膜外封闭。采用硬膜外穿刺置管，常用醋酸泼尼松龙 1.7 ml 加入 2% 利多卡因 4.0 ml，每周封闭 1 次，3 次为 1 个疗程。

（4）理疗和推拿。此法可用于缓解患者肌肉痉挛，促进炎症消退。中央型椎间盘突出症患者不宜进行推拿。

2. 手术治疗　经严格正规保守治疗无效或存在马尾神经受压患者，应行手术治疗。常采取髓核摘除术。

（五）护理评估

1. 健康史　了解患者的年龄、职业、生活习惯，以及有无外伤史和既往病史。

2. 心理-社会评估　评估患者及家属的心理状态、焦虑的原因、家庭经济情况及社会支持情况；评估患者具有的疾病知识和对治疗护理的配合情况等。

（六）护理诊断

1. 疼痛　与神经根受压有关。

2. 躯体移动障碍　与神经根受压、牵引或手术有关。

3. 自理能力缺陷　与疾病或被迫卧床有关。

4. 知识缺乏 与患者缺乏疾病的相关知识有关。

5. 潜在并发症 有神经根粘连。

（七）护理措施

1. 术前护理

（1）体位。急性期嘱患者绝对卧硬板床休息，3 周后若病情允许，方可下床活动，骨盆牵引患者应做好牵引的护理。

（2）镇痛。遵医嘱给予镇痛剂，以减轻患者的疼痛。

（3）适应性训练。训练患者在床上大小便，指导患者在床上进行腰背肌功能锻炼；对于后路手术患者，可练习俯卧位。

2. 术后护理

（1）术后观察。

1）观察患者生命体征：及时测量体温、脉搏、血压、呼吸，出现改变应及时告知医生，并协助处理。

2）观察切口情况：观察切口敷料有无渗出情况。

3）观察术后引流情况：观察引流管是否通畅及引流液情况。若引流液量过多，患者出现头晕、头痛、恶心、呕吐等症状，可考虑有脑脊液漏出，应立即停止引流，适当抬高床尾，并及时报告医生给予处理。

4）及时处理患者疼痛。

5）观察患者下肢的感觉、运动情况，并与对侧及术前对比。

（2）体位。术后嘱患者平卧硬板床，24 小时后可根据手术情况采取轴线翻身。

（3）饮食。给予患者高营养、高维生素、易消化的饮食。前路手术患者应在肛门排气后开始进食。

（4）功能练习。嘱患者卧床期间应坚持深呼吸及四肢肌肉关节的功能练习，以促进血液循环，预防肺内感染及肌肉萎缩。术后可根据患者情况，逐步开始练习直腿抬高，并逐渐加大抬腿幅度，防止神经根粘连。术后 1 周开始进行腰背肌锻炼，以增加患者腰背肌肌力，防止肌肉萎缩，增强脊柱稳定性。

（八）健康教育

（1）嘱患者出院后继续进行腰背肌锻炼。

（2）嘱患者术后卧床 3 周左右，患者可逐步下床活动，并注意劳逸结合，防止腰部外伤及着凉。

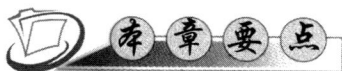

本章要点

（1）骨折的定义、并发症、处理原则、愈合过程及护理措施。

（2）关节脱位的治疗要点。

（3）化脓性骨髓炎的病理及处理原则。

（4）常见骨肿瘤患者的临床表现。

（5）颈椎病和腰椎间盘突出症患者的临床表现和护理措施。

笔记

思 考 题

（1）骨折早期和晚期并发症有哪些？
（2）简述骨折的处理原则。
（3）简述石膏固定患者的护理要点。
（4）简述颈椎病的分类和各自的临床特点。
（5）简述腰椎间盘突出症患者的临床表现。

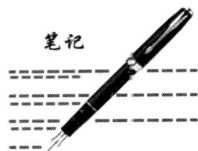

参考文献

［1］曹伟新．外科护理学．3 版．北京：人民卫生出版社，2005.

［2］熊云新．外科护理学．2 版．北京：人民卫生出版社，2006.

［3］吴在德，吴肇汉．外科学．6 版．北京：人民卫生出版社，2006.

［4］吴承远，刘玉光．临床神经外科学．北京：人民卫生出版社，2001.

［5］梁力建．外科学．5 版．北京：人民卫生出版社，2004.